高等中医药院校精品教材

U0286215

推拿学

（供中医学、针灸推拿学、中西医临床医学、护理学等专业用）

（第3版）

主　编　吕　明
副主编　（以姓氏笔画为序）
　　　　马惠升　王春林　吕子萌　齐凤军　李　静
　　　　李进龙　顾一煌　黄锦军　曹　锐　翟　伟
编　者　（以姓氏笔画为序）
　　　　马惠升（宁夏医科大学）　　　　王　列（辽宁中医药大学）
　　　　王　进（山东中医药大学）　　　王卫刚（陕西中医药大学）
　　　　王春林（云南中医药大学）　　　王雄耀（内蒙古医科大学）
　　　　田　辉（辽宁中医药大学）　　　冯卫星（陕西中医药大学）
　　　　吕　明（长春中医药大学）　　　吕子萌（安徽中医药大学）
　　　　刘　波（黑龙江中医药大学）　　刘晓艳（长春中医药大学）
　　　　齐凤军（湖北中医药大学）　　　纪　清（上海中医药大学）
　　　　杜　凯（天津中医药大学）　　　李　武（湖南中医药大学）
　　　　李　洁（河北中医学院）　　　　李　静（山东中医药大学）
　　　　李守栋（南京中医药大学）　　　李进龙（河北中医学院）
　　　　李牧真（山东中医药大学）　　　汪　莹（重庆医科大学）
　　　　张　玮（江西中医药大学）　　　张玲玲（广西中医药大学）
　　　　陈红亮（河南中医药大学）　　　郑娟娟（上海中医药大学）
　　　　敖有光（内蒙古医科大学）　　　袁海光（陕西中医药大学）
　　　　顾一煌（南京中医药大学）　　　郭光昕（上海中医药大学）
　　　　黄锦军（广西中医药大学）　　　曹　锐（辽宁中医药大学）
　　　　彭　亮（湖南中医药大学）　　　董　桦（天津中医药大学）
　　　　董有康（云南中医药大学）　　　窦思东（福建中医药大学）
　　　　翟　伟（天津中医药大学）　　　樊　云（湖北中医药大学）

中国健康传媒集团
中国医药科技出版社

内容提要

　　本教材为"高等中医药院校精品教材"之一，系根据推拿学课程教学大纲的基本要求及课程特点，在汲取上版教材优点的基础上编写而成。本教材由上篇、下篇和附篇共十五章组成。上篇为基础篇，主要介绍了推拿学发展简史、推拿的治疗原理、推拿的治疗原则与治法、推拿的常用检查方法、推拿的注意事项与禁忌、推拿练功、经络腧穴、推拿手法等内容；下篇为治疗篇，主要介绍了骨伤科疾病、内科疾病、妇科疾病、五官科疾病、儿科疾病的推拿治疗方法；附篇主要介绍了推拿的介质与热敷、保健康复等内容。

　　本教材供全国高等中医药院校中医学、针灸推拿学、中西医临床医学、中医骨伤学、中医康复学、护理学等专业师生教学使用，也可供从事推拿教学、临床、科研的专业人员以及广大推拿爱好者参考使用。

图书在版编目（CIP）数据

推拿学/吕明主编. — 3版. — 北京：中国医药科技出版社，2022.8

高等中医药院校精品教材

ISBN 978-7-5214-3334-0

Ⅰ.①推…　Ⅱ.①吕…　Ⅲ.①推拿学–中医学院–教材　Ⅳ.①R244.1

中国版本图书馆CIP数据核字(2022)第141341号

美术编辑　陈君杞

版式设计　友全图文

出版　**中国健康传媒集团** | 中国医药科技出版社

地址　北京市海淀区文慧园北路甲22号

邮编　100082

电话　发行：010-62227427　邮购：010-62236938

网址　www.cmstp.com

规格　787×1092mm $\frac{1}{16}$

印张　21 $\frac{3}{4}$

字数　510千字

初版　2011年12月第1版

版次　2022年8月第3版

印次　2022年8月第1次印刷

印刷　三河市百盛印装有限公司

经销　全国各地新华书店

书号　ISBN 978-7-5214-3334-0

定价　**62.00元**

获取新书信息、投稿、为图书纠错，请扫码联系我们。

　　为适应新时代我国中医药行业高等教育教学改革和中医药人才培养的需要，由长春中医药大学等20所中医药院校的38位推拿学专家，在汲取上一版教材优点的基础上，遵循"科学、先进、实用、系统、高质量"的原则集体编写了本教材。本教材充分吸收近年来推拿基础和推拿临床取得的成熟经验和成果，力求能够准确地反映当前推拿学发展的概况，与时俱进，在保持传统推拿学特色的基础上，有所创新。

　　本教材由上篇、下篇和附篇共十五章组成。上篇为基础篇，主要介绍了推拿学发展简史、推拿的治疗原理、推拿的治疗原则与治法、推拿的常用检查方法、推拿的注意事项与禁忌、推拿练功、经络腧穴、推拿手法等内容。下篇为治疗篇，主要介绍了骨伤科疾病、内科疾病、妇科疾病、五官科疾病、儿科疾病的推拿治疗方法。附篇主要介绍了推拿的介质与热敷、保健康复等内容。本教材主要供全国高等中医药院校针灸推拿专业、中医学专业、中西医结合专业、骨伤专业、康复专业、护理专业的本科学生使用，也可以供从事推拿教学、临床、科研的专业人员以及广大的推拿爱好者参考使用。

　　本教材的编写分工如下：第一章由窦思东、郑娟娟编写；第二章由窦思东、纪清、顾一煌、马惠升、李守栋、汪莹、曹锐、李武编写；第三章至第五章，由顾一煌、李守栋编写；第六章由吕明、曹锐、陈红亮、郑娟娟、王雄耀、郭光昕、敖有光编写；第七章由李进龙、翟伟、郑娟娟编写；第八章由马惠升、王卫刚编写；第九章由王春林、张玮、陈红亮、曹锐、黄锦军、吕子萌、董有康、纪清、樊云、王卫刚、袁海光、冯卫星、田辉、郑娟娟、刘波、李武、张玲玲、郭光昕、杜凯编写；第十章由李静、翟伟、黄锦军、王列、彭亮、田辉、王进、李洁、李牧真编写；第十一章由齐凤军、纪清、陈红亮编写；第十二章由刘晓艳、董桦、彭亮编写；第十三章由翟伟、陈红亮、郑娟娟编写；第十四章、第十五章由李进龙编写。

　　在编写过程中，我们始终牢固树立"精品意识""质量意识"，精心设计，精心编写，层层把关，反复修改，但由于水平所限，不足之处在所难免，恳请广大师生在使用过程中提出宝贵意见，以便再版时修订提高。

编　者
2022年2月

下篇　治疗篇

附篇

绪　言

要点导航

1.**学习目的**　掌握推拿学的定义、内容和特点。
2.**学习要点**　推拿学和推拿疗法的定义、内容和特点。

推拿学（science of tuina）是以中医理论为指导，研究手法治疗和功法训练，探讨推拿防治疾病方法、原理和规律的一门学科。所谓推拿疗法指依据中医辨证论治的原则，运用各种中医推拿手法，作用于患者的经络穴位和患处，通过手法本身的作用和经络系统的调节作用，达到防病治病作用的疗法，是中医学的重要组成部分。

推拿学主要内容包括推拿基础理论和基本知识，推拿手法、推拿功法、推拿治疗和保健。推拿疗法具有适应证广、应用方便、疗效显著，经济安全、没有痛苦等优点，普遍为人们所欢迎，这种独特的医疗作用已经引起了国外临床医学工作者的重视，成为世界各国医疗和保健手段的组成部分。

推拿学属于中医外治法的范畴，虽然不同于药物疗法，但推拿的基本理论也是以中医基础理论为依据，如阴阳五行学说、脏腑经络学说、气血津液学说等，而经络学为推拿学的重要理论基础，特别是经络学中的"经筋"和"皮部"理论密切相关。它不但重视经穴，而且还有一些在十四经穴以外具有自身特点的特定穴位，如呈线状的天门穴、坎宫穴、三关穴、六腑穴等；呈面状的五经穴、板门穴等。

在推拿学的临床治疗中，治疗不同系统疾病时应用的理论有多元现象，如在治疗神经和运动系统疾病时，多采用现代医学的解剖学、生理病理学、脊柱医学、康复医学等理论；治疗内科、妇科疾病时，多采用中医脏腑学说、经络学说等理论；治疗小儿疾病时，则以小儿推拿的特定穴位、小儿推拿手法操作等独特的理论指导。所以中医学和现代医学理论的紧密结合是推拿学的理论内涵。

推拿学的手法治疗和功法训练是推拿学的基本特征。所谓手法治疗就是以操作者的手或肢体的其他部分，在患者的体表上作规范性的动作，来达到防病治病的目的。这种手法操作在受术者的肢体体表，不需要切开肌肤的治疗，是一种无创伤的自然疗法。功法训练首先有助于推拿从业人员增强体质与长时间的手法操作，以及手法动作技巧性的施行；其次是指导患者进行功法训练，以巩固和延伸推拿临床的治疗效果。

推拿作为一种疗法，其适应证是广泛的，对于运动系统、神经系统、内分泌系统、消化系统、呼吸系统、循环系统、泌尿系统、生殖系统等疾病都有一定的疗效，治疗涵盖了骨伤科、神经科、内科、妇科、儿科等临床各科病证，如落枕、颈椎病、漏肩风、腰椎间盘突出症、急性腰扭伤、慢性腰肌劳损、脊椎骨关节错缝、四肢关节伤筋、中风后遗症、眩晕、头痛、感冒、失眠、胃脘痛、胆囊炎、腹泻、便秘、痛经、月经不调、婴儿腹泻、肌性斜颈、咳嗽、哮喘、近视等，还包括在晕厥、休克、抽搐等疾病抢救中的应用。

基于推拿学的上述特点，学习推拿学有两个环节需要我们牢牢把握：一是学习和掌握中医学的基础理论，以及现代医学、生物力学的理论和技术。二是刻苦地练习推拿手法和进行功法的锻炼，熟练掌握手法的基本技能和临床应用。推拿手法是一种技术，它是劲力的运用和技巧的完美结合，那些不讲究技巧的简单推拿动作是不能称之为手法的；手法的技巧是推拿的关键，推拿的力量则是发挥技巧的基础，两者相互依存，缺一不可。因此学习推拿手法，不但要掌握手法的技术，还要注重功法的锻炼，手法和功法都必须经过一段较长时间的刻苦练习，再经过不断的临床实践，才能使手法技术由生到熟，由熟生巧，乃至运用自如。正如《医宗金鉴》所说："一旦临症，机触于外，巧生于内，手随心转，法从手出。"

推拿是中医学应用物理疗法于临床最早的学科之一，从《内经》及历代医学文献中研究表明，推拿手法、正骨、拔罐、刮痧、热敷等，都是物理原理在医学临床的应用，其手法作用本身就是物理学原理的体现。有关推拿止痛的记载表明按压推拿具有止痛的作用，显示了推拿在脊柱医学临床的应用，阐述了中医关于脏腑疾病与脊柱相关的理论，为通过推拿整复脊柱关节来调节相关脏腑功能和治疗疾病提供了理论依据。在中医急症医学临床中，推拿更显示出中医急救的特色，最早用按摩、针灸救治"尸厥病"，创立了胸外心脏按摩术、按腹人工呼吸法等抢救自缢死，掐人中急救休克昏迷，按压止血等方法，一直沿用至今。两千多年来，人们一直在为推拿的发展进行着不懈的努力，创立了数百种的推拿手法和治疗众多的疾病。在不断创立新手法、拓展推拿医疗保健范围和适宜病种、研究推拿作用原理、进行规范化教学、促进国际交流等方面取得了卓有成效的业绩，同时各具特色的推拿流派也逐渐形成，各流派之间的学术交流越来越活跃，对促进推拿学术的繁荣起到了积极作用。随着现代社会的进步，科学技术的不断发展，医学领域又开始重新认识和评价推拿这一属于自然疗法和古老的物理性质疗法，它具有绿色环保，消耗社会资源少，环境污染小，无药物的毒副作用，疗效显著，经济实用，简便易学等优势，将越来越受到广泛的重视。

纵观中医推拿发展的历程，从秦汉三国时期的兴起，到隋唐时期的鼎盛，宋代被朝廷取消，明代的再兴起，再到清代的再次取消，曾几度兴衰起伏，突显了推拿发展的坎坷历程。《黄帝岐伯按摩经十卷》的佚失，对其在理论和科学发展上无疑是一个沉重的打击；曾经红火于世的膏摩疗法优势已不复存在，由于现代医学的发展和疾病谱发生变化，使原先在内、外、妇、儿、五官科方面的优势病种已很少涉及，基本被局限于骨伤科病种的治疗。随着现代生活节奏的加快，推拿将会面临更加严峻的挑战。为了推拿事业的发展，需要从事推拿工作的业内人士面对挑战，在继承传统的基础上，提高推拿这门具有浓厚中医特色的实用医学水平，牢牢把握时代的脉搏，围绕临床疗效这一宗旨，开展卓有成效的工作。

推拿是一门古老而又年轻的学科，它伴随着中华文明的出现而诞生，是人类最早认识和掌握的祛除疾病、养生保健的方法之一，为中华民族的繁衍和健康做出了重要贡献。在学科发展的新时代，学科之间相互渗透为推拿医学的发展提供了新的机遇和空间，在这样的背景和条件下，传统而古老的中医推拿学必将得到充分的发展，推拿事业也将进入一个崭新的时期。随着人们对非药物、无创伤的自然疗法的追求，全球性的推拿热方兴未艾，以"简、便、廉、验"为特色的优势，无疑将会推动推拿事业的发展，使其成为21世纪最具发展前途的学科之一。

上篇

基础篇

第一章　推拿学发展简史

🗺 要点导航

> **1.学习目的**　通过本章的学习，掌握推拿的主要理论著作及论述，熟悉"推拿"名称的演变，了解推拿学历史发展源流。
>
> **2.学习要点**　推拿的主要理论著作及论述，"推拿"名称的演变，推拿学历史发展源流。

推拿学从产生到成熟经历了漫长的时间，是人类最古老的一门医术。推拿起源于原始人类日常生活的自我防护，是人们与自然环境相适应的产物。

在古代，原始人与人之间通过抚摸的肢体语言得到心灵的安慰和交流；在受到外伤时，也会本能地抚摸或按压受伤部位，以缓解疼痛；如果身体某处疼痛不适，往往不由自主地去按摩、揉捏、拍打，痛痒就可能减轻或消除。许多人都有过这样的体验，当疲劳困倦时，打个呵欠，伸伸懒腰，就觉得全身轻松，非常惬意。人类从中不断地积累经验，逐渐由自发的本能行为而发展到自觉的医疗行为，成为一门古代的按摩推拿医术。这门古老的非药物疗法比砭刺、艾灸、汤药等借助外在物质的治疗方法要古老得多。据《史记》记载："上古之时，医有俞跗，治病……挢引、案扤、毒熨。"

推拿手法在古代有许多称谓，如"按摩""按跷""蹻摩""案扤""挢引"等。《素问·血气形志》就记载："形数惊恐，经络不通，病生于不仁，治之以按摩醪药。""推拿"一词，始见于明代万全的小儿推拿著作《幼科发挥》，明代钱汝明在《秘传推拿妙诀·序》中指出："推拿一道，古曰按摩，上世治婴赤，以指代针之法也。"

推拿名称的由来大致经历了三个发展时期，汉代以前有关推拿的名称有很多称谓；汉代以后至明代初期，这一时期多以按摩称谓；明代后由于小儿推拿的兴起，按摩之名称逐渐被推拿所代替，现存的主要有《小儿推拿方脉活婴秘旨全书》、《小儿推拿秘诀》等著作。由"按摩"改称"推拿"标志着推拿学有了历史性的发展，具有划时代的意义。根据《中华人民共和国国家标准·学科分类代码》，推拿学科已从1993年7月1日正式定名为"按摩推拿学"。清代张振鋆的《厘正按摩要术》对此做了清楚的解释："推拿者，按摩之异名也。按摩一法，北人常用之，名谓按摩；南人专以治小儿，名曰推拿。"

推拿起源于原始社会，大约在公元前3000年的新石器时代，逐渐发展为自觉的医疗行为。在按摩产生以后，随着实践经验的积累和古代哲学思想及其他自然科学知识的渗透，推拿理论体系开始形成、发展和不断完善，大致上可概括为以下几个阶段。

一、推拿理论体系的肇始时期

先秦时期，古代中华文明从没有文字到创造象形文字，近代人对古代殷墟甲骨文中"拊"字的研究，认为是按摩推拿手法的象形文字。根据《黄帝内经》中导引按摩从中央来的说法，古代殷商地处中央，即今河南安阳一带，有学者提出按摩之法是殷人最早应用。据《史记》记载："上古之时，医有俞跗，治病……挢引，案扤，毒熨。""挢引"所指是自我按摩，"案扤"所指是给他人按摩。

这一时期，按摩导引是主要的治疗和养生保健手段。《周礼注疏》一书记载："扁鹊治號太子暴疾尸厥之病，使子明炊汤，子仪脉神，子术按摩"，就是描述名医扁鹊运用按摩等方法成功抢救了尸厥病人，将按摩推拿用于临床急救的案例。在湖北张家山出土的简书《引书》也记载了当时治疗颞下颌关节脱位的口内手法复位术、治疗落枕的仰卧颈椎拔伸法、治疗肠澼的腰腹部踩踏法和腰部后伸扳法、治疗喉痹的颈椎后伸扳法等，将按摩方法用于骨伤外科疾病的诊治。湖南长沙马王堆出土的帛书《导引图》描绘了44种导引姿势，注明了各种动作所防治的疾病。《庄子·刻意》记载："吹呴呼吸，吐故纳新，熊经鸟伸，为寿而已矣，此道引之士，养形之人，彭祖寿考者之所好也。"从这些古代文献记载，可以概括为按摩推拿是一种可以配合呼吸、自主活动的防治疾病和强身保健的方法。因此，按摩和导引也是两种密切相关的疗法。

二、推拿理论体系的建立时期

秦汉时期我国的医学著作较完整地记载了按摩防治疾病的方法，对按摩的作用和治病范围有了更多认识。《黄帝内经》是我国现存最早的系统阐述中医学理论体系的古典医学巨著，为中医学理论奠定了基础。书中记载的按摩手法有按、摩、推、扪、循、切、抓、揩、弹、挟、卷等10多种；有不少关于按摩方法的记载，如按压腹主动脉、颈动脉等特殊按摩操作法；概括了按摩具有舒筋通络、行气活血、镇静止痛、退热等作用机制；按摩可治疗痹证、痿证、口眼歪斜、背痛、胃脘痛、腹痛等多种病症；《灵枢·九针十二原》中描述了"九针"中的按摩工具"圆针"和"鍉针"，并应用于临床；介绍了按摩治疗的适应症、禁忌证及注意事项。表明这一时期的按摩已有相当大的影响力。《素问·举痛论》记载："寒气客于背俞之脉，则脉泣，脉泣则血虚，血虚则痛，其俞注于心，故相引而痛。按之则热气至，热气至则痛止矣。"古人认识到脏腑疾病与背部脊椎相关，可通过按揉背部腧穴来治疗心痛的病证。

我国最早的按摩推拿学专著是《黄帝岐伯按摩经十卷》（现已佚），见于《汉书·艺文志》所载。湖南长沙马王堆出土了稀罕文物医简帛书《五十二病方》《导引图》，其中《五十二病方》记载的按摩手法有按、摩、刮、捏、搔、抚、循等10余种，按摩治疗的病证有惊风、外伤、出血、癃闭、疝气、皮肤瘙痒等；还记载了按压止血法、药摩法等。《导引图》为现存最早的导引图谱。

东汉医圣张仲景《金匮要略·脏腑经络先后病脉证第一》中积极主张采用导引、吐纳、膏摩的方法进行养生保健，膏摩是将药熬成膏剂，涂在患处进行按摩的方法；《金匮要略·杂疗方第二十三》还详细记载了采用按摩抢救自缢死的方法，认为"此法最善，无不治也"。

神医华佗积极倡导按摩疗法，还发明了至今仍然十分流行的"五禽戏"。《华氏中藏经》记载"宜按摩而不按摩，则使人淫随肌肉，久留未消"；《华佗神医秘传》也记载"当按摩而不按摩，则使人肌肉瘨胀，筋骨舒张。"还发明了用于外科手术后的康复膏摩"华佗虎骨膏"等。

三、推拿学术的发展时期

魏晋时期，按摩已普遍应用于急救、养生保健，膏摩疗法十分盛行。如晋代名医葛洪在《肘后救卒方》中记载用手法治"卒心痛"方："闭气忍之数十度，并以手大指按心下宛宛中取愈"，有"爪人中治疗卒死"。还记载用手法治卒腹痛方："拈取其脊骨皮，深取痛引之，从龟尾至顶乃止，未愈更为之。"此方法可谓是最早的捏脊法。该书还记载有许多的膏摩方法和膏摩方，应用于内、外、妇、五官科各病证。《刘涓子鬼遗方》中记载了大量的膏摩方，如麝香膏、丹砂膏、黄芪膏、白芷膏、生肉膏等，操作手法有摩、擦、拓并用，还有"摩四边""摩左右""病上摩""向火摩"等方法。

道学养生家陶弘景的《养性延命录》介绍的自我按摩方法有琢齿、熨眼、按目四眦、干浴、摩面、引发、引耳、搓头顶、伸臂股等等。把自我按摩养生保健推入一个全盛时期。

四、推拿学术的初步成熟时期

按摩推拿经过秦汉的初步发展，到隋唐时期已经广泛用于临床，不论是按摩推拿手法或临证治疗方面都得到很大发展，成为一门专业的治病和健身的治疗方法。这个时期是按摩推拿发展的鼎盛时期。据《唐六典》记载，自从隋代开始太医署设置全国最高医学教育机构，内设4个医学部门中有按摩学科，按摩科有按摩博士120人、按摩师120人、按摩生100人，其按摩博士在按摩师和按摩工的辅助下，教授按摩生学习按摩、正骨、导引等疗法。唐代沿用隋代设置，按摩科编制有所削减，增加了针灸科。

这个时期按摩推拿医学发展有如下特点：一是医政制度上，按摩推拿为四科之一，开设了最早的官方有组织的正规的按摩推拿教学活动。二是按摩推拿成为骨伤科病证的普通治疗方法。唐代名医蔺道人著《仙授理伤续断秘方》为我国现存最早的骨伤科专著，首次系统地将手法应用于骨伤病治疗中，提出治疗闭合性骨折的四大手法"揣摸""拔伸""搏捺""捺正"，发明了肩关节脱位的椅背手牵复位法和髋关节脱位的手牵足蹬复位法，为骨伤科正骨手法的发展做出了重大贡献。三是按摩推拿用于内、外、儿科疾病。《唐六典》中载："凡人肢节脏腑积而生疾，宜导而宣之，使内疾不留，外邪不入"。按摩推拿可除风、寒、暑、湿、饥、饱、劳逸等所致疾病。唐代名医孙思邈在其著作《千金方》中记载有按摩治疗小儿疾病"鼻塞不通""夜啼""腹胀满""不能哺乳"等。四是按摩推拿广泛地用于养生保健。孙思邈在《千金要方》中记载有"婆罗门按摩法""老子按摩法"，介绍了摩腹、摩面、摩眼、摩耳、拔耳、琢齿、挽发、放腰等自我按摩方法；隋代巢元方所著《诸病源候论》全书50卷中几乎每卷都附有按摩导引法。五是膏摩法十分盛行，按摩手法结合膏摩外治相当普遍。在《千金方》《外台秘要》等著作中记载有大量的膏摩方，有丹参膏、乌头膏、野葛膏、木防己膏、陈元膏、莽草膏等，根据不同病情选择应用。《千金要方》中用膏摩预防小儿伤风寒，指出"小儿虽无疾，早起常以膏摩囟上及手足心，甚辟寒风"。《千金翼方》中还介绍了膏摩美容的方法。六是按摩推拿学术的国际交流活跃。我国的按摩推拿在唐代开始传入日本、朝鲜、越南、泰国等国家，同时印度的"婆罗门按摩法"传入我国。

五、推拿学术的不断丰富时期

宋金元时期的按摩推拿学术在发展中不断丰富和完善，主要体现在按摩推拿广泛地应用于临床各科，并产生了按摩推拿诊疗理论。宋代太医院中虽然没有设置按摩科，按摩推拿作为一个独立学科有很大发展。大型医学著作《圣济总录》仍将按摩推拿编录其中，强调对手法要进行具体病证具体分析应用。该书卷四"治法"中指出："可按可摩，时兼而用，通谓之按摩，按之弗摩，摩之弗按，按止以手，摩或兼以药，曰按曰摩，适所用也。"提出了按摩推拿手法具有"斡旋气机，周流荣卫，宣摇百关，疏通凝滞"的作用，可达到"气运而神和，内外调畅，升降无碍，耳目聪明，身体轻强，老者复壮，壮者复治"的目的，能"开达则塞蔽者以之发散，抑遏则慓悍者有所归宿。"在按摩推拿理论方面有了进一步的阐述。书中以"凡坠堕颠扑，骨节闪脱，不得入臼，遂致磋跌者"，强调用手法复位，如骨折者"急须以手揣搦，复还枢纽……加以封裹膏摩。"元代名医危亦林所著《世医得效方》记载利用身体自身的重量来牵引复位的各种方法，如髋关节脱位的倒悬复位法、脊椎骨折的悬吊复位法，使之正骨按摩推拿更趋发展。金元四大家之一的张从正《儒门事亲》，首次提到把推拿归入汗、下、吐的汗法中，认为其有疏散外邪的作用。按摩由以前认为多为温通闭塞，发展到具有解表发汗的作用。宋代名医庞安时用按摩法催产"十愈八九"；杨子建所著《十产论》介绍用手法矫正胎位不正引起的难产，为后世用手法转胎奠定了基础。

宋代大型医学著作《太平圣惠方》继葛洪《肘后救卒方》、孙思邈《千金方》、王焘《外台秘要》之后，又一次对膏摩法进行了总结，记载了上百条膏摩方，介绍了膏摩法用于伤寒、头痛头晕、骨节肿痛、肌肉挛痛、腰痛、鼻塞、目翳、肌肤不仁、瘰疬、小儿惊痫等各科病证。据《宋史》记载宋代有《按摩法》和《按摩要法》各一卷，可惜已亡佚。《刘河间医学六书》记载了屈伸按摩法治疗"卒中暴死"；提倡"吹嘘呼吸，吐故纳新，熊经鸟伸，导引按蹻，所以调其气也"；发明了养生保健方法：津欲常咽，天鼓欲常鸣、泥丸欲常掷；又比较重视手法的分析，使人们对按摩推拿治疗作用的认识有了进一步的提高。

六、推拿学术的兴盛时期

在明代，按摩被列为太医院十三科之一，继承了隋唐的医学体制，进行正规化教育。隆庆五年，由于当朝封建礼教的原因，按摩科被太医院取消，此时南方小儿推拿蓬勃兴起，以至于原来专指小儿按摩的"推拿"手法，广泛取代了按摩的概念。"推拿"一词的出现，标志着按摩推拿学术进入第三个发展阶段。文献上开始用推拿名称代替按摩术，并出现了以推拿命名的专著。其中《小儿按摩经》是我国现存最早的推拿书籍，该书被录于杨继洲的《针灸大成》中；最早介绍小儿推拿的文献是《补要袖珍小儿方论》，其中第十卷"秘传看惊掐筋口授手法论"可以佐证，民间诊治惊证多用的手法是推法、拿法和掐法，故民间有称推拿为"推筋""掐筋"的。此后，龚云林所著《小儿推拿方脉活婴秘旨全书》《小儿推拿方脉全书》以推拿治法经验为主，部分取材于钱乙的《小儿药证直诀》；周于藩所著《小儿推拿秘诀》详细介绍了"十二拿法"穴位和功效，以及用葱姜汤推、艾绒敷脐、葱泥饼敷穴位等法。小儿推拿在理论、手法、特定穴位以及常见病方面都有不同于其他临床各科的特色，形成了小儿推拿的独特体系。

此外，名医张景岳在《景岳全书》中介绍了"刮痧法"，按捺耳窍治疗耳鸣耳聋等方法，并对当时推拿的一些不良做法进行了抨击，指出了"今见按摩之流，不知利害，专用刚强手法，极力困人，开人关节，走人元气，莫此为甚；病者亦谓法所当然，即有不堪，勉强忍受，多见强者致弱，弱者不起，非唯不能去病，而适以增害"。对我们现今的推拿按摩市场的境况也有警示意义。

清代是按摩推拿发展比较兴盛的时期，受明末推拿按摩学重新兴起的影响，以小儿推拿的研究为契机，伴随着自我按摩的广泛使用，"正骨八法"在伤科地位的确立，按摩推拿学得到进一步的发展，成绩显著。首先是小儿推拿在杂病临床应用得到发展，熊应雄编著的《小儿推拿广意》对前人推拿论述进行了较全面的总结，有较大的实用意义；张振鋆的《厘正按摩要术》中的"胸腹按诊法"，有其独特的经验，小儿推拿诊断法有很大的发展。还有一些较有影响的小儿推拿著作：《幼科推拿秘书》《保赤推拿法》《幼科铁镜》《小儿推拿全书》等。《推拿图解》是我国第一部推拿教学用书，内容易学、易懂、易掌握。其次，正骨推拿已形成对骨伤科疾病的相对独立的体系。清代太医院的骨伤医学巨著《医宗金鉴·正骨心法要旨》对正骨推拿手法总结出"摸、接、端、提、按、摩、推、拿"的正骨八法，还介绍了骨伤科手法诊治的要领，不仅有整复骨折、脱位的作用，而且对骨伤康复具有价值。推拿手法种类增多，由三四十种发展为四五十种。其三，在临床中，推拿作为中医外治法之首，与其他外治法（特别是药物疗法）相互结合，相互补充。如吴尚先的《理瀹骈文》就将推拿、针灸、刮痧等数十种疗法列为外治法，并介绍了用药物熬膏，或敷、或擦、或摩、或浸、或熏等方法，使古代的膏摩得到较大的发展，是中医外治法中最有影响的一部著作。

七、推拿学术的低谷时期

民国时期，由于内战不断和国外列强的侵略，当时的卫生政策不重视中医，让西方医学肆意入侵，中医受到很大压制和冲击，几乎濒于湮没。近代的按摩推拿只能以分散的形式在民间存在和发展。由于我国地域辽阔，按摩推拿植根于民间，按照该地域流行病的特点发展为各具特色的按摩推拿学术流派，但这种发展方式受限于当地，缺乏交流。如山东的内功推拿、北方的正骨推拿、江浙的一指禅推拿、四川的经穴推拿、河北的腹诊推拿、脏腑推拿等；还有如：在一指禅推拿的基础上，逐渐发展形成了滚法推拿流派，在练功和武术的基础上，逐渐发展形成平推法推拿或内功推拿流派。这一时期较有影响的推拿著作是曹泽普的《按摩术实用指南》，该书注重解剖生理知识，指出击打、振颤等手法重在机械力的作用；杨华亭的《华氏按摩术》集古代与西医学之解剖、生理、病理、电磁学等于一体，以古法为经，新法为纬，中西结合。这一时期的著作还有黄汉如的《一指禅推拿说明书》、赵熙的《按摩十法》、涂学修的《推拿抉微》、马玉书的《推拿捷径》、钱祖萌的《小儿推拿补正》、彭慎的《保赤推拿秘术》等。

八、推拿学术的繁荣时期

中华人民共和国成立以后，由于党和国家制定了一系列保护和发展中医的政策，中医药事业受到空前的重视，推拿事业也出现了前所未有的繁荣景象。1956年，上海成立了中国第一所推拿专科学校，后隶属于上海中医学院，开始了推拿的正规化教育。1958年，在上海又建立了全国第一所中医推拿门诊部，在全国起到了很好的示范作用。次年上海中医学院整理编著了《中医推拿学》。随后的北京中医学院也成立了按摩医院，同时邀请当时全国著名推拿专家任教，在短短数年间培养了一大批推拿专业人才，并继承和整理了推拿的学术经验。在20世纪50年代，推拿治疗范围已包括内、外、妇、儿、伤、五官等各科疾病，同时开展了推拿的生理作用和治疗原理的初步研究，也开始了对推拿历史文献的整理研究工作。对推拿手法的基本要求——有力、柔和、持久、深透，就是在这一时期明确提出，并得到推拿学术界的公认。在1959年有人提出用生物力学的方法来研究推拿的设想，开始了初步探索。这个时期出版推拿专著十余部。

20世纪60年代后，全国各中医院校相继开设了推拿课程，使推拿这一古老的技艺从世代相传的"师带徒"模式走上了正规化教育，学制设置从起初的中专、大专学历教育，发展到本科学历教育。推拿疗法"简、便、廉、验"的优点和确切的疗效得到了充分的肯定。推拿的教学、医疗、科研和推拿人才队伍建设，随着推拿事业的蓬勃发展，取得了丰硕的成果。1961年，上海中医学院编著《中医推拿学》讲义作为中医学院试用教材，该时期推拿疗法在临床上得到了广泛应用，主要是整理推拿文献，观察推拿适应证，用现代科学的规律阐释推拿学的知识体系，发表论文和专著。20世纪70年代初，开展推拿麻醉，用于甲状腺摘除、疝修补、剖腹产、胃大部切除等10余种手术；1975年上海中医学院主编，全国24所医学院校协编了全国中医院校《推拿学》正式教材；1979年上海中医学院针推系成立，培养五年制大学本科生，同年首届全国推拿学术交流会在上海召开，首次提出"推拿学术流派"的概念。20世纪80年代，全国有条件的中医院校都相继成立了针灸推拿系；1986年上海中医学院推拿系成立并招收了推拿硕士研究生，培养推拿高级中医师；全国各地中医医院和康复保健机构普遍设立按摩推拿科，推拿疗法广泛地应用到临床各科。1987年，成立了中华全国中医学会推拿学会，搭起了全国性的推拿学术交流平台，各省市中医药学会也相继成立了推拿分会，定期开展学术交流；同年原卫生部组织编写《推拿学》统编教材。进入20世纪90时代，推拿学术水平有了更进一步的提高，推拿的教育层次也进一步提高。1991年，上海市中医药研究院推拿研究所成立，这是国内唯一一家专业性按摩推拿科研机构；1992年湖南科技出版社出版了百万字的推拿巨著《中国推拿》，分历史、基础、经穴、手法、药膏、功法、治疗、保健、医话歌赋等9篇，对中国推拿学进行了全面系统的总结和介绍；1993年7月1日《中华人民共和国国家标准·学科分类与代码》正式将学科命名为《按摩推拿学》，代码为360·1051；1997年，上海首次招收推拿博士研究生，为推拿临床、教学、科研培养高学历的专业人才。据不完全统计，全国先后出版了500余部推拿专著，内容涉及各级教材、国内外教参、各家经验、特色流派、养生保健等方面，更有许多是音像制品和多媒体刊物。

进入21世纪，推拿疗法已成为一种实用的医疗和保健方法，治疗范围扩大到了内、外、妇、儿、骨伤、五官等科别，临床实验研究取得了不菲的成绩。推拿科学研究力度明显加强，利用现代科学技术手段开展对手法动力学，手法生物力学，手法生物效应学，推拿镇痛原理，推拿对脏腑功能、微循环影响和推拿功法的研究等已取得可喜的成绩。随着按摩推拿的国家级科研课题逐步增多，推拿手法作用机制的研究将会取得更大的成果。

随着我国改革开放的逐渐深入，中医推拿学术的国际交流日益频繁。一方面许多国内中医推拿专家、学者频频出国访问和学术交流，开展医疗服务，进行技艺传授，受到各国人民的欢迎；另一方面随着国际上"推拿热""针灸热"的兴起，许多中医院校相继开设国际推拿培训和留学生学历教育，或走出去办学，不少学者和有识之士前来学习和交流中医推拿，扩大了中医推拿在国际上的影响。推拿学科在临床医疗、预防保健、手法技能、文献挖掘与利用、科学研究、学术传承等方面都得到了全方位的提升。

思政元素

弘扬传统文化、提升中医自信

推拿源于远古，服务当今，蕴含着博大精深的中医文化，凝聚着中华人民的智慧。在两千多年的医学发展长河中，一直为保证中华民族的健康发挥着重要的作用。通过学习推拿学发展简史，让我们深入了解历代医家的实战经验和卓越贡献，这是我们拥有文化自信的基石。我们要溯本求源，将历史悠久，体系完整，疗效独特的推拿学科传承创新，真正做到传承中医、发展中医。

复习思考题

1. 《内经》记载了哪些早期的推拿手法？
2. 隋唐时期推拿医学的发展有何特点？
3. 我国现存最早的推拿书籍是什么？
4. 民国时期形成了哪些推拿流派？

第二章　推拿的作用原理

📍 要点导航

1.**学习目的**　熟悉中医对推拿作用的认识，了解推拿作用的现代研究。

2.**学习要点**　中医对推拿作用的认识，即推拿可以舒筋通络，缓急止痛；疏通经络，行气活血；理筋整复，滑利骨节；补益肾气，调理脾胃；醒脑开窍，强心通脉；扶正祛邪，调和阴阳；养生保健，美容养颜。推拿作用的现代研究。

第一节　中医对推拿作用的认识

推拿治疗疾病是在中医理论指导下，通过医生在人体的特定部位上，运用各种手法改变和调节机体的病理和生理状况，达到治疗疾病的目的，属于中医外治的范畴。它治疗疾病包括骨伤科、内科、妇科、儿科、五官科等多种病证。推拿的治疗作用是多方面的，它既有独立治病之效，又有综合疗疾之功；既能解患者痛苦于顷刻，又能防顽疾发生于未然。

一、舒筋通络，缓急止痛

凡是人体的关节、肌筋受到外来的暴力撞击、强力扭转，牵拉压迫，或不慎跌扑闪挫，或劳累过度等因素引起的损伤均为筋伤，筋伤无论是急性还是慢性，疼痛往往是其主要症状。肌筋软组织在受到伤害性刺激后，发出疼痛信号的同时，还会引起保护性的肌肉紧张、收缩、痉挛。《医宗金鉴·正骨心法要旨》记载伤筋之后，可有"筋强、筋柔、筋歪、筋正、筋断、筋走、筋粗、筋翻、筋寒、筋热"的不同变化，均可以用"正骨八法"中的摸法进行诊查，中医认为损伤后，由于气血游离于筋脉之外，筋脉受阻，气血流行不通，"不通则痛"。治疗的关键在于促通，"通则不痛"。

因为推拿不但可以直接放松肌肉，并能解除引起肌肉紧张的原因，所以推拿是解除肌肉紧张、痉挛的有效方法。其机理有三个方面：一是通过手法加强局部气血流动，使局部组织温度升高；二是在适当的机械力的刺激作用下，消除痛源，提高了局部组织的痛阈，间接解除肌肉紧张；三是将紧张或痉挛的肌肉充分拉长，从而解除其紧张痉挛，以缓解疼痛。正如《按摩十法》所谓"筋缩不舒宜多伸。"筋舒则通络，气血得以畅通，通则不痛。

二、疏通经络，行气活血

经络"内属脏腑，外络肢节"，人体的五脏六腑、四肢百骸、五官九窍、皮肉筋骨等组织器官，之所以能保持相对的协调与统一，完成正常的生理活动，是依靠经络系统的联络沟通而实现的。《灵枢·本藏》指出："经脉者，所以行气血而营阴阳，濡筋骨，利关节者也。"气血是人体生命活动的物质基础，全身各组织器官只有得到气血的温养和濡润，才能完成正常的生理功能。若经络功能失常，气血运行受阻，则会影响人体正常的生理功能，出现病理变化而引起疾病的发生。《素问·调经论》指出："气血不和，百病乃变化而生。"当外邪入侵，经络不通，气血不和，不通则痛，就会产生疼痛、麻木、肿胀等一系列症状。

中医推拿手法"推经络，走穴位"，可以疏通经络、行气活血，使气血运行恢复正常，从而达到治疗疾病的目的。疏通作用是通过手法直接刺激体表穴位，激发经气，调整局部的气血运行；或作用于经络系统调整心肺等脏腑功能，激发和推动了气血的运行。《素问·举痛论》指出："寒气客于背俞之脉则脉泣，脉泣则血虚，血虚则痛，其俞注于心，故相引而痛，按之则热气至，热气至则痛止矣。"

三、理筋整复，滑利骨节

人体筋骨关节的强健、关节功能的正常有赖于气血调和、阴阳平衡，只有这样才能维持正常的生活起居和参与各种活动。《灵枢·本藏》记载："是故血和则经脉流利，营复阴阳，筋骨劲强，关节清利也。"筋骨关节受伤累及气血，导致脉络损伤，气滞血瘀，肿胀疼痛，从而影响筋骨关节的活动。《医宗金鉴·正骨心法要旨》指出："因跌仆闪失，以致骨缝开错，气血郁滞，为肿为痛，宜用按摩法。""先受风寒，后被跌打损伤，瘀聚凝结，若脊筋陇（隆）起，骨缝必错，则成佝偻之形。当先揉筋，令其和软；再按其骨，徐徐合缝，背脊始直。"推拿理筋整复、滑利骨节的作用体现在手法纠正"筋出槽，骨错缝"，并恢复骨关节的功能。主要表现为：在损伤局部施以手法，促进气血运行，祛瘀消肿，理气止痛；行整复手法，直接作用，纠正筋骨的解剖位置的异常；作关节适当的被动运动手法，松解粘连。在医者的指导下，患者通过自我锻炼易筋经、五禽戏、八段锦等，也可以滑利关节，达到全面康复的功效。

四、补益肾气，调理脾胃

人体中最基本的气是元气，它的生成有赖于肾中的精气，故"肾为先天之本"，血是由脾胃运化的水谷精气化生而成，故"脾为后天之本"。血与营气共行脉中，在心、肺、肝的作用下流注全身，起到濡养全身五脏六腑、四肢百骸的作用。推拿补肾以腰部施术为主，"腰为肾之府"，用摩擦、点按、拿捏等手法，在腰部的命门、肾俞、气海俞、大肠俞等局部取穴，配合小腹部的气海、关元等，循经远道取穴涌泉、太溪等肾经腧穴，还可以运用手法结合膏摩法，进一步发挥补肾的作用。《韩氏医通》推荐"以擦摩肾俞，大补元阳，凡骨节痛，属虚寒者，其效如神。"自我按摩是中医养生保健的一个重要方面。脾的运化功能包括消化、吸收及输布精微诸方面。推拿对脾胃功能调节主要是通过加强胃腑功能，健运脾胃，调畅气机而实现的，如用摩腹促进胃的通降功能；用一指禅推、按揉手法在脾俞、胃俞、足三里等穴操作，或用擦法在背部督脉线上操作，可以增强脾胃的运化功能。

五、醒脑开窍，强心通脉

据文献记载中医是最早开展急诊治疗的，推拿不仅可以治疗慢性病，而且可以治疗一些急症。中医治则中有"急则治标，缓则治本"，急则治标目的在于抢救生命或缓解患者的急迫症状，不论任何原因引起的高热抽搐，应当首先掐人中、合谷、太冲等穴，或在背部督脉膀胱经线上推痧、抓痧，以泻热开窍，息风止痉；任何原因引起的中风、昏迷，都可掐人中、十宣、少商等取效。《肘后救卒方》记载用手法抢救"卒中恶死……令爪其病患人中，取醒。"《幼幼集成》用药物推熨"开闭法"治疗急惊风，"小儿风痰闭塞，昏沉不醒者，药不能入，甚至灸不知痛，总由痰塞其脾之大络，截其阴阳升降之隧道也。证虽危险，急用生菖蒲、生艾叶、生姜、生葱各一握，共入臼捣如泥，以麻油、原醋同炒热，布包之，从头项胸背四肢，乘热下熨，其痰即豁，自然苏醒。"《金匮要略》记载用于急救的胸外心脏按摩法："一人以手按据胸上，数动之。"《肘后救卒方》治卒心痛："以手大指按心下宛宛中，取愈。"《医学衷中参西录》有更详细的胸外心脏按摩操作的记载。

六、扶正祛邪，调和阴阳

推拿的扶正祛邪作用就是可以扶助机体的正气，祛除病邪。疾病的发生、发展及其转归的过程，实际上是正邪相争的过程。正胜邪退则病情缓解，正不胜邪则病情加重。因此，扶正祛邪既是推拿治疗疾病的作用过程，又是疾病向良性方向转归的基本保证。推拿的调和阴阳作用可使机体从阴阳失衡状态向平衡状态转化，是推拿治疗最终要达到的根本目的。疾病的发生机理是极其复杂的，但从总体上可归纳为阴阳失调。若因六淫、七情等因素导致人体阴阳的偏盛偏衰，失去相对平衡，就会使脏腑经络功能活动失常，从而引起疾病的发生。"阴胜则阳病，阳胜则阴病。"针对人体疾病的这一主要病理变化，运用推拿方法调节阴阳的偏盛偏衰，可以使机体恢复"阴平阳秘"的状态，从而达到治愈疾病的目的。

推拿治病遵循《黄帝内经》"谨察阴阳所在而调之，以平为期"的原则，根据辨证论治采用不同刺激量的手法，使"虚者补之，实者泻之，热者寒之，寒者热之，壅滞者通之，结聚者散之，邪在皮毛者汗发之，病在半表半里者和解之。"如用轻柔和缓的一指禅推、按揉、摩法刺激特定穴位，能补益相应脏腑的亏虚；用力量较强的推搓、挤压手法则能泻实；轻擦腰部，能养肾阴泻虚火；轻推背部督脉，可清气分实热；重推背部督脉，则能泻血分实热。

七、养生保健，美容养颜

推拿保健易学易用，没有明显副作用，不但能治疗疾病，还有非常有效的养生保健作用。《金匮要略》已经将按摩作为防治疾病的疗法之一，《千金要方》记载有"婆罗门按摩法""老子按摩法",介绍了摩腹、摩面、摩眼、摩耳、拔耳、琢齿、挽发、放腰等自我按摩方法;《诸病源候论》全书50卷中几乎每卷都附有按摩导引法,主张:"清旦初起,摩手令热,令热体上下,名曰干浴。令人胜风寒时气,寒热,头痛,百病皆愈。"《摄生要义》推出全身保健按摩法:"令人自首至足,但系关节处,用手按捺,各数十次,谓之大度关"。《一切经音义》认为按摩有"除劳去烦"的作用。《寿世传真》提出:"延年却病,以按摩导引为先。"古代有很多面部按摩美容的方法。《诸病源候论》记载:"摩手掌令热以摩面,从上下二七止。去飰气,令面有光。"《千金翼方》中还介绍了膏摩美容的方法。《圣济总录》记载"大补益摩膏"主要在腰部进行膏摩手法操作,主治肾虚诸证,"久用之,血脉舒畅,容颜悦泽。"表明推拿更强调全身对面部的由内而外的美容作用。

第二节 推拿作用的现代研究

一、推拿对肌肉骨骼系统的作用及机制

肌肉骨骼系统疾病为推拿疗法的主要适应证。推拿治疗肌肉骨骼系统疾病疗效确切。由于推拿手法的不同性质及推拿的组织结构的差异,其作用及作用机理是多方面的。

(一)推拿对局部肌肉骨骼系统软组织损伤的修复作用

局部肌肉骨骼系统软组织损伤是推拿临床的常见病,其主要病理变化为局部的创伤性无菌性炎症。局部软组织损伤急性期出现组织水肿、充血、渗出,缓解期可出现局部的肌肉筋膜增生、粘连,并可在反复损伤中继发肌腱及止点的钙化、骨化。临床及动物实验证实,推拿对肌肉肌腱损伤有良好的促进局部炎症消除作用,有利于局部软组织损伤的修复。作为损伤局部的柔和机械刺激,推拿可以明显改善局部的血液循环,增加局部供血供氧,增强其代谢,促进损伤部位的肉芽组织成熟,减轻肌纤维间纤维组织增生,松解损伤组织间的粘连,促进损伤肌肉的形态结构恢复。

有报道以超常规大强度运动造成家兔膝关节软骨损伤模型,关节软骨白介素-1(IL-1)、肿瘤坏死因子(TNF)、前列腺素 E_2(PGE$_2$)的含量均明显增高;而经推拿治疗后,炎症介质含量明显下降,说明推拿能减轻关节软骨炎症,对关节软骨基质有保护作用。

研究表明,推拿手法可修复软组织损伤及镇痛,其可能通过提高血液中阿片类物质水平及降低疼痛递质水平来实现镇痛,通过调节氧自由基代谢水平改善关节间隙,并综合改善病灶周边血流情况,降低局部炎症,利于软组织损伤恢复。推拿还可能通过调节肌力肌电,恢复肌群性能、改善肌肉的疲劳状态。

(二)脊柱软组织损伤及整复类手法治疗的机制研究

脊柱推拿主要以生物力学为其理论依据,较为普及的学说有脊柱节段固定学说、椎骨偏歪学说,以及脊柱内外平衡失调学说等,这些脊柱的解剖位置异常及其对相关脊神经、

血管的刺激可能导致人体生理病理功能改变，从而出现一系列相关临床表现。脊柱推拿通过手法解除半脱位，可有效缓解脊柱的功能障碍。临床上脊柱关节半脱位主要指单一脊柱节段上下椎骨的解剖位置改变及相应的功能改变，脊柱活动度有可能减小或增大。近年研究不断对脊柱关节半脱位这一基本病理改变进行定义与模拟，以期证实脊柱半脱位与相应功能障碍的有机联系，同时在熟悉脊柱复杂解剖结构、生物力学性质以及脊柱正常、异常状态下的功能特点的基础上，深入阐释脊柱推拿的作用机制，完善和改进脊柱推拿手法。

脊柱整复类手法是在要松动的脊柱节段两端施以方向相反的旋转力、提拉力，从而使某一脊柱运动节段的椎间关节、椎间盘发生一定程度的运动与形态变化。研究认为，手法过程中出现的咔哒声来自于椎间关节的瞬间松动。脊柱整复类手法虽然用力不大，但可以使腰椎之间产生较明显的位置变化，并使椎间盘、椎间关节囊、深层韧带受到牵拉。

1.脊柱整复类手法可调节错位椎骨对脊神经后支的刺激　有人认为急性腰扭伤后腰部疼痛剧烈，伴有交锁感或在运动的某一角度突然出现，应该不是一般的肌肉或韧带撕裂，可能是某些敏感组织受到了钳夹，或是小关节发生了交锁或半脱位，因此提出了腰部椎间关节的滑膜嵌顿、半脱位的概念。目前普遍认为，此种腰痛是腰部软组织、椎间关节急性损伤所造成的局部神经刺激症状。局部神经主要指支配腰部感觉与运动的腰部脊神经后支。

急慢性腰部软组织损伤后，受伤平面的脊神经后支所经过和分布的棘突、上下关节突、横突、髂嵴外下方区域可能有压痛，特别是偏斜棘突的棘突旁及横突条索状硬结处可能有明显压痛并向患者主诉痛区如下节段腰部或臀部放射。根据解剖观察，脊神经后支从发出至过横突点为相对固定段，是脊神经后支牵拉损伤的生物力学基础。临床观察发现多数病人原发部位腰椎X线片上有椎体旋转，小关节间隙狭窄、分离、不对称等椎小关节错位征象，由于椎体间相对位置和解剖关系的变化，使脊神经后支受压迫牵拉造成腰痛。而在疼痛的原发部位电生理进一步证明骨关节关系改变致使脊神经后支的起始部及分叉部受牵拉是造成腰痛的主要原因。颈椎软组织损伤同样存在骨关节损伤、退变移位致脊神经后支损伤的病理变化。

对损伤脊神经后支进行点、按，可起到镇痛作用，消除和缓解肌紧张；同时施用定点旋转手法，可以恢复脊柱力学平衡，使脊神经后支产生被动活动，达到松解脊神经后支的目的。

2.颈椎关节整复类手法对颈椎椎间盘及椎间孔的影响　有研究认为，适度的旋转手法对无明显退变的颈椎间盘是安全的，髓核内压力在先拔伸再旋转的情况下下降最为显著；拔伸下颈椎髓核内压力下降，旋转时压力有所升高。即使颈椎间盘后部纤维环和后纵韧带存在放射状裂隙，拔伸下旋转仍不容易造成髓核经此放射状裂隙突入椎管。有研究认为，旋转手法对颈椎间盘的流变学特性具有一定的调整作用，可降低椎间盘的蠕变与应力松弛率。

有研究通过对成人颈椎标本椎间孔面积进行图像分析计算，认为颈椎的运动可以改变椎间孔面积和神经根在椎间孔的位置，过屈位椎间孔面积增大，椎管矢状径也增大，可以减轻根性刺激症状，故建议可在过屈位进行下段颈椎的整复。除可增大椎间孔，颈椎旋转手法还有利于松解神经根管内容物和小关节粘连，消除不良刺激，缓解疼痛。有研究在旋转手法干预下新鲜尸体颈椎内石蜡铸型的变化发现，旋转手法对神经根袖等具有较明显的作用：前屈旋转和侧弯时，对侧下颈段神经根袖位移明显，这有助于解除神经根袖处的某些粘连。

颈椎前屈旋转时，C_{2-3} 和 C_{6-7} 节段的椎管截面积和矢状径较过伸旋转时明显增大，使椎管空间增加，有利于手法的安全。在过伸旋转时，椎间盘纤维环均有轻度凸出，并随左右旋转而左右移动，因此不主张过伸位下的颈椎旋转整复。

牵引力的大小对于颈椎病的治疗意义重大，太小则达不到生物力学的治疗效应，太大易引起颈椎大位移产生或加重颈椎失稳，甚至导致细微损伤。有研究发现，加载牵引力后，所有颈椎标本髓核内压力都出现降低，颈椎牵引通过拉大狭窄的椎间隙与椎间孔，降低外力对椎间盘的压力，缓解脊髓、神经根所受刺激和压迫，改善颈椎的生理功能，部分消除颈椎的病理改变。加载 200 N 和 300 N 后，完全可对抗头部重量，达到降低髓核内压力的作用。而且，适当的牵引力作用于旋转手法前，一方面可以降低髓核内压力，避免扳动手法时增加髓核内压力而引起椎间盘突出的可能；另一方面，可以充分牵拉开椎间关节，加大椎间距离，减小颈椎各关节骨性碰撞，使椎间韧带和小关节囊紧张，以维持椎间稳定性，有助于旋转手法的安全实施。

3. 腰椎整复类手法的生物力学研究及其对椎间盘的影响　脊椎小关节紊乱是脊柱病症常见的病理改变，推拿纠正小关节紊乱是推拿治疗颈椎病和腰突症的重要机理。有人在尸体上动态测定关节内压和关节位移变化，以观察推拿整复类手法对颈、腰椎小关节的影响，结果发现，小关节错位后，本身存在复位趋势，而推拿旋转扳法能较好地纠正同侧小关节紊乱。

降低椎间盘内压，促使髓核回纳是过去推拿治疗腰椎间盘突出症的重要机理。但近年手法生物力学及影像学研究结果提示，腰椎整复类手法过程中，椎间盘内压不降反增，否认推拿能使突出髓核回纳的观点。

国内外学者对斜扳手法时腰椎内部结构的变化进行了研究。传统观点认为，手法治疗腰椎间盘突出症时，突出的髓核会"还纳"。实际上，由于腰椎间盘本身的弹性降低和上下椎体的压力，突出的髓核经手法治疗后出现"还纳"的可能性几乎没有。有学者研究中观察到，模拟斜扳手法时，腰段椎间盘髓核内压升高，提示手法治疗，特别是暴力手法可能导致髓核突出加重。

斜扳手法是一种复杂的三维六自由度运动。根据右旋时完整腰椎的三维运动结果发现，在左侧卧位斜扳时，右侧关节突等构成神经根管壁结构发生定向位移，在各节段位移可以不同，但其主运动轴位移的结果是松动上、下关节突，牵拉紧张小关节囊韧带和黄韧带而扩大神经根管，或松解神经根管和小关节处的粘连，改善局部循环，使临床症状缓解。

有学者在手术中证实斜扳时椎板发生 5mm 移位，关节囊受到牵伸，从而推测椎间孔形态发生变化，使神经根所处的区域容积增加，可使神经嵌压或粘连解除。研究还表明，模拟斜扳手法时，腰部神经根与突出的椎间盘之间有一个明显的位移，这个位移源于椎间盘的旋转。研究推测，斜扳手法可使椎间盘出现位移，从而减弱突出的椎间盘对神经根的嵌压。这些可能是腰部手法治疗坐骨神经根性痛的重要机制。

利用有限元分析法研究坐位腰部旋转手法（向右旋转）的结果显示，手法作用时，椎间盘右前侧外缘应力最大，椎间盘左后侧以上下的张力为主，而右后外侧角的应力表现为压力，同时椎间盘纤维环确实受到旋转剪切力的影响。研究认为，向椎间盘突出的对侧旋转比向突出侧旋转更为安全。坐位腰椎定位旋转扳法向右侧旋转时，正常椎间盘左侧后部出现拉伸变形，并向前、向内侧回缩移位；退变腰椎间盘变形和位移右侧大于左侧、前缘大于后缘，右后角有压缩变形，向后突出，髓核有后突的趋势，而左侧椎间孔增大。故其研究结论认为，向突出椎间盘的对侧旋转，可能使突出侧的椎间孔增大，有利于椎间盘的回缩变形，同时可避免变形、位移的椎间盘对神经根的压迫，较为合理。

有研究显示，在模拟踩跷静态加压过程中，腰椎曲度改变明显，随着压力加大，曲度逐渐加大，随压力减轻，有回复趋势。从生物力学角度分析，可能的机制是模拟踩跷静态加压时，加压力垂直向下，脊柱受力后，向正下方移位，但胸段和骶尾段移动范围很小，移动范围最大部位在L_{4-5}节段，从而导致椎间隙前缘逐渐增大，椎间隙角度加大，腰椎曲度加大。并且，L_{4-5}椎间隙前缘与$L_5\sim S_1$椎间隙正中高度比值分别和相对压力呈正相关；L_{4-5}椎间隙后缘高度和相对压力呈负相关。椎体前缘高度的恢复，可使腰椎前后部的压力负荷分布发生变化，且影响椎间盘内的压力变化，加之椎间隙后缘高度的减小，促使椎间盘向椎体前缘位移，随踩跷压力的不断变化，椎间隙高度亦发生变化。从侧面证实了踩跷中腰椎间隙能产生吸吮样动作，这对突出椎间盘的恢复有利。

4. 推拿手法对脊柱外部平衡结构的调节作用　脊柱是由不同脊柱节段上下连结而成，但脊柱以整体结构和功能参与人体的组成和活动，因此，脊柱推拿的研究不仅要关注单个脊柱节段，还要整体考虑跨脊柱节段韧带、肌肉等因素。

椎骨和其间的椎间盘、椎间关节及韧带，是组成脊柱的主要解剖结构，是脊柱的静力或内部稳定平衡结构。近年研究显示，脊旁肌肉作为脊柱的动力系统，也对脊柱平衡稳定起到至关重要的作用，称为脊柱动力或外部稳定平衡系统。脊柱的稳定系统除静力稳定、动力稳定结构外，不可或缺的是对这些动力、静力结构的神经控制。静力稳定结构的应力变化会及时反馈至神经控制系统，神经控制系统再通过对动力稳定结构躯干肌群的调节达到稳定脊柱的目的。研究认为，脊柱的静力平衡是动力平衡的基础，动力平衡系统可在一定程度上对静力平衡予以代偿。临床上相当一部分患者虽有椎体间的异常活动或存在内源性稳定结构异常，但并不产生症状，便得益于脊旁肌群良好的力学性能和代偿作用。

在脊柱病变发生发展过程中，动力平衡失调可能是始发因素，可影响脊柱整个力学系统的平衡、稳定。损伤动物颈部软组织的退变造模实验发现，脊柱动力性平衡在脊柱退变或发病中具有重要的临床意义。脊旁浅、深肌群的损伤可加速椎间盘退变，椎间盘的病变反过来引起肌力和脊柱活动范围的减低。脊旁肌群损害及痉挛可致相应脊椎节段失稳、活动受限或异常活动，在临床影像学检查和临床查体中都可发现相应的阳性表现。

椎骨整复思路更多关注的是脊柱的静力平衡因素，期望通过对脊柱结构相对形态位置的调节，使脊柱结构恢复到一定的良好状态，或松解某些脊柱关节的固定状态。但手法对椎骨及椎间盘、椎间关节的调节并不足以解决脊柱软组织损伤的所有问题。近年研究证实，脊柱周围肌群生物力学性质发生变化，是脊柱病变发生发展以及推拿手法作用的关键环节。有研究表明，亚临床状态的颈痛患者就已经存在颈部肌肉耐力的下降和颈椎活动角度的减低。与对照组相比，颈椎病患者的颈部周围肌肉力学性能与正常人相比呈现降低的趋势，随着年龄的增长这种趋势进一步加大，其差别具有显著性意义。而仅给予患者颈部肌肉层次的放松手法治疗，即刻显现的颈伸肌群体表伸展位移、负荷、柔性系数以及患者临床主诉的显著性改善，证明推拿疗法可通过脊旁肌的刺激而取得临床疗效。

另有研究表明，脊柱微调手法可以通过改善腰椎间盘突出症患者腰背伸肌群收缩力量与做功效率，改善腰部伸、屈肌群的协调能力，从而有利于恢复腰椎间盘突出症患者腰背伸肌的生物力学性能。认为在腰椎间盘突出症的临床治疗上，手法要以"调骨""理筋"相结合，在松解腰背肌群的基础上，调整脊柱及其相关组织结构，恢复腰部"经筋"主"束骨、滑利关节"的功能。并提出"筋骨失衡，以筋为先"学术思想，主张治疗腰椎间盘突出症"先治筋，后调骨"。

二、推拿镇痛机制

推拿对各种疼痛都有良好的镇痛作用，特别是治疗肌肉骨骼系统慢性疼痛应用最多。动物实验显示，以神经痛大鼠为治疗对象，单次推拿可降低光热测痛法所测得的痛敏分数，多次推拿下降值更为明显，说明推拿有即刻镇痛效应，且其镇痛效果可以累积。

推拿镇痛的机制目前认为应该包括推拿在外周、脊髓、脊髓上中枢及皮层等不同组织对疼痛的调节作用。

（一）肌肉骨骼系统软组织损伤疼痛的基础研究

肌肉骨骼系统软组织损伤性疼痛主要指肌肉骨骼系统不同软组织如肌肉、筋膜、肌腱、韧带、关节囊、关节面、骨膜及相关神经、血管等的损伤性疼痛。目前普遍认为，肌肉骨骼系统软组织损伤性疼痛的局部病理变化为创伤性无菌性炎症。局部组织急性损伤多出现组织水肿、充血、渗出，缓激肽、P物质等各种致痛物质对感觉神经的刺激产生疼痛。血管及自主神经功能紊乱会导致软组织本身的供血不足，产生新陈代谢障碍及营养障碍，加重病情。肌肉骨骼软组织急性损伤及疼痛多可很快恢复，而急性损伤后遗或反复、累积性损伤、劳损多引发软组织的慢性疼痛。关节发育结构缺陷或体位姿势不良、退行性变所产生的关节生物力学失衡，使关节囊、周围韧带、肌肉慢性损伤及周围相关肌肉的代偿反应，可引起广泛的软组织损伤性疼痛。

通常认为肌肉骨骼系统软组织损伤属于局部疼痛，多因肌肉伤害性感受器兴奋而引起，故称肌源性肌肉痛，以与支配肌肉的神经损伤所引起的神经源性肌肉痛或中枢神经改变介导的肌肉痛相区别。

目前肌源性肌肉痛多指肌筋膜痛，广义是指各种软组织来源的区域性肌肉痛；特殊意义是指肌腹内扳机点（非瘢痕、韧带、骨膜扳机点）引起的区域性肌肉痛。肌筋膜扳机点又称"激痛点"，是指在骨骼肌纤维中可触及的紧张性索条上，高度局限和易激惹的点。临床上按压扳机点时可诱发出局部疼痛和/或牵涉痛，这种疼痛与患者主诉的疼痛感受相似，按压亦可加重已存在的疼痛；快速按压扳机点或以针刺入时可诱导出局部肌肉颤搐反应；索条及周围相关的肌肉紧张性增高；由于疼痛，存在于肌筋膜扳机点附近的肌肉可能变得无力，但并没有明显的萎缩；存在肌筋膜扳机点的患者可伴有自主神经现象，包括血管收缩、竖毛反应、出汗、寒冷、过度分泌等现象。

肌肉骨骼系统软组织损伤疾病中，临床常见对周围神经的嵌压。骨性解剖位置变化或软组织性张力增高，会造成对相关周围神经根或神经干的卡压刺激，而出现疼痛综合征。研究认为其实际已属于神经源性肌肉痛，常表现为神经支配区域的放射痛。

纤维肌痛与肌筋膜痛不同，它是一种疼痛敏感性升高的慢性状态，主要特征是弥漫性全身疼痛和软组织多个解剖位点触压痛，疼痛和压痛检测点大多位于肌肉组织。常见伴发特征为乏力、注意力不集中、姓名记忆困难、无效睡眠、晨僵，有些还伴发肠易激综合征、雷诺现象、头痛、主观性肿胀、非皮肤性感觉异常、精神紧张和明显功能障碍。有人认为纤维肌痛是肌筋膜痛的泛发，但主要是由于中枢神经系统对一般性伤害感受的神经感觉放大所致，而非特异地来自肌肉病变。

研究认为，肌肉骨骼系统软组织慢性疼痛已是一种病理状态，在肌肉疼痛感受通路上已发生了各种病理变化。局部肌肉疼痛由局部肌肉伤害性感受器（传入纤维的游离神经末梢）兴奋所引发，经脊神经节或背根神经节的感觉神经元传入脊髓或脑干，再传入丘脑和中央后回皮质对痛觉进行辨别。因此，产生慢性肌肉疼痛的机制除了局部肌肉组织的损伤引发的病理变化外，可能还存在伤害感受器慢性致敏、神经末梢分布密度改变、神经可塑性致突触功能形态的改变、抗伤害感受系统紊乱及患者存在身心疾病。肌肉骨骼软组织疼痛可能与肌肉局部病理变化、肌肉疼痛感觉神经、肌肉疼痛传导通路及辨别中枢、支配肌肉运动的各级中枢都存在密切联系。手法可对疼痛产生的不同层次结构产生调节作用，达到良好的镇痛效果。

（二）外周水平调节机制

疼痛局部的病理变化为炎症，5-羟色胺、K离子、组胺、缓激肽等炎症因子刺激游离神经末梢而产生疼痛信号。多项实验证实，疼痛患者外周血中上述介质明显升高，而推拿揉法、点穴、牵引等可使炎症介质含量降低，从而实现镇痛。推拿手法可使外周血液中的去甲肾上腺素（NE）、多巴胺（DA）含量下降，其缩血管作用减弱可致局部血液循环加强，减少致痛物质堆积，并可加快致痛物质的分解和清除。

有研究表明：内源性阿片肽是针灸推拿镇痛的重要物质基础，而亮脑啡肽（LEK）在治疗后血中含量会相应的增加，从而起到了重要的内源性镇痛作用。同时，LEK又可作用于感觉神经末梢的脑啡肽受体，从而抑制感觉神经末梢释放致痛物质而发挥产生镇痛作用。此外，还有研究表明，前列腺素E_2（PGE_2）是退变的椎间盘炎症介质中的重要成分，其大量的释放可以刺激相应的椎间盘周围组织，使得周围血管扩张、增加了渗出、加速了炎症的发展。其还可以提高组织对致痛因子的敏感性，从而激起痛觉的过敏状态，增强和延长致痛因子对感觉神经末梢的致痛作用。有学者发现，推拿能够显著改善脊神经根炎症局部组织 PGE_2 的含量。腹诊推拿治疗腰椎间盘突出症能够显著降低血清 PGE_2 的水平，提高镇痛效果。因此，推拿的局部镇痛机制可能与镇痛递质亮氨酸脑啡肽（LEK）释放的增多以及与致痛物质 PGE_2 和组胺的降低相关。

腺苷是一种由腺嘌呤和戊糖相结合而形成的重要的抑制性神经调节递质，广泛存在于全身各处组织中并对外周具有多种调节作用，可以提高痛阈。国外有研究发现，在针刺实验过程中有腺苷被释放并且发挥局部镇痛作用，郭朝卿等在研究中发现，腺苷在推拿局部镇痛中发挥着重大作用，疼痛模型大鼠造模后局部腺苷浓度降低，痛阈值降低，而经过推拿手法治疗后，疼痛大鼠痛阈值升高，而局部组织的腺苷浓度也升高，认为腺苷在局部起到了镇痛的作用，从而推测腺苷释放可能是推拿局部镇痛的机制之一。

（三）脊髓水平调节机制

脊髓后角是疼痛传入最重要的整合中枢，也是推拿镇痛的重要环节。脊髓对痛觉的调制遵循闸门控制学说，伤害性刺激信号是否由背角投射神经元（T细胞）投射到上层感觉中枢，取决于脊髓后角胶状区抑制性中间神经元（SG细胞）的调节。外周伤害性刺激主要由较细的C类无髓神经纤维传入，激活T细胞而将疼痛上传；但脊髓后角同时接受诸如轻揉皮肤、轻揉肌肉所产生的刺激，这类刺激所兴奋的是较粗的A类有髓神经纤维，其传入冲动可兴奋SG细胞，从而对T细胞活动产生抑制，减缓疼痛的上传。目前认为推拿所产生的非伤害性刺激，正是兴奋了A类传入纤维，通过兴奋SG细胞去抑制T细胞，抑制了疼痛经脊髓水平的上传，从而达到镇痛的效果。推拿所产生的良性刺激与伤害性刺激在脊髓水平的交汇及影响，是推拿镇痛的主要机制之一。

（四）调节脊髓上中枢水平机制

伤害性感受器的传入冲动，在脊髓背角神经元初步整合后，由脊髓白质的腹外侧束、背外侧束和背柱传递到丘脑进行加工，伤害性信号最后到达大脑皮层产生痛觉；同时痛觉信号在脊髓内可传递到脑干网状结构、丘脑内侧部、边缘系统，产生复杂的情绪感觉。而推拿信号也沿这一通路传递，两者在脊髓以上水平相互影响，可使疼痛信号减弱或消失，从而产生镇痛效果。

中脑导水管周围灰质（PAG）是脑内一个重要的镇痛结构，有研究观测PAG灌流液中 β-内啡肽、多巴胺（DA）水平，认为轻重不同推拿手法的镇痛机制不同。轻重推拿手法皆能提高家兔痛阈，但轻手法镇痛时，PAG灌流液中 β-内啡肽含量升高，提示阿片样强镇痛肽类物质 β-内啡肽参与了轻手法推拿镇痛。而重手法镇痛时 β-内啡肽含量未升高，其镇痛机制可能不同于轻手法。PAG灌流液中未测出5-羟色胺（5-HT），提示推拿镇痛未通过5-HT途径。但轻重手法镇痛时，去甲肾上腺素（NE）、多巴胺（DA）及其代谢物质含量都有下降，提示降低PAG中的DA释放可能是推拿镇痛的途径之一。

不可否认的是，推拿通过影响边缘系统对情绪的调节，对镇痛也很有帮助。

近年来，功能磁共振成像（fMRI）技术为推拿在中枢机制的研究搭建了良好的平台，认为推拿时可引发脑区中镇痛、愉悦回路的改变，并影响疼痛传递通路的某些环节。现代的医学理论认为，机体的各种功能均可受控于相应的脑区。目前推拿时所引起常见脑区变化主要集中在前扣带回、杏仁核、伏隔核、下丘脑、中脑导水管周围灰质（PAG）等功能区。这些脑区和缓解疼痛、产生愉悦、调节人的情绪密切相关。有研究表明：当脑功能区受到刺激时，局部脑血流量和耗氧量能够相应增加、活动亦可相对增强，按揉腧穴可兴奋某些脑区并抑制某些脑区，如对慢性疼痛患者进行推拿能同时兴奋属于愉悦回路的伏隔核、下丘脑、杏仁核，抑制属于疼痛回路的前扣带回区，说明推拿的镇痛效应与愉悦作用可能密切相关。有学者通过按揉正常人左侧委中穴后观察到脑内愉悦回路核团（双侧杏仁核、双侧下丘脑和右侧伏隔核）的信号明显升高，其愉悦效应可能是人们在推拿后舒适的原因或是推拿作用的部分中枢机制。有学者运用fMRI技术分析摩腹法治疗便秘型肠易激综合征（IBS）的白兔模型，发现脑区激活部位在丘脑、扣带前回、脑岛皮质，摩腹组激活脑区与模型组比较激活像素和激活强度显著降低，表明推拿可有效调控IBS家兔内脏敏感化中枢从而治疗便秘。也有学者认为中枢易化作用、中枢性疼痛耐受和抑制疼痛传递作用及其对脑相关功能活动的影响等几方面是今后推拿镇痛领域的研究方向。

三、推拿对神经系统的作用及机制

推拿对神经系统具有一定的调节作用，其作用机理非常复杂，可能影响中枢神经、外周神经等不同层次。

（一）推拿对中枢神经系统的作用机制

推拿可能影响中枢神经系统的兴奋与抑制过程。有研究以焦虑自评量表和汉密顿焦虑症量表评价腹部推拿对广泛性焦虑症患者的影响，结果显示治疗前后具有显著性差异，研究认为腹部推拿对广泛性焦虑症患者的躯体症状和情绪具有改善作用，其主要作用机理可能是降低血浆内5-羟色胺的含量。有研究报道，应用脑功能磁共振成像技术发现，按揉正常人委中穴可使脑内愉悦回路双侧杏仁核、双侧下丘脑和右侧伏隔核的信号明显升高，故认为按揉委中穴可兴奋脑内愉悦回路核团，推拿对中枢神经可产生兴奋或抑制作用。

一般认为，不同的推拿手法对神经系统的作用不同。如叩击类手法可起兴奋作用，而表面抚摸手法则起抑制作用。从神经生理学观点来看，轻缓的刺激可兴奋周围神经而抑制中枢神经；重而快的刺激可兴奋中枢神经而抑制周围神经。如以较强的手法刺激健康人的合谷穴和足三里穴后，会出现脑电图中 α 波增强，说明推拿强刺激合谷、足三里能引起大脑皮层的抑制，有较好的镇静作用，可解除大脑紧张和疲劳状态。临床上，轻缓手法可在局部产生轻松舒适之感，并使中枢及交感神经兴奋性降低，达到放松肌肉、缓解胃肠痉挛及镇静效果；而重手法则可引发局部酸麻胀痛，并可使中枢及交感神经兴奋增强，出现肌肉紧张、呼吸心跳加快。

推拿可能影响神经递质水平。有研究发现，推拿对紧张性头痛有良好疗效，同时患者静脉血浆内皮素、5-羟色胺含量明显下降，提示推拿可能通过对两者的影响，达到改善头痛的临床效果。推拿可能通过影响中枢神经系统环核苷酸而对中枢产生作用。有实验运用放射分析法测定推拿前后脑脊液中神经递质第二信使cAMP（环磷酸腺苷）和cGMP（环磷酸鸟苷）的变化，结果发现推拿可升高cGMP，并降低cAMP/cGMP的比值，认为这可能是推拿影响中枢神经的途径之一。

推拿可改善脑部供血。有研究发现，对健康人实施推拿后脑血流图指标有明显变化；对脑动脉硬化患者的脑电阻图也有明显影响，其波幅增加，流入时间缩短，提示推拿可改善脑动脉搏动性供血。改善颈椎病患者椎动脉供血已有众多研究报道，颈部推拿可能通过改善脑供血而促进脑部功能。

推拿可改善脑卒中偏瘫运动功能。有研究认为，推拿可干预肌肉生物共振频率，进而影响外周神经元节律性运动促使肌肉功能重建，修正异常运动模式促进肌群间的相互平衡和协调，提高肌肉耐力和活动的精确性，从而可以改善脑卒中偏瘫患者肢体运动功能和步行能力。

（二）推拿对周围神经系统的作用机制

周围神经系统是推拿手法最常用的作用对象之一。推拿手法可刺激或调节周围神经的神经根、神经干及其分支，从而对周围神经及神经所支配的肌肉、血管产生调节作用，推拿治疗神经根型颈椎病与腰椎间盘突出症最具代表性。

临床最常用的沿神经干的按压、点拨手法，可提高机体痛阈，从而起到明显的镇痛效果。同时推拿对周围神经损伤具有修复作用，可明显改善其肌肉力量。肌电图能较为准确地反映神经肌肉的兴奋性，临床发现采用骨盆牵引法、脊柱旋转法、伸腿压腰法等推拿正骨手法后，能使腰椎间盘病变患者腓肠肌内、外侧头最大收缩时的电位峰值明显升高。有研究观察了腰椎间盘突出症相关肌群的电生理特征，认为腰椎间盘突出症的突出物对神经根所产生的机械压迫及造成的神经根炎症，会使相应脊神经出现损伤，并出现该节段神经支配的相应肌群的肌电图的变化。病变神经根支配的椎旁肌及肢体肌均可出现失神经电位，轻度的神经根病变可不出现失神经电位，而出现多相电位明显增多。如伴有足下垂的患者，肌电图检查在松弛时有纤颤电位，最大收缩时呈单纯相的部分失神经损害。推拿前后肌电图变化提示，推拿可使失神经支配肌肉的运动单位数量增多，其中腓肠肌内、外侧头和腓骨长肌具有显著差异。动物实验也显示，推拿对周围神经损伤有良好作用，神经干运动电位波幅增高，运动神经传导速度增快，同时萎缩肌肉有所恢复。

有研究发现，推拿治疗可以有效地促进坐骨神经损伤的感觉及运动功能的恢复，主要是通过调控轴突生长抑制因子，促进神经元细胞骨架蛋白的合成，从而起到保护神经元，促进受损神经再生修复。推拿治疗影响NGF及其受体的表达含量，进而影响NCF对受体的选择，是推拿治疗周围神经损伤的起效机理之一。

（三）脊柱推拿对内脏神经的调节机制

目前研究认为，推拿整脊治疗脊柱相关病症的机理与改善内脏神经功能有关。脊柱结构和运动状态的变化会机械性压迫或刺激内脏感觉、运动神经及其营养血管的生理功能，从而引发内脏器官的功能变化；同时，脊柱结构和运动状态的变化，一方面使躯体组织紧张性增加，另一方面也会通过中枢神经系统的参与，反射性地影响到从损伤或邻近部位发出的自主神经的功能，进而影响到所支配的组织器官的功能。因此，脊柱颈段手法可用于治疗眩晕、高血压、头痛、失眠、心悸、胸闷。推拿手法可以有效地治疗和改善因颈椎和周围组织损伤病变造成的颈部肌肉的营养代谢失调、肌肉痉挛、组织粘连，纠正颈椎小关节错位以及促进颈部的炎症及水肿的吸收。当颈椎和周围组织病变得到有效的治疗和改善后，颈椎及周围组织对颈交感神经干及交感神经节的直接压迫或间接刺激能够有效地得到降低或消除，交感神经在没有病理刺激的情况下，兴奋性降低至正常水平。如推拿治疗交感神经型颈椎病所致高血压，主要是通过推拿干预使交感神经调节系统恢复对血压的正常调节，进而改善或消除因颈椎病导致的高血压。

脊柱胸段手法可对心脏、胃、肠、胆囊等器官产生作用。支配心脏的交感神经，其低级中枢在T_1–T_5脊髓侧索细胞柱，由此发出的交感神经节前纤维上行到颈部，在颈上、中、下神经节内换神经元后发出交感神经节后纤维，组成心上、心中、心下神经到达心脏神经丛支配心脏。因此，颈胸椎小关节错位均可引起心律失常。胸椎1、2、3节小关节紊乱易引发窦性心动过速，胸4、5小关节紊乱易引发房性、室性早搏，其中尤以第4胸椎小关节紊乱引发心血管症状最为多见。临床上采用推拿整复手法治疗胸椎小关节紊乱引起的心率失常，取得较好的临床疗效。

脊柱腰段手法可对泌尿生殖功能产生影响。肌肉骨骼系统疼痛综合征的发生、发展，也不同程度地与躯体–自主神经反射活动异常有关。肌肉劳损引发局部相关交感神经功能的减退，出现微血管收缩痉挛、局部冷痛，而推拿治疗可使局部血管舒张、皮肤温度升高。

四、推拿对循环系统的作用及机制

对循环系统的作用是推拿的优势之一。推拿对心脏、动静脉及毛细血管、淋巴系统和血液等都有较好的作用。推拿治疗可扩张血管，增强血液循环，改善心肌供氧，加强心脏功能，对心律、脉搏、体温、血压等产生一系列的调节作用。

（一）推拿对心脏的调节作用及机制

推拿手法对心率、心律、心功能都有调节作用。推拿通过对胸廓按压及穴位刺激能改善心肌供氧，调节心脏节律，加强心脏功能，减轻心脏负荷，从而较好地保护心脏。推拿对冠心病患者临床症状及心电图影响的报道较多。有研究认为，推拿可明显改善患者的临床症状，在一定程度上改善冠状动脉血流量及电生理效应，从而引起心电图ST段、T波的相应改变，甚至恢复心电图的正常状态。同时，推拿也可使冠心病患者的心律整齐化，房性早搏消失。研究还证实，推拿可使冠心病患者心率减慢、左心室收缩力增强，舒张期延长，使心脏负荷减轻、氧耗减少、冠状动脉灌注量增加，从而改善心肌缺血、缺氧状态，缓解心绞痛。对于心绞痛的治疗，按压类手法不同刺激量手法施术于灵台、神道穴，患者心电图可明显改善，改善率可达33.30%。点揉或按揉心俞、肺俞、内关、足三里穴可以治疗心肌炎后遗症，缓解胸闷、心慌等症状。点按阳池穴能治疗房室传导不完全性阻滞而引起的心动过缓。

对颈动脉窦的刺激可减缓心率，推拿颈侧部即推桥弓可刺激颈动脉压力感受器，反射性增加迷走神经张力，降低心率甚至血压。有实验以成年健康男性为实验对象，对受试者颈部进行推拿操作，主要是触压双侧颈椎横突（C_{2-5}水平）、左右旋转和扳法，观察推拿前后心率和心率变异性的改变。心电图显示推拿后心率显著降低（R-R间期延长），心率变异性分析显示自主神经系统紧张性改变，迷走神经和交感神经张力皆有提高，但以迷走神经兴奋为主。可见颈部推拿同时刺激了迷走神经和交感神经，但主要刺激部位仍可能是颈动脉窦。

颈、胸椎脊椎关节错位可出现类似冠心病、心率失常的症状体征。通过对大量的冠心病及可疑冠心病、或心率失常患者的检查结果显示，均不同程度地存在颈椎和胸椎偏歪错位。其中，出现频度较高的节段有T3、T4、T5、C4、C5和C1。经脊椎调整手法治疗，结合水针和局部热疗，患者临床症状和心电图心肌缺血表现都有一定程度的改善。

颈、胸椎错位可引发窦性心动过速、心动过缓、房性早搏及传导阻滞等，其机制在于颈胸椎的交感神经的分布和其节后神经纤维对心脏的支配。颈胸椎的病变常累及脊神经后根、脊神经节、椎动脉和交感神经，从而对心脏的冠状血管舒缩产生反射性的影响。颈椎或上胸椎整复手法可以改善此类脊柱相关病症。

总之，适当的推拿手法，能够放松身体，缓解紧张，降低外周阻力，改善心脏供血，提高心肌供氧，减轻心脏负担，改善心脏功能。

（二）推拿对血压的作用及机制

推拿手法能够放松身体肌肉，缓解精神紧张，扩张周围血管，降低循环阻力，改善心脏功能，并通过对神经、血管、血流改变的调节作用，调节人体的血压。较强的推拿刺激有升压效应，但目前对血压的调节主要集中在推拿降压的临床及机制研究上。推拿可通过高血压发病机制的多个环节而实现降压作用，如推拿可通过影响中枢神经，降低交感神经张力而降低血压；可通过颈动脉窦迷走神经反射而降低血压；可通过放松肌肉，改善血管顺应性，扩张周围血管，降低外周总阻力而降低血压。

心阻抗图研究发现，推拿治疗后高血压患者的收缩压、舒张压、平均动脉压均有明显下降，且外周总阻力下降，血管顺应性改善，心搏出量增加，心肌耗氧量减少。说明推拿降压是通过对心脏及外周血管两方面实现的。施行大面积的推拿手法治疗可使外周血管扩张，降低血流阻力，降低血压，同时降低大动脉压力，减轻心脏负担。脑血流图研究还发现，推拿能提高搏动性脑血管血液供应，降低脑血管紧张度，提高脑血管弹性。

有临床研究显示，降压药加推拿组的降压效果与单纯降压药组相比，其差异有统计学意义，说明了推拿降压的有效性。同时，测试两组患者血浆一氧化氮水平，红细胞钠泵及钙泵活性变化。结果发现两组血浆一氧化氮水平降低，钠泵活性升高，两者皆有统计学差异，而钙泵活性差异无统计学意义，提示推拿可通过改善内皮细胞功能，增加血浆一氧化氮合成与释放，改善血管舒张功能而降低血压。

有研究者在治疗伴有血压增高的颈椎病患者过程中，发现随着颈椎病的好转及临床治愈，血压有不同程度的下降，故认为高血压病中有一部分是由颈椎病变引起的，提出"颈性高血压"的概念。调查高血压病114例中有颈椎病症状及体征者92例，采用颈椎旋转复位手法治疗，降压有效率为57.6%。在动物实验中，牵拉刺激家兔的颈前神经节可引起血压升高，从而推测颈椎病患者的颈椎轻度移位、肌痉挛、无菌性炎症等局部改变可刺激颈交感神经节，影响心血管运动中枢或产生上肢血管机能紊乱而造成中枢性或外周性血压异常。颈部手法推拿可纠正颈椎的轻度移位，解除局部的肌痉挛，从而缓解对颈交感神经节的病理性刺激，使心血管活动恢复正常，血压下降。

（三）按动脉法的机制研究

按动脉法是推拿的常用手法，是选择体表明显动脉搏动处，如腋动脉、肱动脉、腹主动脉、股动脉、腘动脉，按压1分钟左右后放开，在动脉按压处下游产生先凉麻后温热的自我感觉。

推拿这种对动脉按压与放开的交替作用可改变动脉血液的流体状态。按动脉时，操作者手下有动脉搏动感，动脉血流在局部被短暂阻断。有研究按压天府穴处肱动脉，以多导生理仪测定肢端体表温度、肢端血氧含量，并以可视化模拟量表测量肢端自觉温度，结果发现按动脉法对健康受试者的指端温度、血氧、自觉温度都有一定的影响，表现为先降后升。按动脉法先使动脉血液流动受阻，后骤然流动使血流旺盛，可有效治疗局部的血管痉挛及神经病变。另外，沿静脉方向的推摩，或由肢体远端向近端的推拿操作有利于静脉血和淋巴液的回流。

（四）推拿对血液流变学的影响

推拿手法有节律的机械刺激，可提高血液流速，改变血液流变学。临床通过对健康人以及颈椎病、脑动脉硬化、手外伤等患者推拿前后甲皱微循环变化的观察，发现推拿能显著改善管襻数量减少、管襻轮廓不清、血色暗红、襻顶淤血、血流减慢等异常的微循环状态。有报道推拿能使动脉硬化和缺血性中风患者全血黏度、血浆黏度、红细胞聚积指数、红细胞压积等不同程度的降低，提示推拿能明显改善血液的稠、黏、凝、聚状态，具有"活血化瘀、祛瘀生新"的作用。

推拿产生的体表外力，经过皮肤和组织传递到血管壁，会形成微血管的局部狭窄。有学者从血液动力学的角度，建立了具有运动狭窄的黏弹性管内脉动血流模型，以模拟㨰法推拿作用下血管中的流量和切应力的变化情况。研究认为㨰法的作用不仅使血管所形成的局部狭窄幅度发生变化，而且使得狭窄沿血管轴向运动；管壁切应力的平均值和峰值随推拿作用而显著增加。这些力学变化将会对血管内皮细胞、平滑肌细胞产生影响，带来相应的生理变化。另有学者用晶格玻尔兹曼方法建立正弦式的滚法推拿模型，通过分析推拿对动脉血管中血液流的流量影响以及推拿时血管中血液流的流线影响，认为当推拿周期性变化时，其血管内的流线图也随之发生周期性变化，产生的流场有利于扰乱聚集的细胞，推动其向前运动。这种血液动力学变化可能是推拿活血化瘀、疏通经脉的机制之一。

一般认为，推拿手法可使局部毛细血管扩张，增加局部血流量，改善局部组织的供血和营养。在损伤部位实施推拿治疗，可促进局部小血管形成，促进病变组织血管网的重建。在推拿的作用下，血液循环反射性地增强。推拿对血液循环的影响首先表现为毛细血管的变化，毛细血管壁上存有接受机械刺激、温热刺激、化学刺激的感受装置。现在认为毛细血管系统是血管系统的反射源，加于毛细血管的刺激可引起全部血管系统的变化。实验发现，在推拿作用下，肌肉断面1平方毫米中的毛细血管数由推拿前的31个增至1400个。由于毛细血管扩张并增多，以致血行良好，血流量增加，加强了组织的氧气交换，有助于组织营养的改善及代谢产物的排除。因为皮肤中的毛细血管可容纳全身血液量的1/3，故通过推拿作用可影响机体血液的再分配。又因为手法对躯体外表的压力和手法操作时产生的摩擦力，可大量地消耗和去除血管壁上的脂类物质，对恢复血管壁的弹性、改善管道的通畅性能及避免血管硬化具有一定意义。

（五）推拿对椎动脉的影响及机制

椎动脉型颈椎病为推拿临床的常见疾病，从肌肉骨骼系统软组织损伤角度来看，通常认为推拿可以缓解椎动脉受压程度，使椎动脉痉挛得到缓解，故可见椎动脉血流图有不同程度的波幅升高，说明推拿可改善椎动脉供血。

近年来交感神经因素在椎动脉型颈椎病发病中的地位日益受到重视，缩血管活性肽类物质可能是椎动脉型颈椎病发病中重要的神经-体液因素。有学者对正常人以及椎动脉型颈椎病患者手法治疗前后的神经肽（NPY）、内皮素（ET）、降钙素基因相关肽（CGRP）、心钠素（ANP）等缩血管肽类物质的变化情况进行了研究，结果发现推拿治疗前患者血浆NPY、ET、ANP明显高于正常组，CGRP含量低于正常组；治疗后患者血浆NPY、ET、ANP含量降低，CGRP的含量升高，与治疗前比较差异具有显著性。说明椎动脉型颈椎病患者多伴有交感神经活性增高，推拿除可减缓对椎动脉的机械刺激、压迫外，还可通过交感神经途径对椎动脉功能产生调节作用。

（六）推拿对血液成分的作用

推拿可引起人体血液成分含量的变化。如慢性软组织疼痛患者，推拿前血清中内啡肽含量较正常人低，推拿后含量升高，疼痛也明显缓解。说明推拿治疗慢性软组织疼痛与提高血清中内啡肽的含量有关。

在人体的血液中，有致痛物质，也有镇痛物质，同一种物质在中枢可起到镇痛作用，在外周却可起到致痛作用。如单胺类物质之一的五羟色胺（5-HT）、去甲肾上腺素（NE）等。当交感神经兴奋时，释放到血液中的NE就会增多。软组织受损疼痛时，血中5-HT的含量升高，人的精神处于紧张状态，交感神经兴奋，释放到血中NE的含量同时也增高，经过推拿牵引治疗，疼痛减轻，人处于安静状态，其血中5-HT、NE等会明显降低，其他单胺类物质的含量都发生了相应的变化，说明推拿对血浆单胺类物质有影响。

任何生物体在受到损伤刺激时，必将会产生"应激反应"。交感-肾上腺系统的变化是"应激反应"的重要组成部分。研究表明，损伤前后NE、肾上腺素（A）的含量均有较明显的变化。说明机体交感神经介质和肾上腺髓质激素的分泌和释放因组织损伤而明显增加。尽管机体出现了对抗损伤的反应，使NE、A的含量都有所回降，但这种自身修复能力是有限的。而及时采用推拿治疗软组织急性损伤不仅能使疼痛、肿胀减轻，而且还可使血中NE、A的含量发生明显下降。

另外，软组织损伤后还可引起中枢和外周组胺含量的异常改变。中枢组胺含量的升高，可使抑制作用和镇痛作用加强，外周组胺含量下降，不但其致痛作用减弱，而且有利于受损组织所产生的异常活性物质的运转、降解及其促炎作用减弱，抑炎作用加强，这一切均有助于受损组织的修复。

五、推拿对呼吸系统的作用及机制

推拿对呼吸系统功能的调节最常见的是通过调节肋椎关节，使呼吸自如，从而改善肺通气功能。也有研究报道推拿能提高正常人体肺活量，推拿前后健康男性肺活量有统计学差异，推拿组肺活量也强于对照组。针对慢性阻塞性肺疾病，对照组推拿治疗后第1秒用力呼出量、用力肺活量、6分钟步行实验较治疗前都有明显升高，提示对于缓解期慢性阻塞性肺疾病，推拿治疗可改善肺功能、减轻呼吸困难，增强运动耐力。

小儿推拿手法可以改善急性期哮喘大气道肺功能。有临床试验显示，推拿后咳喘患儿的免疫球蛋白IgA含量明显升高，提高了呼吸系统的免疫状态，减少了呼吸道感染的反复发作。苗医推拿治疗缓解期哮喘儿童，可升高其血清IFN-γ水平，同时降低IL-4及IL-17水平，并抑制HAT活性，同时增强HDAC活性。推拿对小儿哮喘慢性缓解期中性粒细胞、肥大细胞、巨噬细胞TLR1、TLR2、TLR4表达的研究提示，小儿推拿手法可以通过上调中性粒细胞、肥大细胞、巨噬细胞TLR1、TLR2、TLR4表达来改善小儿哮喘的临床症状。同时小儿推拿手法可以通过降低血清中IL-17、IL-33、IL-6水平，来改善小儿哮喘的临床症状。小儿推拿在小儿哮喘慢性持续期的临床疗效和对外周血组胺及受体和白三烯表达水平的影响揭示，小儿推拿可有效降低外周血组胺、LTC_4、LTD_4及LTE_4水平，纠正H_1R/H_2R平衡，通过上调巨噬细胞TLR_1、TLR_2和TLR_4的表达水平，改善小儿哮喘的临床症状。小儿推拿在小儿哮喘不同时期对NO及H_2S水平变化的影响表明，急性期治疗后血清NO及呼出气NO水平有下降，但是差异无统计意义（$P > 0.05$）；慢性持续期及缓解期治疗后血清NO及呼出气NO水平有显著下降，差异有统计学意义（$P < 0.05$）。血H_2S水平急性发作期组显著低于慢性持续期组，慢性持续期组低于缓解期组，差异均有统计学意义（$P < 0.01$）。NO水平及H_2S水平与儿童支气管哮喘的炎症程度密切相关，小儿推拿能有效缓解小儿哮喘症状及降低血清NO及呼出气NO水平，提升血清H_2S水平。

六、推拿对消化系统的作用及机制

推拿对消化系统有直接作用和间接作用两个方面。

直接作用，是指手法的直接作用力，可促使胃肠管腔发生形态改变和运动，促使其内容物的运动和变化，即促使胃肠蠕动速度的加快和力量的加大，从而加快或延缓胃肠内容物的运动排泄过程。

间接作用，是指手法的良性刺激，通过神经、经络的传导反射作用，可增强胃肠的蠕动和消化液的分泌，促进对食物的消化吸收过程，加强消化系统的功能。

（一）对胃肠蠕动的作用机制

推拿的直接作用和间接作用，都可刺激到胃肠，使平滑肌的张力、弹力和收缩能力增强，促进胃肠蠕动。

推拿手法直接刺激穴位，可增强胃壁的收缩能力，如推拿中脘、脾俞、胃俞等穴位治疗胃下垂患者，经钡餐检查，大部分轻、中度患者胃下垂程度均有明显改善，有的甚至恢复正常。例如恽氏观察110例幽门痉挛的患者经点压按摩中脘后，X线透视下可见全部病例胃蠕动加强；金氏用推拿治疗慢性胃炎30例，发现推拿可使胃蠕动次数增加，使排空加速；如持续用力按压中脘穴，可引起胃壁蠕动加快，甚至痉挛而出现恶心呕吐；直接刺激腹部，可增强肠蠕动，如持续用力按压气海穴，可引起肠蠕动加快，甚至引起肠痉挛，并使肠中气体和粪便迅速排出体外。

同时，有的实验还证明，推拿对胃蠕动有双向调节作用，即原来表现胃蠕动次数多的可以减少，使排空延长；原来表现胃蠕动次数少的能增加，使排空加速。马氏、钱氏等对28例健康人"足三里"穴推拿前后的体表胃电图进行观察，结果发现推拿"足三里"穴对胃体及胃窦的胃电波幅起到了双向调节作用，同时推拿所起的作用与胃的功能状态有关，穴位有相对的特异性，例如推脾经有明显的促进胃运动作用，而逆运内八卦，对胃运动的调节作用，往往是双向的，即胃肠蠕动处于亢进状态时（如胃肠痉挛），推拿可使其转入抑制状态（即缓解其痉挛）；而当胃肠蠕动处于缓慢抑制状态时，推拿则可使其蠕动增强。

（二）对胃肠分泌吸收功能的作用机制

推拿手法的刺激信号，通过植物神经的反射作用，使支配内脏器官的神经兴奋，促使胃肠消化液的分泌；同时推拿手法能改善胃肠血液淋巴的循环，加强胃肠吸收功能。例如对于2~6岁的脾虚泄泻患者，采用补脾经、补大肠、推三关、推上七节骨、按揉足三里和捏脊等手法治疗，6周后对尿中木糖排泄率的检测结果显示，手法治疗可使异常降低的木糖排泄率显著升高，与治疗前比较升高了4.34%。并且，与临床症状改善呈明显的相关性。同时推补脾经后，胃液酸度有明显增加，而胃液分泌量的变化则不明显。运用推拿手法治疗疳积患儿，其尿淀粉酶由治疗前的47.0±32.00 ū 提高到治疗后的57+41 ū，捏脊疗法可以提高对蛋白质、淀粉的消化能力，增加小肠吸收功能，促进食欲，增强脾胃功能，对小儿疳积有很好的治疗作用。采用捏脊的推拿方法对于因消化吸收功能障碍所导致的小儿营养不良症具有良好的治疗作用，还可显著降低疳积症患儿异常升高的促胃液素水平，亦能有效提高患儿业已降低的木糖排泄率。

（三）对胆汁排泄的影响

有人以140次/分的频率按揉双侧胆囊穴各5分钟，超声波检查结果显示可使胆囊体积明显缩小，胆囊收缩率提高48.7%。由此可知，推拿可促进胆汁排泄，降低胆囊张力；抑制胆囊平滑肌痉挛，从而取得缓解胆绞痛的作用。

另外，推拿还具有抗溃疡作用。有人通过对大鼠实验性胃溃疡病症的观察发现，推拿后可使胃溃疡面积、出血点、红细胞计数的平均数降低，胃液量、胃蛋白酶活性的平均数下降，说明推拿可以减少胃液分泌，抑制胃蛋白酶的活性，发挥抗溃疡作用。

七、推拿对泌尿系统的作用及机制

推拿对泌尿系统有一定的调节作用。有人认为推拿可调节膀胱张力和括约肌功能，对尿管拔除后括约肌无力者有良好效果，可以帮助脊髓损伤者减轻排尿困难、部分恢复排尿功能。妊娠期进行适当的推拿可以减少泌尿系感染发病率，防止因尿路感染导致的胎膜早破及早产现象的发生。对泌尿系统结石的治疗表明，输尿管镜下激光碎石术后应用特定的穴位推拿，能有效地缓解患者术后的疼痛，提高术后残余结石的排出率。小儿推拿对小儿遗尿和尿潴留也有较好疗效，推拿治疗小儿遗尿具有疗效稳定、无副作用、患儿易于接受等优点。动物实验显示，按揉半清醒状态下家兔的"膀胱俞"，可使平静状态的膀胱收缩，内压升高。

八、推拿对免疫系统的作用及机理

推拿手法作用于人体体表，是通过"神经-内分泌-免疫调节"的过程，对人体的免疫系统起到积极干预的作用，目前国内外学者针对推拿对免疫系统作用的研究主要集中在临床疗效评价和作用机制研究两个方面：

1.临床疗效评价及人体试验研究 推拿已被运用于早产儿健康状态调整、腰痛、银屑病、乳癌、类风湿等疾病的治疗，并取得了显著性的效果。如柯丹红等提出早期干预-捂触按摩疗法可提高早产儿的免疫功能，改善早产儿健康状况；Maria Hernandez-Reif等人通过对被诊断为乳癌Ⅰ、Ⅱ期的27位53岁的妇女实行推拿治疗（疗程为5周，每周3次，1次30分钟，推拿的方法为对头、臂、腿、背部进行敲击，揉压和拉伸），结果显示：推拿治疗后妇女大大减低了压力、焦虑和易怒的心情（以上的3种情感可通过减少机体的NK细胞来提高癌的发生率）。周忠光通过对寻常型银屑病患者的风池、神道、灵台、腰阳关等穴位进行推拿治疗后，发现推拿提高了机体中多巴胺、复合胺的含量和NK、淋巴细胞的数量，其体液免疫紊乱有明显改善。连宝领认为在背腰部运用走经络推穴位的保健推拿方法对背腰痛老年人的免疫功能改善有一定的促进作用。JudyM. Lovas等人通过ABAB实验设计（a single-case experimental）对两个健康女性进行阶段性的推拿（Swedish massage）后，测量推拿后与正常状态下血液中的T、B淋巴细胞等，结果显示：推拿后机体中的T、B细胞（P=0.015）含量明显升高。Diego等对HIV阳性早产儿和青年推拿后，发现患者机体中NK细胞数量有明显的增加。朱升朝发现推拿能增加儿童体液中IgA、1gM和补体C的含量，提高机体抗病能力。于娟在推拿肾俞穴治疗老年肾虚腰痛免疫机制研究中指出，患者经过在腰部双侧施以由轻到重的㨰法10分钟和按揉双侧肾俞穴后，血清中IgG、IgM和T淋巴等含量均明显升高。

2.作用机制研究 学者们认为，推拿产生作用的基础是通过对免疫细胞和免疫分子的影响来实现的，从而使机体的免疫功能得以正常发挥。如：樊云通过自制推拿治疗仪模拟中医推拿振动类手法量化刺激阳虚模型大鼠足三里、肾俞二穴，观察其对阳虚模型大鼠外周血T淋巴细胞亚群CD_4^+/CD_8^+比值及细胞因子IL-2水平变化的影响，证明了手法对免疫机能的调整作用。鳌坐塞认为通过采用按揉小鼠的背腹部可抑制小鼠实验性肿瘤的生长，提高其NK细胞的数量。

九、推拿对内分泌系统的作用及机制

推拿对人体内分泌腺及内分泌细胞有调节作用，通过其分泌的激素对机体的生理、病理产生一定的调整作用。推拿对内分泌系统的作用途径可能主要是通过神经系统来实现的。推拿刺激神经系统分布在皮肤、肌肉、关节、骨骼及内脏等处的感受器，影响中枢神经系统，通过下丘脑－垂体－靶腺轴实现对激素水平的影响。

研究表明，推拿按摩手法的适度刺激，经内侧感觉传导系统，将上行冲动传至下丘脑和边缘系统，使人体处于一种良性应激状态中，促进机体β－内啡肽及促激素，如促肾上腺皮质激素（ACTH）的合成与释放，通过下丘脑－垂体－肾上腺皮质轴，或者通过下丘脑－垂体－性腺轴和下丘脑－交感－肾上腺髓质及其他内分泌调节轴，对全身各种靶细胞的功能进行广泛的调整。由于内分泌激素的参与，使整体调整能力得到多级放大，并使神经调整反应较为快捷而时间延续较短的整体调整作用，得到内分泌调整的补充、放大和延续。

众多研究认为推拿可降低糖尿病患者血糖水平，调节胰岛功能，促进胰岛素分泌，特别是振腹可能对胰岛产生一定的作用，同时推拿可增加机体的血糖代谢。对患有围绝经期综合征妇女，推拿可影响雌激素分泌，调节植物神经功能，从而改善临床症状。

推拿可以通过内分泌影响消化吸收功能。有研究应用利血平制作家兔脾虚模型，采用捏脊疗法治疗，同时设正常组、中药四君子汤治疗组与自然恢复组作为实验对照，观察各组家兔体重和血浆胃泌素含量的变化。结果显示捏脊疗法能显著改善脾气虚家兔的脾虚症状，使其体重增加，提高脾气虚家兔低下的血浆胃泌素含量。其疗效与四君子汤治疗组相近，明显优于自然恢复组。故推拿按摩中的捏脊疗法能改善脾虚家兔胃肠的功能，其机制可能与增加脾虚家兔低下的血浆胃泌素有关。

也有研究发现，在推拿有效促进大鼠损伤的臂丛神经髓鞘和轴突修复的同时，下颌下腺神经生长因子免疫组化表达增强，提示推拿有可能通过影响神经内分泌系统而促进周围神经功能恢复。

为表明推拿按摩在创伤中的应用，有研究观察了损伤和按摩前后家兔血中皮质醇（CS）、葡萄糖（GS）、去甲肾上腺素（NA）、肾上腺素（A）和酪氨酸（Tyr）的含量。结果显示，损伤后家兔血中CS、GS、NA、A和Tyr含量均显著地升高。推拿按摩不仅可取得良好的治疗效果，还可以促进损伤家兔CS、GS、NA、A和Tyr含量的回降，证明推拿按摩有助于抑制下丘脑–垂体–肾上腺皮质和交感–肾上腺髓质系统的异常机能，还可能减少GS和Tyr的浪费。

总之，推拿的作用及机制研究涉及范围甚广，目前推拿临床及实验研究仍主要集中于肌肉骨骼系统及相关的神经、血管，肌肉骨骼系统特别是脊柱生物力学方面的研究较为深入广泛，为推拿临床提供了有益的指导。推拿可用于各系统病症的治疗，但其作用还有待临床研究的进一步证实，其机制研究有待进一步深入与系统化。相信随着科学技术的进一步发展及与推拿研究的结合，推拿的作用及机制会逐渐得到揭示，并推动推拿学科临床及理论的发展。

复习思考题

1.推拿的作用原理有哪些？
2.推拿"理筋整复、滑利关节"的作用主要表现在哪些方面？
3.现代研究揭示斜扳法有哪些作用机制？
4.推拿对中枢神经系统的作用机制主要表现在哪几方面？

第三章　推拿的治疗原则与治法

要点导航

1.**学习目的**　熟悉推拿的治疗原则、基本治法，掌握常用的推拿补泻方法，充分认识中医理论在推拿临床的指导意义。

2.**学习要点**　推拿治疗原则，推拿基本治法。

第一节　推拿治疗原则

治疗原则，又称治疗法则，即治则，是在中医学整体观念和辨证论治精神指导下制定的，对临床治疗立法、处方、用药，具有普遍指导意义。由于疾病的证候表现多种多样，病理变化极为复杂，病变过程有轻重缓急，不同的时间、地点与个体对病情变化也会产生不同的影响。因此，必须善于从复杂多变的疾病现象中，抓住病变的本质，治病求本；根据邪正斗争所产生的虚实变化，扶正祛邪；按阴阳失调的病理变化，调整阴阳；按脏腑、气血失调的病机，调整脏腑功能、调理气血关系；按发病的不同时间、地点和不同的病人，因时、因地、因人制宜。

一、治病求本

治病求本，即寻找出疾病的根本原因，并针对根本原因进行治疗。《素问·阴阳应象大论》说："治病必求于本。"这是推拿辨证论治的一个基本原则。

任何疾病的发生发展，总是通过若干症状显示出来的，而疾病的症状只是现象，并不时时反映疾病的本质，有些甚或是假象，只有透过症状表现，进行深入的综合分析，才能探求疾病的本质，从而确定相应的治疗方法。例如坐骨神经痛是推拿临床常见病证之一，但它由多种原因引起，诸如腰椎间盘突出症、梨状肌综合征、骶髂关节炎、臀肌注射位置不当、椎体转移癌等，推拿治疗时就不能简单以推拿止痛为主，而应明确诊断，找出疾病发生的真正原因。如属推拿疗法治疗的范围，则应视情况分别采取舒筋活络、消肿止痛等方法进行治疗，才能真正做到"治病求本"。

正治与反治是推拿临床中治病求本的关键。所谓正治，就是通过分析临床证候，辨明寒热虚实，而分别采用"寒者热之""热者寒之""虚则补之""实则写之""宛陈则除之"等不同治法。正治法是推拿临床最常用的治疗方法，例如漏肩风，是以肩关节疼痛和功能障碍为主要症状的常见病证，一般认为该病的发生与气血不足、外感风寒湿邪及外伤劳损有关，在辨清具体导致病情发生的原因后，就应采用补气生血、祛风除湿及疏经通络等正治方法治疗，从而改善肩关节血液循环，加快渗出物的吸收，促进病变肌腱及韧带的修复，松解粘连。

反治法也是推拿临床不可忽视的治疗方法。它是在一些复杂和严重疾病中表现出来的某些症候与病变的性质不相符合时使用的方法。常用的有"塞因塞用"、"通因通用"等法，这些方法都是顺从证候而设的，不同于一般的治疗方法，故被称为"反治"或"从治"。但其所从的症候都是假象，所以实质上还是正治，还是在治病求本的原则下，针对疾病本质施治的方法。便秘是指大便秘结不通，排便时间延长，或虽有便意但排出困难而言的病症，大多由胃肠燥热、气机郁结而引发，故推拿治疗时常采用通利的一指禅推法、掌摩法、掌揉法等手法和肠通便。但临床上有一些便秘患者，大便不畅或秘结，便后汗出、气短、或面色少华、头晕目眩、小便清长、四肢不温，如果同样采用泻下通利的推拿治法，只会起到"虚虚"之弊，而应采用与症候假象一致的治法，即健脾胃、和气血，从而达到通便的目的。同样，因伤食所致的腹泻，不仅不能用止泻的方法来治疗，反而要用消导通下的方法去其积滞而达到止泻的目的。

"治病求本"并不排斥"标本兼治"和"急则治标"，因为在复杂多变的病证中，常有标本主次的不同，因而在治疗上也就有先后缓急之分。推拿临床经常遇到一些急性痛证，如急性腰痛、牙痛、坐骨神经痛等，这些病证中，疼痛往往是处于首位的因素，而这些疼痛又都是由于不同原因引起的，但在治疗时，一般不急于治疗引起病证之"本"，而是使用相应的推拿方法先止痛，待疼痛明显减轻，再行四诊合参和综合辨证治其根本。可以看出，治标只是在应急情况下或是为治本创造必要条件时的权宜之计，而治本仍然是治病的根本之图，所以本质上仍服从"治病必求其本"。

二、扶正祛邪

疾病发生的过程，就是正气与邪气互相斗争的过程，正胜于邪则病退，邪强于正则病进。推拿治疗疾病，就是使用一系列推拿手法，扶助正气，祛除邪气，改变正邪双方的力量对比，使正气逐渐增强，邪气逐渐减弱，从而引导疾病向着有利于健康的方向转化，所以扶正祛邪也是指导推拿临床治疗的一条基本原则。

"虚则补之，实则泻之"，这一补虚泻实的原则是扶正祛邪在推拿治疗中的具体应用。扶正即是补法，一般认为采用一些顺着人体经络走向、向心、轻柔用力、速度和缓的推拿手法，适用于虚证；祛邪即是泻法，一般认为采用一些逆着人体经络走向、逆心、用力稍重、速度稍快的推拿手法，适用于实证。推拿临床运用扶正祛邪时，应细致地观察和分析正邪双方相互消长盛衰的情况，决定扶正与祛邪的先后主次，或以扶正为主，或以祛邪为主，或扶正祛邪并举，或是先扶正后祛邪，或是先祛邪后扶正。在扶正祛邪并举时还应遵从扶正而不留邪，祛邪而不伤正的原则。

三、调整阴阳

人体是一个阴阳平衡系统，当这种平衡遭到破坏时，就会发生疾病。调整阴阳，也是推拿临床治疗的基本原则之一。

阳盛时则阴病，阴盛时则阳病，人体就会分别表现出功能低下或功能亢进的症状。功能低下时应使用频率低、压力轻的推拿手法而"补其不足"；功能亢进时应使用频率高、压力重的推拿手法而"损其有余"。阴阳偏衰又常表现为阴虚、阳虚、阴阳俱虚、阴虚阳亢及阳虚阴盛，推拿时应视具体情况而采用补阴、助阳、阴阳双补、滋阴制阳和温阳制阴的方法达到调整阴阳的目的。由于阴阳是相互依存的，故在治疗阴阳偏衰的病证时，还应注意"阴中求阳""阳中求阴"，也就是在补阴时，应佐以温阳；温阳时，适当配以滋阴，从而使"阳得阴助而生化无穷，阴得阳升而泉源不竭"。

此外，由于阴阳是辨证的总纲，疾病的各种病理变化亦均可以用阴阳失调加以概括，故凡表里出入、上下升降、寒热进退、邪正虚实，以及营卫不和、气血不和等等，无不属于阴阳失调的具体表现。因此从广泛的意义来讲，诸如解表攻里、越上引下、升清降浊、寒热温清、虚实补泻，以及调和营卫、调理气血等治疗方法，亦都属于调整阴阳的范围。

四、调整脏腑功能

人体是一个有机整体，脏与脏，脏与腑，腑与腑之间在生理上是相互协调、相互促进的，在病理上则相互影响。当某一脏腑发生病变时，会影响别的脏腑功能。故在治疗脏腑病变时，不能单纯考虑一个脏腑，而应注意调整各脏腑之间的关系。如因肾虚不能纳气，肺气上逆的气喘，则应以温肾纳气为主，推拿时注重应用直擦背部督脉、横擦腰部肾俞和命门、按揉肾俞等手法；因脾虚湿聚生痰，痰湿壅肺，以致肺失宣肃的咳嗽痰多，则应以健脾燥湿为主；因肾阴虚不能滋肺，肺失津润而致干咳、口咽干燥，则应滋肾润肺。同样，其它脏腑的病变，也要根据各脏腑生理上的相互联系、病理上相互影响的道理，注意调整各脏腑之间的关系，使其功能协调，才能收到较好的治疗效果。

五、调理气血关系

气血是各脏腑及其他组织功能活动的主要物质基础，气血各有其功能，又相互为用。在生理上气能生血、行血、摄血，故称"气为血帅"。而血能为气的活动提供物质基础，血能载气，故称"血为气母"。当气血相互为用、相互促进的关系失常时，就会出现各种气血失调病证。调理气血的原则为"有余泻之，不足补之"，从而使气血关系恢复协调。如推拿通过特有的脘腹部操作以及对相应穴位的刺激，可以增进食欲、健运脾胃、补益气血。

气能生血，气旺则血生，气虚生血不足，可致血虚，或气血两虚，治疗以补气为主，兼顾补血养血，而不能单纯补血。气能行血，气虚或气滞，可致血行减慢而瘀滞不畅，是为气虚血瘀或气滞血瘀。治宜补血行血或理气活血化瘀。推拿除了善治肢体因伤筋而致的瘀血外，还可以治疗脏腑的瘀血。推拿治疗脏腑的瘀血主要通过刺激相应脏腑的经络与腧穴来实现。气机逆乱，则血行也随之逆乱，如肝气上逆，血随气逆，则常可导致昏厥或咯血，治疗则宜降气和血。气能摄血，气虚不能摄血，可导致血离经脉而出血，治宜补气摄血。

六、因时、因地、因人制宜

因时、因地、因人制宜，是指治疗疾病时要根据季节、地区以及人体的体质、年龄等不同而制定相应的治疗方法。

（一）因时制宜

因时制宜，是指根据不同的时令、季节、每天中不同时刻而采取不同的治疗措施。一年四季，有寒热温凉的变化，临床治疗疾病时，要考虑当时的气候条件。如冬季多寒，易挟湿邪，故关节痹痛常犯，推拿治疗时宜用温热手法治之；而夏季暑热，多挟湿邪，易致脾胃壅塞而发病，推拿治疗时宜用祛暑湿健脾胃手法治之。早晨治疗时手法宜轻忌重，避免导致晕厥；晚间人体为适应睡眠状态，开始调整节律，推拿治疗时则不宜采用兴奋型手法。

（二）因地制宜

因地制宜，是根据地理位置的不同，来制定适宜的治疗方法。不同的地理环境，能导致不同的群体生活习性，而生活习性的不同又能影响机体各系统的功能。如北方多冷，人们通常喜欢辛辣之品，同时人体为了适应寒冷的环境不得不进行积极主动的运动，两者可导致北方人体格壮硕，推拿治疗时手法宜深重才能起到治疗效果。而南方温暖，气候平和，饮食稍甜，人体代谢不如北方人旺盛，故体形瘦小，推拿治疗时宜用温和手法处之，否则不但延误病情，也极有可能导致损伤。

（三）因人制宜

因人制宜，是根据患者年龄、性别、体质、生活习惯等不同特点，来制定适宜的治疗措施。因人制宜在推拿临床上尤为重要，因为推拿是用外力作用在体表的，这种作用是直接的，所以应考虑到人体的差异，这些人体差异因素主要体现在年龄、性别、职业、体质、既往史、家族史等方面。对于年轻体壮者推拿时用力可稍重，对于年老体弱者和儿童用力宜轻。比如3kg的作用力对青壮年来说刺激适中，但对年老体弱患者和儿童则超出了他们的承受能力。对一些长期工作在放射线、化学试剂环境中的患者，使用推拿手法时应切忌蛮力。

第二节　推拿基本治法

推拿疗法在几千年的实践中积累了丰富的经验，在临床上始终贯串着辨证施治的思想，所以对许多疾病有显著的疗效。推拿治疗有温、补、通、泻、汗、和、散、清、吐、消十法，现将此十法分述如下。

一、温法

温法主要是温经散寒，是适用于虚寒证的一种疗法，它使用摆动、摩擦、挤压等手法，用较缓慢而柔和的节律性动作进行操作。在每一治疗部位或穴位，手法连续作用时间稍长，使患者自觉治疗部位或穴位有较深沉的温热等刺激感，有补益阳气的作用，适用于阴寒虚冷的病证。《素问·举痛论》曰："寒气客于背俞之脉……故相引而痛，按之则热气至，热气至则痛止矣。"这说明了人体在受寒时而引起的疼痛，可用按压穴位来祛寒止痛。在推拿的临床应用中，如：按、摩、揉中脘、气海、关元，擦肾俞、命门有健脾和胃、温补肾阳、扶助正气、散寒止痛等作用。又如对五更泄泻者，可按、摩中脘、关元以温中散寒；一指禅推、擦脾俞、胃俞以健运脾胃。

二、通法

通法是推拿中最常使用的一种治法，主要是疏经通络，适用于经络气血不通之证。推拿是以经络学说为治疗的理论基础。经络遍布全身，是人体气、血、津液运行的主要通道，是联系全身上下内外的主要网络，也是外邪入侵、进入脏腑的途径之一。经络发生病变的主要机制是经络阻滞、气血不能流畅。"不通则痛"，经常通过痛、肿、瘀、麻的症候表现出来。推拿具有显著的疏经通络的功用，经络通畅以后，气血得以流通，津液得以运行，才能起到"营阴阳，濡筋骨，利关节"的作用。所在，历代医家对推拿的通达作用十分重视。《黄帝内经太素》中说："人之食杂则寒温非理，故多得寒热之病，不劳则血气不通，故多得痿厥之病。故导引按蹻则寒热咸和，血气流通。此非但愈斯二物，万物皆可用之。"《圣济总录》说："大抵按摩法，每以开达抑遏为义。开达则壅闭者以之发散，抑遏则剽悍者有所归宿。"《格致丛书》中说："按摩者，开关利气之道，自外而达内者也。故医学行之，以佐宣通。而摄生者，贵之以泄壅滞。"通法是一大类治法，根据其治疗作用还可具体分为：开通、宣通、疏通、温通、通调、通散、通利、通降、通关、通窍、通闭、通经、通络、通血脉、通脏腑等。推拿中的通法，除汗、吐、下、和、温、清、补、消法运用之外，还广泛用于通经止痛、通络消肿、滑利关节、理筋正骨等。

三、补法

补者，滋补也，补气血津液之不足、腑脏功能之衰弱。《素问·调经论》云："按摩勿释，着针勿斥，移气于不足，神气乃得复。"说明了因气不足而致病者可用按摩的方法补气，使精神得复。补法应用范围广泛，如气血两亏，脾胃虚弱，肾阴不足，虚热盗汗、遗精等，均可用补法。通常以摆动类、摩擦类为主，但手法要轻而柔，不宜过重刺激。明代周于藩曰："缓摩为补"。又曰："轻推，顺推皆为补"。现将临床常用之补脾胃、补腰肾的方法分述如下。

（一）补脾胃

所谓补脾胃，就是增强脾胃的正常功能。推拿治疗时常用一指禅推法、摩法、揉法在腹部作顺时针方向治疗，重点在中脘、天枢、气海、关元穴。再用按法、擦法在背部膀胱经治疗，重点在胃俞、脾俞，这样可调整脾胃功能，起到健脾和胃、补中益气的作用。

（二）补腰肾

腰为肾之府，而肾为五脏六腑精气之所藏，故肾亏则精气失固而虚，治疗时可在命门、肾俞、志室用一指禅推法或擦法，再用摩法、揉法、按法治疗腹部的关元、气海，从而可起到培补元气以壮命门之火的作用。

四、泻法

泻法主要是泻下通腑，一般用于下焦实证。由于结滞实热，引起下腹胀满或胀痛、二便不通等，皆可用本法施治。但是推拿之泻，不同于药物峻猛，故体质虚弱、津液不足而大便秘结者，亦能应用，这也是推拿泻法之所长。临床一般可用摆动、摩擦、挤压类手法治疗，手法的力量要稍重，手法频率由慢而逐渐加快。虽然本法刺激稍强，但因推拿是取手法对内脏功能的调节作用而达到泻实的目的，故一般无副作用。如食积便秘，可用一指禅推、摩神阙、天枢两穴，再揉长强，以通腑泻实。阴虚火盛、津液不足所致大便秘结者，用摩法以顺时针方向在腹部治疗，则可起通便而不伤阴的作用。

五、汗法

汗法是通过发汗的方法，使病邪从表而解。推拿手法具有较强的发汗解表作用，通过手法作用于体表的肌肤，使肌肤腠理开泄以驱邪外出。《内经》云："邪在皮毛者，汗而发之，"又云："体若燔炭，汗出而散"。

汗法大致适用于风寒外感和风热外感两类病证。在施行推拿手法时，对风寒外感，用先轻后重的拿法加强刺激，步步深入，重则解表，使全身汗透，达到祛风散寒的目的。风热外感，则用轻拿法，宜柔和轻快，使腠理疏松，施术时，患者感觉汗毛竖起，周身舒适，肌表微汗潮润，贼邪自散，病体则霍然而愈。汗法多注重于挤压类和摆动类手法中的拿法、按法、一指禅推法等。如一指禅推、拿颈项部之风池、风府能疏散风邪；按、拿手部之合谷、外关，可驱一切表邪；大椎穴为诸阳之会，用一指禅推、按、揉等手法在大椎穴操作，有发散热邪、通三阳经气之作用；一指禅推、按、揉风门、肺俞皆可祛风邪，宣肺气。拿、按肩井穴，则可开通气血。气血通行无阻，病邪则无所藏匿。凡外感风寒、风热之邪，用拿法、按法、一指禅推法，均有卓著之效。所以金代张从正把推拿列为汗法之一。

六、和法

和者即调和之法，含有和解之意，凡病在半表半里，在不宜汗、不宜吐、不宜下的情况下，可应用和解之法。推拿运用此法，手法应平稳而柔和，频率稍缓，常运用振动类及摩擦类手法治疗。可调脉气、和经血，运用于气血不和、经络不畅所引起的肝胃气痛、月经不调、脾胃不和、周身胀痛等病症。通过手法的作用，达到气血调和、表里疏通、阴阳平衡的目的，恢复人体正常的生理状态。《内经》云："病在气，调之卫。病在肉，调之分肉。"周于藩说："揉以和之，可以和气血，活筋络。"说明了可用和法调和以扶正气，驱除客邪。

在临床上应用和法又可分为和气血、和脾胃、疏肝气等三方面。和气血的方法有四肢及背部的一指禅推、按、揉、搓法和肩井穴的轻柔拿法等。和脾胃、疏肝气则可用一指禅推、摩、揉、搓等手法在两胁部的章门、期门，腹部的上脘、中脘，背部的肝俞、胃俞、脾俞上操作。

七、散法

散者即消散、疏散之意。推拿的散法有其独到之处，其主要作用是"摩而散之，消而化之"，能使结聚疏通，不论有形或无形的积滞，散法都可使用。《内经》云："坚者消之，结者散之。"应用散法可使气血得以疏通、结聚得以消散。推拿所用的散法，一般以摆动及摩擦类手法为主，手法要求轻快柔和。如外科痈肿用缠法治疗；气郁胀满，则施以轻柔的一指禅推、摩等手法；有形的凝滞积聚，可用一指禅推、摩、揉、搓等手法，频率由缓慢而转快，可起到消结散瘀的作用。

八、清法

清法主要是清热泻火，是运用刚中有柔的手法，在所取的穴位、部位上进行操作，达到清热泻火的目的。《内经》云："热者清之"，这是治疗一般热性病的主要法则。但热病的症状极其复杂，治疗时应鉴别病在里还是在表，病在里者还需辨别是属气分热还是血分热，是实热还是虚热，然后方可根据不同情况，采取相应的手法治疗。在表者当治以清热解表，病在里且属气分大热者当清其气分之邪热，在血分者当治以清热凉血，实则清泻实热，虚则滋阴清火。推拿一般是用摩擦类手法。对气分实热者自大椎至尾椎轻推督脉，以清泻气分实热。对气血虚热者轻擦腰部，以养阴清火。对血分实热者自大椎至尾椎重推督脉，以清热凉血。对表实热者，自下而上轻推背部膀胱经；对表虚热者自上而下轻推背部膀胱经，以清热解表。

九、吐法

吐法又称催吐法，是一种使病人口中涌吐，从而引导病邪外出，催吐体内积滞的治法。《素问·阴阳应象大论》中说："其高者，因而越之。"《金匮要略》中说："宿食，在上脘，当吐之。"在推拿中"吐法"一般用于汗之不可、下之不能的痰涎壅塞、宿食停留等。吐法除了用手指探吐的手法外，以两手拇指对置下脘处，由下向上逆推至天突穴，可催吐。适用于食滞而引起脘腹胀满疼痛、喉中痰鸣、呼吸急促或急性食物中毒、其物停留在胃脘者。使用推拿法可以使停积在胃脘部的有形之物从口中吐出。

十、消法

消法又称消导法，是一种祛除积滞、瘀阻、积聚的治法。《素问·至真要大论》说："坚者削之"。推拿中"消法"常用于治疗食物停滞、血瘀、气块、痈肿、痰核、顽痹等病证，用以消积导滞、活血祛瘀、行气除痞、散结消肿、软坚化痰、祛瘀通络等。消法包括理气、升陷、消食、利湿除痰等法。

（一）理气法

用推拿来理气、行气、调气、畅通气机等治疗疾病的手法叫理气法。如肋腹胀痛，女子乳房胀痛或小腹疼痛等肝气郁结证，可按揉肝俞、胆俞、气海、血海，搓摩季肋下等理气治病。

（二）升陷法

升陷法是一种升提阳气的手法。如脾阳不升所致腹泻、食欲不振、胃下垂等，可用升陷法。

（三）降逆法

气逆是指脏腑气机失调，向上冲逆而言，降逆即降其冲逆之气。如肺气上逆的咳嗽、气喘，可用分推膻中法治疗；胃气上逆的恶心呕吐、嗳气，可按摩内关、足三里，以降逆止呕。

（四）消食法

消除胃中积食的方法叫消食法。如胃中宿滞引起的嗳气、呕吐等，用摩揉腹部等法能起到消食导滞、止呕的作用。

（五）利湿法

利用增加尿量排除体内的水湿或用除痰的手法来祛痰湿为利湿法。如小便短少，可用摩腹、擦八髎来治疗。

复习思考题

1.如何理解推拿"补虚泻实"的治疗原则？
2.如何理解推拿基本治法中的"通法"？
3.推拿基本治法有哪些？

第四章 推拿常用检查方法

🗺 要点导航

1.学习目的 掌握推拿临床肌肉骨骼系统软组织损伤的望诊、触诊内容，熟悉全身关节运动功能检查、特殊检查。

2.学习要点 脊柱部、四肢部、头面部、胸腹部的检查。

推拿所治疾病的范围涉及临床各科，所以要当一个好的推拿医师，既要掌握临床各科的诊断方法及技术，又要懂得临床各科有关疾病的临床特征及转归。在具体诊断疾病时，除四诊外，必要时还应结合现代医学的物理检查、实验室检查等手段，来全面了解患者的全身情况和局部病变表现，并以中医基础理论为指导，通过辨证进行综合分析，从而得出正确的诊断。这不但对疾病的正确诊断和治疗有好处，而且对推拿学的提高和发展亦是有益的。

第一节 脊柱部的检查

一、望诊

脊柱部望诊时患者可以正立位、正坐位或俯卧位，暴露脊柱部，首先观察脊柱部的生理曲度有无改变，生理曲度的改变多见于脊柱的退行性病变、强直性脊柱炎等椎体的病变。其次观察姿势有无异常，如脊柱侧弯、驼背、骨盆歪斜等。脊柱前突畸形，多由于姿势不良或小儿麻痹症引起；脊柱后突畸形，表现为成角如驼峰状，多见于小儿佝偻病和脊柱结核。另外观察颈部有无侧向歪斜，胸锁乳突肌有无挛缩，有无先天性斜颈。尤其重视腰椎的观察，腰椎异常弯曲、角状后突畸形，则多见于单个椎体或2~3个椎体病变所致，如椎体的压缩性骨折、脱位、椎体结核或肿瘤而致椎体骨质破坏。腰椎弧形后凸畸形，则由多个椎体病变所致，如类风湿性关节炎、老年性骨质疏松症；脊柱侧弯畸形多由姿势性或结构性引起；腰椎生理前凸加大，可见于下腰椎滑脱、小儿双侧先天性髋关节脱位等。

观察脊柱部皮肤的颜色是否正常，有无肿块、瘀斑。如直接外伤时，可见损伤部局部肿胀，并有青紫瘀斑；局部皮肤发红伴有肿胀，多由感染引起。腰背部有毛发斑，皮肤色浓，表明可能有脊椎裂存在；皮肤若见散在的咖啡色斑，可能是属于神经纤维瘤病继发的皮肤改变。

二、触诊

触摸脊柱部的体表标志，从枕骨开始，枕外隆凸成半圆形隆起，位于枕部中线上。第七颈椎、第一胸椎棘突比其余颈椎棘突长，触摸时，以一手三个手指指腹轻按连续的三个长的突起，另一手转动患者头部，在手指下感觉移动与不移动的分别为第七颈椎棘突和第一胸椎棘突，亦有患者在低头时很明显地有一长的突起，这就是第七颈椎棘突。

检查脊柱棘突的情况，患者取俯卧位，医者站立于一旁，以一手的食、中二指挟压于脊柱的棘突两旁，另一手加压叠于食、中二指上，从上向下拖动食、中二指，如两指运动为一直线，则棘突无偏歪，为正常；反之，棘突则偏向一侧，说明脊柱有侧弯或棘突有偏歪。另外医者以食指和无名指挟压于棘突两侧，中指指面压于棘突上，从上往下运动，如中指在两棘突之间有阶梯状感觉，可能有椎体的滑脱，最常见的是第五腰椎在第一骶椎上方向前滑脱或第四腰椎在第五腰椎上方向前滑脱。若在胸椎部，感觉到棘突有明显的滑脱，多表明胸椎体有压缩性骨折或胸椎结核、肿瘤等。

用手触摸各部肌肉的张力、大小、形状等，并做两侧对比。肌张力减低，多见于劳损性的损伤；肌张力增高，多见于急性损伤、炎症刺激等。如落枕时，胸锁乳突肌、斜方肌张力增高。在胸锁乳突肌上触摸到结节状的硬块多为肌性斜颈。压痛点的检查在脊柱部有重要意义。在检查压痛点时，分为浅压痛、深压痛、间接压痛。轻轻按压时，患者即感疼痛为轻压痛，多表明病变部位比较表浅，如棘上韧带、棘间韧带的损伤等，其压痛点多位于棘突上或棘突与棘突之间。在一些部位，用力重按压时，患者感觉疼痛，且感疼痛位置较深，称为重压痛。用力重压时，在所压部位无疼痛，而在与所压点相关的部位出现疼痛称为间接压痛。有时推拿临床检查时用相关的叩击痛来表示，医者一手掌轻置于检查部位，另一手握拳，轻叩其手背，如患者在叩击部或与叩击相关的部位出现疼痛，说明叩击痛存在，深压痛、间接压痛、叩击痛均表明深部的组织，如椎体、小关节、椎间盘等组织病变。在用拳叩击腰部时，部分患者反觉舒适，多表明有子宫后倾、肾下垂、神经衰弱等症状性腰痛。压痛检查时在部位上的要求常常是先上后下，先健侧后患侧，先脊柱两旁，后脊柱中央。

背部的压痛点，应注意区分是否是由于内脏疾病在腰背部的反射性疼痛点，如心脏疾患可以在右侧心俞处有压痛。各反射部位详见表4-1。

表4-1　内脏体表反应区

内脏	体表反应部位	脊髓节段	俞穴所在节段
心	颈、胸肩部、上背部、左前臂尺侧	$C_{3-5}T_{1-5}$	心俞 T_5
肺支气管	上胸部、中背部	T_{1-7}（多见于 T_{2-5}）	肺俞 T_3
肝	上腹部、下背部、上腰部（右侧）	T_{8-10}	肝俞 T_9
胆囊	右下胸、上腹部、右肩背	T_{8-9} 或 T_{5-7}	胆俞 T_{10}
胃	上腹部、下背部	T_{7-9}	胃俞 T_{12}
肠	腰部、中下腹部	T_{9-12}	脾俞 T_{11}
食管	胸及下胸部、中背部	主要 T_5 或 T_{6-8}	大肠俞 L_4
肾	下腹部、下腰部、或腹股沟区上下及上臀部	多在 T_{10} 也可在 T_{11-12} 和 L_1	肾俞 L_2

脊柱部触诊还须注意各部有无肌痉挛、肌萎缩，是否有肿块存在等，并应标注其位置。

三、关节运动功能检查

（一）颈椎

颈部的活动有屈伸、旋转、侧弯。虽然整个颈椎都参与了颈部的活动，但50%的前屈、后伸活动发生在枕骨与第一颈椎之间，其余则分布在其它各颈椎之间；50%的旋转活动发生在第一颈椎（寰椎）和第二颈椎（枢椎）之间，其余的旋转活动则分布在其它颈椎之间；侧弯时往往伴有了颈椎的旋转，因此，它是整个颈椎的联合活动。

1.屈伸运动 正常时颈椎可以前屈35°~45°。检查时让患者头部尽量前屈，下颌部可以触及胸部。

2.旋转运动 正常时颈椎的左旋和右旋可分别达到30°~40°。检查时让患者尽量向一侧转动头部，其下颌可以接近肩部。

3.侧弯运动 正常时头部能向每侧的肩部倾斜45°。检查时嘱患者将耳朵向肩部靠近，防止抬高肩部靠近耳朵以代偿颈部的运动。

（二）腰椎

腰部因没有肋骨的制限，其活动范围较大，主要的运动有屈伸、旋转、侧弯等。

1.屈伸运动 正常时腰部的前屈可达80°~90°，后伸可达30°。检查时患者取站立位，医者站立于患者的一侧，一手扶住胸前部，另一手扶胸背部，嘱患者向前弯腰，观察患者的棘突运动，是否有节律地逐渐形成均匀弧形。亦可嘱患者站立位时前屈弯腰，正常时，手指尖可触及足趾。检查过程中必须注意防止患者膝关节和髋关节的屈曲。后伸检查时，患者取站立位，医者站立于患者身后，扶住其肩背部，嘱患者向后作腰部后伸。

2.旋转运动 正常时腰部的左右旋转运动可分别达到30°。检查时一般两侧对比。嘱患者取站立位，医者立于其前，以两手固定住患者两侧髂嵴，保持骨盆平衡，患者转动躯干。

3.侧弯运动 正常时腰部的左右侧弯可分别达到20°~30°。临床检查时两侧进行对比。嘱患者取站立位，医者站立于其后，以双手固定住患者髂嵴部，防止骨盆向一侧倾斜，患者尽量向一侧侧弯，然后再向另一侧作侧弯运动。

四、特殊检查

（一）椎间孔挤压试验

1.检查方法 患者取坐位。医者位于其后方，双手手指互相嵌夹相扣，以手掌面朝下置于患者头顶，两前臂掌侧夹于患者头两侧保护，向各个不同的方向挤压。

2.阳性体征 当挤压时，颈部或上肢出现疼痛加重。

3.临床意义 本试验阳性，提示颈椎有病变。

（二）叩顶试验

1.检查方法 患者取坐位。医者站立于其后方，以一手掌面置于患者头顶，另一手握拳轻叩于手掌背。

2.阳性体征　叩击时患者颈部或上肢部出现疼痛或麻木。

3.临床意义　本试验阳性，提示颈椎有病变。

（三）屈颈试验

1.检查方法　患者取坐位或仰卧位，两下肢伸直。医者位于一侧，患者作主动或被动的屈颈1~2分钟。

2.阳性体征　腰部疼痛，下肢放射性痛。

3.临床意义　本试验阳性，提示腰神经根受压。

（四）臂丛神经牵拉试验

1.检查方法　患者坐位，头微屈。医者立于患者被检查侧头部，一手推头部向对侧，同时另一手握该侧腕部作相对牵引，其臂丛神经受牵拉。

2.阳性体征　患肢出现放射痛、麻木。

3.临床意义　本试验阳性，提示颈椎综合征。

（五）直腿抬高试验

1.检查方法　患者仰卧位，两侧下肢伸直靠拢。医者位于其一侧，嘱患者先将一侧下肢伸直抬高到最大限度，然后放回检查床面，再将另一侧下肢伸直抬高到最大限度，两侧作对比，正常时，腿和检查床面之间的角度应大于60°，且两侧对等。

2.阳性体征　两侧抬高不等且小于60°，一侧腿抬高过程中出现下肢放射性疼痛。

3.临床意义　本试验阳性，提示腰神经根受压，腰椎间盘突出症、梨状肌综合征、椎管内肿瘤、髂胫束挛缩等病变多为阳性。

（六）直腿抬高加强试验

1.检查方法　患者取仰卧位。医者站立于一侧，一手握患者踝部，在直腿抬高中如患者出现腰部、下肢的疼痛，将患腿放低5~10°，直至疼痛减轻或消失，突然将足背屈起。

2.阳性体征　患者腰部疼痛及下肢放射痛再度出现。

3.临床意义　本试验阳性，提示腰骶部神经根损害。

（七）挺腹试验

1.检查方法　患者取仰卧位。医者站立于一侧，并嘱患者以足及肩着力，挺起腹部，使腰部、骨盆部离开床面，同时作一声咳嗽。

2.阳性体征　腰部疼痛，下肢放射性痛。

3.临床意义　本试验阳性，提示腰部神经根受压。

（八）仰卧屈膝屈髋试验

1.检查方法　患者仰卧位，两腿靠拢。医者站立于一侧，并嘱患者尽量屈髋、屈膝。

医者双手按压患者双膝，使大腿尽量靠近腹壁。

2.**阳性体征**　腰骶部出现疼痛。

3.**临床意义**　本试验阳性，提示腰骶关节或骶髂关节有病变。

（九）骨盆挤压试验

1.**检查方法**　患者仰卧位。医者站立于一侧，两手分别于髂骨翼两侧同时向中线挤压骨盆。

2.**阳性体征**　骨盆或骶髂关节部位发生疼痛。

3.**临床意义**　本试验阳性，提示有骨盆骨折或骶髂关节病变。

（十）骨盆分离试验

1.**检查方法**　患者仰卧位。医者两手分别置于两侧髂前上棘前面，两手同时向外下方推压。

2.**阳性体征**　骨盆或骶髂关节部位发生疼痛。

3.**临床意义**　本试验阳性，提示有骨盆骨折或骶髂关节病变。

（十一）床边试验

本试验又称盖斯兰（Gaenslen）试验。

1.**检查方法**　患者仰卧，医者将患者移至检查床边，使其患侧的下肢放置于床外下垂，健侧下肢屈曲，一手固定骨盆，同时以另一手按压下垂之大腿，使髋后伸。

2.**阳性体征**　骶髂关节发生疼痛。

3.**临床意义**　本试验阳性，提示骶髂关节有病变。

（十二）"4"字试验

本试验又称帕切高（Patrick）试验。

1.**检查方法**　患者仰卧，被检查一侧下肢膝关节屈曲，髋关节屈曲、外展、外旋，将足架在另一侧的膝关节上，双下肢呈"4"字形。医者一手放在屈曲的膝关节内侧，另一手放在另一侧髂前上棘前面，然后两手同时向下压。

2.**阳性体征**　骶髂关节或髋关节处出现疼痛。

3.**临床意义**　本试验阳性，提示骶髂关节或髋关节有病变。

（十三）跟臀试验

1.**检查方法**　患者取俯卧位，两下肢伸直。医者站立于一侧，一手握患者踝部，使其屈膝并使患者足跟部触及到臀部。

2.**阳性体征**　腰骶部出现疼痛，甚至骨盆、腰部随着抬起。

3.**临床意义**　本试验阳性，提示腰骶关节有病变。

第二节　四肢部的检查

一、上肢部

（一）肩部

1.望诊　患者取坐位或站立位，并充分暴露肩部，需作两侧对比。观察双侧是否对称，高低是否一致。锁骨骨折时，患者为了缓解肩部肌肉牵拉所引起的疼痛，其肩部常向患侧倾斜，两侧不对称。肩锁关节脱位时可在肩上部出现高凸畸形；肩关节脱位时，肩峰突出，肩峰下空虚而出现"高肩"畸形；继发性肩关节半脱位日久也会出现类似"高肩"畸形。臂丛神经损伤引起肩部肌肉麻痹，可出现"垂肩"畸形。肩胛高耸多见于先天性高肩胛症，若双侧病变，颈部可呈现短缩畸形。"翼状肩胛"是由于前锯肌麻痹致肩胛胸壁关节松弛，肩胛骨向后突起而成。

观察肩关节有无肿胀、瘢痕、窦道、皮肤颜色改变等。局部肿胀，且皮肤青紫瘀斑，多见于骨折、脱位；肩关节红肿，多见于肩关节急性化脓性炎症；皮肤紫暗、有窦道多见于肩关节慢性化脓性炎症。

观察肩关节有无肌肉萎缩。肩关节周围肌肉的萎缩，多见于肩部疾病的晚期；如肩关节周围炎，疼痛日久、活动受限，则出现肩部肌肉的萎缩；肩部骨折，长期固定，则肩部肌肉出现废用性萎缩；肩部神经损伤，肌肉麻痹，失去运动功能，则肩部肌肉出现神经性萎缩。

2.触诊　触摸时，医者用手指沿锁骨滑动触摸，先触摸锁骨内侧2/3的凸面，再触摸其外侧1/3的凹面，注意有无骨突出、骨擦音或骨折而引起的骨中断。肩肱关节脱位时，在肩峰的外侧向下可触及明显的凹陷和空虚感，在腋窝部或肩前方能触摸到球形的肱骨头。肌腱袖由冈上肌、冈下肌、小圆肌和肩胛下肌四块肌肉组成。前三块肌肉止于肱骨大结节，可以触及，检查肌腱袖时医者以一手固定肩部上方，另一手握住患者肘关节，使肩关节被动后伸，肌腱袖滑向肩峰前下方，此时肩峰前下方即可触摸到半圆形肌腱袖，肌腱袖撕裂或在止点处撕脱，触摸时有压痛，以冈上肌最易发生撕裂，尤其易发生在靠近其止点处。肩峰下滑囊在肩峰和喙肩韧带的下方，检查时，使患者肩关节被动后伸，滑液囊从肩峰下旋向前面，以利于触摸，注意滑囊有无肥厚、肿块；肩峰下滑囊炎时，可以有触痛和肩关节活动受限。外旋患者肩关节，检查肱骨近端的结节间沟及穿过该沟的肱二头肌长头腱，如触及到明显压痛，多为肱二头肌长头肌腱炎；如触摸到异位的长头肌腱，多为肱二头肌肌腱的滑脱；长头肌腱撕裂时，在上臂前中部可触及到隆起的球形。三角肌构成了肩部明显的外观形状，肩部外伤或腋神经的损伤，均可使三角肌萎缩。

3.关节运动功能检查　肩部的运动以上臂自由下垂时作为中立位，其运动有外展、内收、外旋、内旋、前屈、后伸等。

（1）外展运动　肩部正常外展可达90°。检查时患者取坐位或站立位，医者站立于其后方，嘱患者屈肘90°，然后作肩关节的外展。

（2）内收运动　肩部正常内收可达40°。检查时患者取坐位或站立位，医者站立于其被检查的一侧，嘱患者屈肘，上臂于胸前部向内移动。

（3）外旋运动　正常时肩部的外旋运动可达30°。检查时患者取坐位或站立位，医者站于其前方，嘱患者屈肘90°，肘部贴紧躯干侧方，以固定肢体，前臂于中立位开始作外展动作，前臂外展活动范围，即肩部外旋运动幅度。

（4）内旋运动　正常时肩部的内旋运动可达80°。与外旋运动相同，使患者的前臂于中立位开始作内收动作，其前臂内收活动范围，即为肩关节内旋范围。

（5）前屈运动　正常时肩部的前屈可达90°。检查时患者取坐位或站立位，医者站立于被检查的一侧，一手固定其肩部，嘱其屈肘90°，再前屈肩关节。

（6）后伸运动　正常时肩部的后伸可达45°。检查时患者取坐位或站立位，医者站立于其被检查的一侧，一手固定其肩部，嘱患者屈肘关节，再后伸上臂。

4.特殊检查

（1）搭肩试验　本试验又称杜加（Dugas）试验。

检查方法　患者取坐位或站立位。医者立于患者前方，嘱患者将患侧上肢屈肘，并将手搭于对健侧肩上。

阳性体征　手能搭到对侧肩部，肘部不能贴近胸壁；或肘部能贴近胸壁，手不能搭到对侧肩部。

临床意义　本试验阳性，提示肩关节脱位。

（2）肱二头肌抗阻力试验

检查方法　患者取坐位。医者位于其前方，嘱患者屈肘90°，医者一手扶住患者肘部，一手扶住腕部，给予阻力同时嘱患者用力屈肘。

阳性体征　肱骨结节间沟处产生疼痛。

临床意义　出现疼痛，多提示为肱二头肌长头肌腱炎。

（3）直尺试验

检查方法　患者取坐位或站位。医者用直尺贴于患者上壁外侧，一端接触肱骨外上髁，另一端接触肱骨大结节。

阳性体征　出现肩峰位于肱骨外上髁与肱骨大结节的连线上。

临床意义　本试验阳性，提示肩关节脱位或有肩胛骨明显移位骨折。

（4）肩关节外展活动试验

检查方法　患者取坐位或站立位。医者位于一侧，观察患者肩关节的外展活动，对肩部疾病作大致鉴别。其体征和临床意义如下：

肩关节功能丧失，并伴有剧痛时，多提示有肩关节的脱位或骨折。

肩关节从外展到上举过程中皆有疼痛，多提示有肩关节周围炎。

肩关节外展开始时不痛，越接近水平位时，肩部越痛，多提示有肩关节粘连。

肩关节外展30°~60°时，可以看到患侧三角肌明显收缩，但不能外展上举上肢，越用力越耸肩，若被动外展患肢越过60°，则患者又能主动上举上肢，多提示有冈上肌肌腱的断裂或撕裂。

肩关节外展过程中疼痛，上举时反而不痛，多提示有三角肌下滑囊炎。

肩关节外展开始时不痛，在60°~120°范围内出现疼痛，越过此范围后，疼痛消失，多提示有冈上肌肌腱炎。

肩关节外展时，动作小心翼翼，并有锁骨部位突然疼痛者，多提示有锁骨骨折。

（二）肘部

1.望诊　正常的肘关节上臂的纵轴与前臂的纵轴在肘部形成一个外翻的携带角，男性为5°~10°，女性为10°~15°。肘部骨骼先天性发育异常、肱骨远端骨折复位不良，或损伤了肱骨远端骨骺，在生长中形成肘外翻畸形，可见携带角增大超过15°。肱骨髁上骨折复位不良形成发育型畸形，或创伤中损伤了肱骨远端骨骺造成生长发育障碍，可引起肘内翻畸形，携带角变小、消失甚至出现内翻的角度。肱骨髁上骨折复位不良，使肱骨远端前倾角消失甚至骨折远端过伸，可造成肘部后突畸形。类风湿性关节炎时，肘部可形成梭形畸形。肘关节局部出现肿胀，多见于外伤造成的撕脱性骨折，如肱骨内上髁撕脱性骨折，肿胀多发生在肘内侧；肱骨外上髁骨折、桡骨头骨折，肿胀多发生在肘外侧；尺骨鹰嘴骨折时，肿胀多出现在肘后方。因肘关节炎症，引起关节内积液时，在早期表现为肘后尺骨鹰嘴两侧正常的凹陷消失，变得饱满；积液较多时，则肱桡关节也出现肿胀；当大量积液时，肘关节呈现半屈位，肿胀严重。肘关节出现弥漫性肿胀，超出关节界线部位，多见于肘部骨折或严重的挤压伤。

2.触诊　肘部触摸时，医者一手握住患者前臂的外侧，另一手握住上臂，使上臂成一定角度的外展，肘关节屈曲近90°，此时尺骨鹰嘴突起明显可见，触摸尺骨鹰嘴，如鹰嘴骨折，大多数可触及连续性中断，局部有明显压痛。尺骨鹰嘴的内侧可触及肱骨内上髁、外侧可触及肱骨外上髁，如触及压痛，多见于肱骨内上髁炎、肱骨外上髁炎。肱骨外上髁远端有一凹陷，桡骨头位于该凹陷深部，触摸桡骨头，并嘱患者慢慢转动前臂，了解有无位置的异常及压痛。肘关节屈曲成90°时，尺骨鹰嘴、肱骨内上髁、肱骨外上髁构成一等腰三角形，临床称为肘后三角，当肘关节位于伸直位时，则以上三点在一条直线上；肘后三角关系的破坏，多见于肘关节脱位，尺骨鹰嘴、肱骨内上髁或肱骨外上髁骨折移位，但当肱骨髁上发生骨折时，以上三点间的关系不发生改变。在肘后部如触摸到软而肥厚的囊性包块，多见于尺骨鹰嘴滑囊炎。如在尺骨鹰嘴的两侧触摸到可移动的结节或硬块，多见于关节内的游离体。

3.关节运动功能检查　肘部的运动主要有屈肘、伸肘、前臂旋前、前臂旋后等四种。

（1）屈肘运动　肘关节以伸直位为0°，正常时屈曲可达140°。检查时患者取坐位或站立位，医者位于其前方，嘱患者伸直肘关节后屈肘，其手指可摸到同侧肩部。

（2）伸肘运动　正常时肘关节有0°~5°的伸肘运动。检查时患者取坐位或站立位，医者位于其前方，嘱患者作最大限度的屈肘，然后伸直。

（3）旋前运动　以前臂中立位为0°，正常时肘关节有约80°的旋前范围。临床上两侧进行对比。检查时患者取坐位或站立位，医者位于其前方，屈肘90°，两上臂紧贴胸壁侧面，两手半握拳，拇指向上，嘱患者前臂作旋前运动。

（4）旋后运动　以前臂中立位为0°，正常时肘部的旋后运动可达90°。应用时两侧进行对比。检查体位与旋前运动相同，嘱患者前臂作旋后运动。

4.特殊检查

（1）网球肘试验　本试验又称密耳（Mill）试验。

检查方法　患者取坐位或站立位。医者位于其前面，嘱患者前臂稍弯曲，手半握拳，腕关节尽量屈曲，然后将前臂完全旋前，再将肘伸直。

阳性体征　在肘伸直时，肱桡关节的外侧发生疼痛。

临床意义　本试验阳性，提示肱骨外上髁炎，即网球肘。

（三）腕掌部

1.望诊　正常的腕关节有轻度尺偏，10°~15°的背伸。腕关节部位的餐叉样畸形，多发生于桡骨远端伸直型骨折，骨折后远端向背侧移位，从侧面观察形如餐叉。爪形手，可见于前臂缺血性肌痉挛而引起的损伤，掌指关节过伸，近端指间关节屈曲，形似鸟爪，当臂丛神经或尺神经损伤时，则掌指关节过伸，无名指、小指不能向中间靠拢，且小鱼际肌骨间肌萎缩。猿形手见于尺神经和正中神经的合并损伤，表现为大鱼际肌、小鱼际肌萎缩，掌部的两个横弓消失，掌心变的扁平，亦称铲形手、扁平手。桡神经损伤时，前臂伸肌麻痹，不能主动伸腕，形成"正垂腕"。锤状指，多由于手指伸肌腱止点及止点附近断裂，或手指伸肌腱止点处发生撕脱骨折。短指畸形、并指畸形、巨指畸形、缺指畸形、多指畸形则多与先天性遗传有关。匙状指甲多是霉菌严重感染的结果，杵状指甲多见于呼吸系统疾病或先天性心脏病。

腕部出现肿胀，多由于关节内损伤或病变。如关节囊或韧带撕裂、腕骨骨折或月骨脱位。腕部呈梭形肿胀，不红不热，多见于腕关节结核；双腕对称性肿胀，多见于风湿性关节炎；腕舟骨的骨折多可引起鼻烟窝的饱满肿胀。

2.触诊　触压桡骨茎突和尺骨茎突，以判断其骨轮廓是否正常，是否存在压痛。桡骨茎突处压痛明显，多见于拇短伸肌或拇长展肌腱鞘炎；鼻烟窝处如有压痛，应考虑腕舟骨的骨折；手腕背侧中央触摸，如有空虚感，并在腕掌侧中央能触摸到向前移动的骨块，多提示为月骨脱位；尺骨茎突高凸且有松驰感，下尺桡关节处压痛，多为下尺桡关节分离。腕部背侧触摸到局限性肿块，且肿块可顺肌腱的垂直方向轻微移动，但不能平行移动者，多为腱鞘囊肿。指间关节侧方压痛或伴有侧向活动，多为侧副韧带损伤。腕掌部骨折时，多在其骨折断端有明显的肿胀、压痛、畸形、轴心叩击痛等，其发生率最高的第五掌骨、第一掌骨基底部骨折也较常见。按压腕管部，如患者正中神经分布区皮肤麻木加重，并有疼痛放射至中指、食指，多见于腕管综合征。

3.关节运动功能检查 腕关节以掌骨与前臂成一直线为中立位0°，有伸腕、屈腕、桡偏、尺偏等运动。掌指关节与远、近端指间关节以掌骨、指骨是一直线为中立位0°，有屈指、伸指、外展、内收等运动。

（1）伸腕运动 正常时腕关节可伸腕60°。检查时患者取坐位，医者位于其前方，嘱患者屈肘90°，前臂位于旋前位，掌心向下，作伸腕运动。

（2）屈腕运动 正常时腕关节可屈腕60°。检查时患者取坐位，医者位于其前方，嘱患者屈肘90°，前臂位于旋前位，掌心向下，作屈腕运动。

（3）桡偏运动 正常时桡偏运动幅度可达30°。检查时同前体位，嘱患者手向桡侧作桡偏。

（4）尺偏运动 正常时尺偏运动幅度可达40°。检查时同前体位，嘱患者手向尺侧作尺偏。

（5）屈指运动 正常时掌指关节可屈曲80°~90°，近端指间关节屈曲60°~90°。检查时体位同前，嘱患者屈掌指关节、近端指间关节、远端指间关节。

（6）伸指运动 正常时掌指关节伸直位为0°时，可过伸15°~25°，近端指间关节、远端指间关节伸直时为0°，无过伸运动。检查时同前体位，嘱患者作掌指关节的过伸运动。

（7）手指外展、内收运动 正常时小指、无名指、食指有20°的外展运动。检查时体位同前，嘱患者将手指伸直，分别以中指为轴线，作小指、无名指、食指的外展或内收（内收运动为0°）。

（8）拇指背伸、屈曲运动 正常时拇指背伸时拇指与食指之间的夹角可达50°，拇指掌指关节屈曲可达50°，指间关节屈曲可达90°。检查时患者取坐位，医者位于其前方，患者肘关节屈曲紧贴胸部，掌心向上，检查拇指背伸，即患者拇指向桡侧外展。检查拇指屈曲，即患者拇指运动，横过手掌，拇指端可触及小指基底。

（9）拇指掌侧外展、背侧内收运动 正常时拇指掌侧外展，拇指与掌平面构成的角度约为70°，背侧内收为0°。检查时体位同前，嘱患者手伸直，拇指离开手掌平面向掌前方作掌侧外展运动。然后拇指在充分掌侧外展位回到解剖位置，作背侧内收。

（10）拇指对掌运动 正常时拇指端可触及其他各手指指端。检查时体位同前，嘱患者先将拇指置于掌侧外展位，然后向各指端作对掌运动。

4.特殊检查

（1）握拳试验 本试验又称芬格斯坦（Finket-stein）试验。

检查方法 患者取坐位，屈肘90°，前臂中立位握拳，并将拇指握在掌心中。医者位于其前方一手握住前臂远端，另一手握住患者手部使腕关节向尺侧屈腕。

阳性体征 桡骨茎突部出现剧烈疼痛。

临床意义 本试验阳性，提示桡骨茎突狭窄性腱鞘炎。

（2）屈腕试验

检查方法 患者取坐位。医者位于其前方，嘱患者将腕关节极度屈曲。

阳性体征 出现手指部的麻木、疼痛。

临床意义 本试验阳性，提示腕管综合征。

二、下肢部

（一）髋部

1.望诊 望诊时，患者应取站立位。观察两侧髂前上棘、髂后上棘是否等高，如髂前上棘不等高，多由两侧下肢不等长继发骨盆倾斜所致；髂后上棘不等高，一侧向上移位或向后突出，表明有骶髂关节错位。观察骨盆区皮肤有无青紫瘀斑、肿胀等。从侧面观察腰臀部，腰椎部分前凸弧度消失，可能是由于椎旁肌肉痉挛所引起；如果弧度明显加大，可能是由于腹壁肌肉无力、髋部屈曲畸形或先天椎体滑脱引起；如弧度明显加大且臀部明显后突、髋部呈现屈曲位，则可能为髋关节结核等病变。

臀部后面有臀横纹，婴幼儿时期，臀横纹不对称，多由先天性髋关节脱位、肌肉萎缩、下肢不等长、骨盆倾斜等原因引起。髋关节的慢性疾病可导致臀部废用性肌萎缩；小儿麻痹后遗症可引起臀部神经性肌萎缩。

髋部的前面，注意观察腹股沟是否对称，如一侧饱满肿胀，多提示髋关节肿胀；如一侧出现凹陷空虚，多提示股骨头脱位或有严重的破坏。髋内翻畸形时，可引起患侧下肢短缩，髋外翻外旋畸形时，则患侧下肢内收、外展受限并较健侧下肢为长。

2.触诊 患者取仰卧位，医者如触及腹股沟间的肿胀，多见于腰大肌脓肿流注。在腹股沟韧带中点下2cm处，用力按压，如引起患者髋关节疼痛，多提示髋关节有病变。在股三角区有肿块、压痛，多提示为急性化脓性髋关节炎、髋关节结核、股骨颈骨折。触摸两侧股骨大转子，若浅表压痛，并有柔软的波动感，多提示有大转子滑囊炎；如局部有深压痛，多提示大转子骨折、结核或肿瘤等；若大转子有增厚感，髋关节屈伸活动时大转子处有弹响声，多提示大转子处髂胫束增厚；轻叩大转子，髋关节产生疼痛，多见于股骨颈、股骨头、髋臼骨折。在股骨颈骨折有移位或髋关节脱位时，大转子的位置可上移。患者取俯卧位，触摸髂后上棘，如两侧髂后上棘不等高，骶髂关节处有压痛，多提示有骶髂关节的半脱位。按压臀大肌区，如压痛明显，多见于臀大肌筋膜炎。在大转子和坐骨结节连线中点用力下压，如产生深压痛或压痛沿坐骨神经放射，多见于梨状肌综合征。患者取侧卧位，尽量屈曲髋关节和膝关节，可触摸到坐骨结节表面，如该处有明显压痛，则提示有坐骨滑囊炎，如该处触摸到囊性肿物，多提示有坐骨结节囊肿。

3.关节运动功能检查 髋部的运动有前屈、后伸、外展、内收、外旋、内旋运动等。

（1）前屈运动 正常髋关节前屈可达145°。检查时患者取仰卧位，两下肢中立位、放平骨盆，使两髂前上棘之间的连线与身体长轴垂直。医者站立于其一侧，一手放于患者腰椎下面，并固定骨盆，嘱患者作屈髋运动。

（2）后伸运动 正常时髋关节可后伸30°~40°。检查时患者取俯卧位，双下肢伸直。医者位于其一侧，以一手按于患者的髂嵴和下部腰椎上，固定骨盆，嘱患者尽量主动后伸大腿。

（3）外展运动　正常时髋关节外展可达45°。检查时患者取仰卧位，两下肢置于中立位。医者位于其一侧，一手按住髂骨，固定骨盆，另一手握膝部缓缓地向外移动，当移动到一定角度或达到最大限度时，医者一手可感到骨盆开始移动，此时外展运动的度数即为髋关节外展运动度。

（4）内收运动　正常时髋关节的内收可达30°。检查时患者取仰卧位，两下肢置于中立位。医者位于其一侧，一手按住髂骨，固定骨盆，嘱患者下肢内收，从另一侧下肢前方越过中线继续内收，至骨盆开始运动为止，此时的角度即为髋关节内收运动角度。

（5）外旋运动　正常时髋关节的外旋可达30°。检查时患者取仰卧位，下肢置于中立位。医者位于其一侧，嘱患者作下肢的外旋运动，当外旋至最大限度时，足底与检查床面垂直的纵轴的夹角即为外旋角度。

（6）内旋运动　正常时髋关节的内旋可达35°。检查时患者取同前体位，下肢作内旋运动，当旋至最大限度时，足底纵轴与床面垂相纵轴的夹角即为内旋角度。

4.特殊检查

（1）髋关节承重机能试验　本试验又称站立位屈髋屈膝试验，也称存德林伯（Trendelenburg）试验。

检查方法　患者取站立位。医者位于其后，嘱患者单腿站立，并保持身体直立，当一腿离开地面时，负重侧的臀中肌立即收缩，将对侧的骨盆抬起，表明负重侧的臀中肌功能正常。

阳性体征　不负重一侧的骨盆不抬高，甚至下降。

临床意义　本试验阳性，提示负重侧臀中肌无力或功能不全。此试验须两侧对比检查，常用于诊断脊髓灰质炎后遗症、先天性髋关节脱位、陈旧性髋关节脱位、髋内翻、股骨头坏死等疾病的检查。

（2）髋关节屈曲挛缩试验　本试验又称托马斯（Thormas）试验。

检查方法　患者取仰卧位，双下肢伸直。医者位于检查床一侧，一手握住患者的踝关节，另一手扶住膝部，嘱患者另一侧屈髋屈膝，使大腿贴近腹壁，腰部贴近床面。

阳性体征　伸直一侧的腿自动离开床面，大腿与床面之间形成夹角。

临床意义　本试验阳性，提示髋关节屈曲挛缩畸形，多由于髋关节结核、类风湿性关节炎等疾病所引起。

（3）髋关节过伸试验　本试验又称腰大肌挛缩试验。

检查方法　患者俯卧位，屈膝90°。医者位于一侧，一手握踝部，将下肢提起，使髋关节过伸。

阳性体征　骨盆亦随之抬起。

临床意义　本试验阳性，提示腰大肌脓肿、髋关节早期结核、髋关节强直等。

（4）髂坐连线检查　髂前上棘与坐骨结节的连线又称奈勒通（Nelaton）线。

检查方法　患者侧卧位，从髂前上棘到坐骨结节的连线，正常时股骨大转子的顶点恰好在该连线上。

阳性体征　大转子超过此线以上。

临床意义　本试验阳性，提示股骨大转子上移，多见于髋关节脱位、股骨颈骨折移位、髋内翻等疾病。

（5）掌跟试验

检查方法　患者取仰卧位，下肢伸直。医者位于一侧，嘱患者将足跟放在医者的掌面上。

阳性体征　足尖偏向一侧，呈外旋位。

临床意义　本试验阳性，提示股骨颈骨折、髋关节脱位或截瘫。

（6）足跟叩击试验

检查方法　患者仰卧位，两下肢伸直。医者位于一侧，一手将患者患肢稍作抬起，另一手以拳叩其足跟。

阳性体征　叩击足跟时髋关节处疼痛。

临床意义　本试验阳性，提示髋关节有病变。

（7）屈膝屈髋分腿试验

检查方法　患者仰卧位。医者位于一侧，嘱患者两下肢屈曲外旋，两足底相对，两下肢外展外旋。

阳性体征　两下肢不易完全分开，被动分开时即产生疼痛。

临床意义　本试验阳性，提示股内收肌综合征。

（二）膝部

1.望诊　正常的膝关节有5°~10°的生理外翻角，伸直时，可以有0°~5°的过伸。佝偻病、脊髓灰质炎后遗症、骨折畸形愈合、骨骺发育异常等可使膝关节的外翻角改变，超过15°时，形成外翻畸形。单侧外翻时为"K"型腿；双侧外翻，称为"X"型腿；外翻角消失，形成小腿内翻畸形，两侧对称为"O"型腿。膝关节滑膜炎、风湿性关节炎、膝关节结核、肿瘤等病变均可引起膝关节的肿胀。如肿胀时伴有局部皮肤发红、灼热而剧痛，多见于膝关节的急性化脓性炎症。在髌上囊部位出现局限性包块，多为髌上滑囊炎。胫骨结节增大，多为胫骨结节骨骺炎。膝关节后侧的囊性肿块多为腘窝囊肿。股骨下端或胫骨上端的内、外侧有局部隆突时，要注意是否为骨软骨瘤。在膝关节检查时，尤其要注意股四头肌的萎缩，任何引起下肢活动障碍的病变，如膝关节半月板的损伤、膝关节结核、腰椎间盘突出症、下肢骨折的长期固定等，均可引起股四头肌的萎缩。

2.触诊　检查膝关节的前面，在屈膝位时，髌骨位于膝关节前面，位置固定，不能移动；在伸膝位时，髌骨可以移动，髌骨下面的内侧与外侧的一部分可以摸清。如触摸到髌骨边缘凹凸不平时，多见于继发性骨关节炎。按压髌骨，如髌骨下脂肪垫出现触痛，多提示有脂肪垫肥厚或挫伤。股四头肌腱越过髌骨上缘和内缘，形成髌韧带。当髌韧带撕裂时，可触摸到缺损，并在其附着点有明显压痛。

膝关节的内侧副韧带是膝关节囊的一部分，经常在膝关节受到外翻力量时发生撕裂，检查时从起点向止点依次触摸，是否有连续中断或触痛。若内侧副韧带从内上髁处撕裂，常附带有撕裂的小骨片；若内侧副韧带从中点处断裂，则可触摸到局部缺损。

检查膝关节外侧，患者膝关节屈曲，医者用拇指按压外侧关节间隙，触摸外侧半月板有无压痛。髂胫束位于膝关节外侧的稍前方，触摸髂胫束的紧张度及有无挛缩。

检查膝关节后面，对腘窝深部进行触摸，如摸及囊性肿块，多为腘窝囊肿。

膝关节的压痛点及临床意义如下：

髌骨边缘——髌骨软化症

胫股关节间隙——半月板损伤

侧副韧带附着点——侧副韧带损伤

髌骨下极——髌韧带病

髌韧带两侧——髌下脂肪垫病变

胫骨结节——胫骨结节骨骺炎

3.关节运动功能检查 膝关节的运动主要有屈曲、伸直、外旋、内旋等。

（1）屈曲运动 正常时膝关节的屈曲度可达145°。检查时患者取俯卧位，下肢伸直。医者位于其一侧，一手握住患者足踝部，另一手按住其大腿下端，嘱患者作屈膝运动。

（2）伸直运动 正常时膝关节的伸直角度为0°，青少年及女性有5°~10°的过伸。检查时患者坐于检查床边，两小腿自然下垂。医者立于一侧，嘱患者主动伸膝。

（3）外旋、内旋运动 正常时膝关节在伸直位时无外旋、内旋运动，但在屈曲90°时，有10°~20°的内、外旋运动。检查时患者取仰卧位，屈膝90°。医者位于一侧，一手握住患者足踝部，另一手扶住其膝部，作外旋、内旋运动。

4.特殊检查

（1）研磨提拉试验 又称阿普莱（Apley）试验。

1）挤压或研磨试验

检查方法 患者俯卧位，膝关节屈曲90°。医者一手固定患者腘窝部，另一手握住患者足部，向下压足，使膝关节面靠紧，然后做小腿旋转动作。

阳性体征 膝关节有疼痛。

临床意义 本试验阳性，提示半月板破裂或关节软骨损伤。

2）提拉试验

检查方法 本试验有助于鉴别损伤发生在半月板还是在侧副韧带。患者俯卧，膝关节屈曲90°。医者一手按住大腿下端，另一手握住患肢足踝部，提起小腿，使膝离开检查床面，做外展、外旋或内收、内旋活动。

阳性体征 出现膝外侧或内侧疼痛。

临床意义 本试验阳性，提示有内侧或外侧副韧带损伤。

（2）膝侧副韧带损伤试验

检查方法 检查时患者仰卧位，膝关节伸直。医者一手扶膝侧面，另一手握住踝部，然后使小腿作被动的内收或外展动作。如检查内侧副韧带，则一手置患者膝外侧推膝部向内，另一手拉小腿外展。若检查外侧副韧带，则一手置膝内侧推膝部向外，另一手拉小腿内收。

阳性体征　膝关节产生松动感，内侧（外侧）有疼痛。

临床意义　本试验阳性，提示膝关节内侧（外侧）副韧带损伤或断裂。

（3）抽屉试验

检查方法　检查时患者仰卧位，双膝屈曲90°。医者坐在床边，用大腿压住患者的足背，双手握住小腿近端用力前后推拉。

阳性体征　关节内疼痛或小腿近端向前移动或向后移动。

临床意义　本试验阳性，提示膝关节前或后交叉韧带损伤或撕裂。

（4）浮髌试验

检查方法　检查时患者腿伸直。医者一手压在髌上囊部，向下挤压使积液局限于关节腔。然后用另一手拇、中指固定髌骨内、外缘，食指按压髌骨。

阳性体征　可感觉髌骨有漂浮感，重压时下沉，松指时浮起。

临床意义　本试验阳性，提示膝关节腔内有积液。

（5）回旋挤压试验　本试验又称膝关节旋转试验，也称麦克马丽（Mc Murray）试验。

检查方法　患者仰卧位。医者位于一侧，一手握足，一手固定膝关节，使患者膝关节极度屈曲，尽力使胫骨长轴内旋，医者固定膝关节的手放在膝外侧推挤膝关节使其外翻，小腿外展，慢慢伸直膝关节。按上述原理作相反方面动作，使膝关节外旋内翻，小腿内收，然后伸直膝关节。

阳性体征　膝关节有弹响和疼痛。

临床意义　本试验阳性，提示外或内侧半月板损伤。

（三）踝部

1.**望诊**　踝关节的肿胀，多由踝部的外伤所引起。肿胀明显，早期以踝部前方为主，进而发展为全关节的肿胀，多见于内、外踝骨折或胫骨下端骨折。若肿胀形成缓慢，多见于踝关节结核或骨性关节炎。

2.**触诊**　踝关节触摸时，为便于检查姿势的变换，一般让患者坐在检查床边，两小腿自然下垂，医者一手握住足跟，固定住足部。先在足底前部触摸第一跖骨头和第一跖趾关节，注意跖骨头周围是否有骨疣；跖趾关节是否肿胀、变型、有无滑囊增厚等，此处为痛风和滑囊炎好发部位。触摸足内、外踝，注意压痛、异常活动等。紧靠内踝远端的后面可摸到距骨内侧结节，是踝关节内侧副韧带后侧部的附着点，注意该处有无压痛。在足外侧面触摸第五跖骨粗隆，该部位易发生骨折。沿骨外侧缘向近端摸，可摸到跟骨，注意压痛点，在跟骨周围的压痛点往往就是病灶的位置，如压痛位于跟腱上，可能是腱本身或腱膜的病变；在跟腱的止点处，可能是跟腱后滑囊炎，如果8~12岁的小孩，跟部后下方压痛，可能是跟骨骨骺炎（塞渥病）；压痛点在跟骨的距面正中偏后，可能是跟骨棘或脂肪垫的病症，靠前部可能是跖腱膜的疼痛；压痛点在跟骨的内外侧，可能是跟骨本身的病变；压痛点在跟骨两侧靠内、外踝的直下方，则可能是距下关节病变。

3.关节运动功能检查 踝及足部的主要运动有踝背伸，踝跖屈，踝内、外翻及足趾的运动。踝关节检查时以足长轴与小腿纵轴成90°角为中立位。

（1）踝背伸运动 正常时踝关节的背伸可达30°。检查时患者坐于检查床边，两小腿自然下垂。医者站于其前方，一手托住足跟，踝关节置于中立位，嘱患者作踝关节的背伸运动，两侧对比检查。

（2）踝跖屈运动 正常时踝跖屈运动可达45°。检查时医者、患者体位同前，嘱患者作踝关节的跖屈运动，两侧对比检查。

（3）踝内翻运动 踝内翻运动主要发生在跟距关节，正常时可达30°。检查时医者、患者体位同前，嘱患者作踝内翻运动，两侧对比检查。

（4）踝外翻运动 正常时踝外翻可达30°。检查时医者、患者体位同前，嘱患者作踝外翻运动，两侧对比检查。

（5）足趾运动 足趾的屈曲主要发生在远端和近端趾间关节，背伸主要发生在跖趾关节。如第一跖趾关节屈曲可达30°，背伸可达45°。

4.特殊检查 足内、外翻试验。

检查方法 患者取坐位或仰卧位。医者一手固定小腿，另一手握足，将踝关节极度内翻或外翻。

阳性体征 出现同侧或对侧疼痛。

临床意义 本试验阳性，提示内踝或外踝的软组织损伤或骨折。

第三节 头面部、胸腹部的检查

一、头面部

（一）望诊

观察头颅的大小形状是否与其年龄相称，如头形过大者常见于脑积水，亦可见于呆小病；头形过小者见于大脑发育不良。额骨及颞骨双侧凸出，顶部扁平，呈方形为方头畸形，多见于佝偻病患儿，头发多稀疏不华。正常时眼睑裂两侧对称，大小相宜，睑裂变小多见于动眼神经麻痹、颈交感神经损害以及面肌痉挛；眼睑裂变大多见于面神经麻痹。眼球单侧突出多见于眶内肿瘤，双侧突出多见于颅内压增高，眼球震颤多见于脑部病变。头轻度前倾、姿势牵强，多为颈椎病、落枕。小儿头倾向患侧，额面转向健侧，呈倾斜状态，多见于小儿肌性斜颈。一侧不能闭眼，额部皱纹消失，做露齿动作时，口角斜向健侧，鼻唇沟消失，多为面神经麻痹。头部不自主震颤，可见于老年人或震颤麻痹患者。下颌关节强直，发生于单侧时，则见颏部偏斜于患侧，患侧丰满，健侧扁平，发生于双侧时，则见整个下颌骨发育不良，颏部后缩。

（二）触诊

婴儿的前囟门一般在出生后12~18个月闭合，检查时两手掌分别放在左右颞部，拇指按在额部，用中指和食指检查囟门，正常未闭时，囟门与颅骨平齐，稍有紧张感，前囟门可触及与脉搏一样的跳动，小儿哭闹时以及高热或颅内出血等导致颅内压增高时可使前囟隆起。落枕，颈椎病患者常可摸到肌肉的强硬痉挛。

头部触诊时尚需注意压痛，如：额窦、筛窦或上颌窦等压痛多见于鼻窦炎。

（三）特殊检查

张口度测定

检查方法　张口时，上下颌牙齿之间的距离，相当于自己食、中、无名指三指并拢时末节的宽度。

阳性体征　上下颌牙齿之间的距离减小。

临床意义　本试验阳性，提示下颌关节强直。

二、胸腹部

（一）望诊

充分暴露胸腹部，观察胸廓前面两侧是否对称，若一侧隆起，另一侧变平，而胸廓后面亦一侧隆起，另一侧变平，胸椎棘突连线变成弯曲弧线，往往是由胸椎侧弯而成畸形。正常胸廓横径长，前后径短，上部窄，下部宽，近似圆锥形。如胸廓高度扩大，尤其是前后径扩大，外形似桶状，俗称"桶状胸"，多见于肺气肿及支气管哮喘患者。如胸骨，尤其是胸骨下部显著前突，胸廓的前后径扩大，横径缩小，形似鸡胸，多见于佝偻病患者。胸椎的畸形，亦可使胸廓发生改变，如脊柱结核，老年驼背，造成脊柱后凸，使胸部变短，肋骨互相接近或重叠，胸廓牵向脊柱；如发育畸形，脊柱的某些疾患或者脊柱旁一侧肌肉麻痹，使脊柱侧凸，脊柱突起的一侧胸廓膨隆，肋间隙加宽，而另一侧胸廓下陷，肋骨互相接近或重叠，两肩不等高。观察胸腹部有无明显凹陷或膨隆，如站立位时，见患者上腹凹陷，而脐部及下腹部隆起，多为胃下垂患者。若胸部发生多发性肋骨骨折，伤侧胸部可明显塌陷，并出现反常呼吸，胸部严重损伤时，患者为减轻疼痛而采用腹式呼吸。腹部膨隆并见静脉曲张时，多见于肝硬化腹水。

注意观察皮肤的颜色，若胸部外伤，皮肤可见青紫瘀斑。

（二）触诊

先在胸部沿肋骨走行方向进行触摸，如有明显压痛点，提示有肋骨骨折，在触摸肋软骨时，如有高凸、压痛，多提示有肋软骨炎。在沿肋间隙触摸时，如找到疼痛点，多因肋间神经痛引起。胸壁有皮下气肿时，用手按压时可有捻发或握雪感，多由于胸部外伤后，使肺或气管破裂，气体逸至皮下所致。腹部脏器病变按照该脏器的解剖位置，在相应的体表有疼痛反应及压痛，如阑尾炎发作时，在右髂前上棘与脐连线的中、外1/3交点处有压痛，此点在临床上叫麦克伯尼（McBurney）点；在足三里直下2寸的阑尾穴常有压痛或酸胀感，以右侧较为明显。胆囊炎时在右季肋缘与腹直肌右缘的交角处有压痛，胃溃疡时在上腹部正中和偏左有范围较广的压痛，十二指肠溃疡时在上腹部偏右有明显的局限压痛点。若腹腔内实质性脏器损伤出血时，腹部有广泛压痛和移动性浊音，肝浊音界消失。

胃肠道、胆道等空腔脏器破裂时，因漏出的胃液或胆汁造成对腹膜的强烈刺激，产生腹膜炎，触摸时腹壁强硬如板，称为板状腹。

下腹部触诊应进一步了解盆腔脏器中有无膀胱、输尿管、尿道、直肠等的损伤，如在腹部触摸到肿块时，应进一步了解肿物的大小、界限、质地的软硬程度，表面是光滑还是结节感，有无波动及博动，有无活动度，触痛是否敏感。

（三）特殊检查

压胸试验

检查方法　患者取坐位。医者一手抵住患者脊柱，另一手按压其胸骨，两手轻轻地相对挤压。

阳性体征　胸壁处出现疼痛。

临床意义　本试验阳性，提示疼痛处肋间肌损伤或肋骨骨折。

复习思考题

1.脊柱触诊主要包含哪些内容？

2.椎间孔挤压试验的阳性意义？

3.臂丛神经牵拉试验如何操作？有何临床意义？

4.直腿抬高及加强试验如何操作？有何临床意义？

5."4"字试验如何操作？有何临床意义？

6.肩关节的运动包含哪些？肩关节外展活动的临床意义有哪些？

7.网球肘试验如何操作？有何临床意义？

8.握拳试验如何操作？有何临床意义？

9.浮髌试验有何临床意义？

10.研磨提拉试验有何临床意义？

第五章 推拿的注意事项与禁忌

要点导航

1.学习目的　熟悉推拿医生的注意事项及患者的注意事项，掌握推拿的禁忌。
2.学习要点　推拿医生及患者的注意事项；推拿的禁忌。

第一节　推拿的注意事项

推拿医生不仅要有熟练的手法技能，还要掌握中医基础理论，经络腧穴，现代医学的解剖、生理、病理等基本知识和理论。在推拿临床上应注意治疗前要详细诊察，全面了解患者的病情以明确诊断，排除推拿禁忌证；在治疗过程中，首先要选择合理的体位，既要保证利于推拿手法长时间操作，也要使患者舒适、放松；其次，在操作过程中，要随时观察和询问患者的反应，适时调整手法的刺激量，做到"法之所施，使患者不知其苦"。以下情况尤其要注意。

1.较重的急性损伤早期，肿痛严重者一般不宜在局部施以推拿手法治疗，以免加重局部的内出血，24~72小时后方可在局部进行推拿手法治疗。

2.对于急性损伤手法治疗后一般不宜再在局部进行热敷或红外线类理疗，以免造成局部组织水肿而加剧症状。

3.首次治疗者在治疗后的12~24小时后局部可能出现皮肤反应，甚至可能有症状的一时性加重，2~3天后可自行消失，应向患者事先说明，以免引起患者疑虑或紧张。也可在首次治疗时降低刺激量，以减轻可能的不良反应。

4.医者接触患者前、后应及时根据规范进行"卫生洗手"。

5.医者应保持手的温暖，勿带戒指，常修剪指甲，以免损伤患者皮肤。

第二节　推拿的禁忌

经过多年的探索和研究，推拿疗法的适应证范围已逐步扩大，但是下列情况仍列为推拿的禁忌。

1.开放性软组织损伤，禁止在损伤局部进行手法治疗。

2.各种类型的骨折，其损伤局部禁止使用推拿手法治疗。

3.出血或有出血倾向的疾病。

4.由结核菌、化脓菌所引起的疾病。

5.危重的脏器疾病及恶性肿瘤。

6.急性传染性疾病，如病毒性肝炎等。

7.孕妇的下腹部、下腰部以及合谷、三阴交等有特定作用的穴位禁止刺激。

8.脊髓型颈椎病。

9.严重的高血压病。

10.高热发烧者。

11.诊断不明确的急性脊柱损伤或伴有脊髓症状者。

12.烧伤、烫伤者。

13.严重的老年性骨质疏松症者。

复习思考题

1.推拿的注意事项有哪些？

2.推拿的禁忌主要有哪些？

第六章　推拿练功

要点导航

1.**学习目的**　熟悉推拿功法的概念、作用和练习要求；掌握主要推拿功法的动作、要领及作用。
2.**学习要点**　推拿功法概论，少林内功、易筋经的动作、要领及作用。

"推拿练功"是指以提高推拿手法技能和临床治疗效果为目的的锻炼方法。推拿功法是中医推拿学的重要组成部分。

推拿功法是推拿专业者在自身工作中，从实践到意识，逐渐产生、发展、完善而成的。推拿练功可以提高推拿临床治疗的效果，避免推拿专业者自身的筋肉损伤与疲劳。推拿手法操作的力，不是蛮力而是柔力，这种力需要推拿者通过后天的推拿功法练习、内外兼修才能达到。

推拿手法中的功力技巧，直接影响到推拿的疗效，而功力技巧是需要通过推拿功法练习来提高的。推拿手法在患者体表操作时需要有持久性，通过进行较长时间的易筋经锻炼，可增强肌肉的持久性。推拿手法需要有深透性，通过推拿功法练习可以使推拿者周身内劲从手上发出，增强深透力。通过推拿功法的调神练习，可以改善推拿者的心态，提高推拿者的临床应对能力。推拿功法练习可以增强推拿者的力量，提高抗疲劳能力，避免身体的损伤，提高以神御气的能力。

推拿功法不仅适用于推拿医生练习，患者在接受推拿治疗期间也可以选择适合病情的推拿功法来进行锻炼，从而提高推拿治疗的效果，加速机体康复。

推拿功法练习需要一个长期的过程。功力的锻炼不可能一蹴而就，需长期坚持、循序渐进，只有长期坚持，才会"功到自然成"。在学习中还要注意保留传统功法特色。

第一节　少林内功

少林内功原为少林武术的基本功，内功推拿流派将其引入到推拿练功之后，目前已经成为推拿专业人员练功的重要内容之一，是推拿专业人员必练的基本功。这一功法的特点是运动量较大、增劲明显、气感强。所以特别有利于增强推拿医师的体力和体质。可以说，少林内功不仅是是推拿专业人员必练的基本功，而且还可将其用于治疗多种病症。

一、基本要求

少林内功强调以力贯气，蓄劲于指端，即所说的"练气不见气，以力带气，气贯四肢"。强调用"霸力"，下肢挺直，膝关节不可弯曲，两足踏实，五趾抓地，脚尖略内扣，两足成内八字；凝劲于肩、臂、肘、腕、指，两手拇指外展伸直，其他四指并拢伸直；躯干挺拔，挺胸收腹，精神贯注，目视前方，自然呼吸，舌抵上腭，刚柔相济。

练习此功法要先练习裆势，当裆势的动作掌握好后，再接着练基本动作。每天的训练量要由小到大，以微微汗出为度。

二、基本裆势

1.站裆势

【动作及要领】

（1）并步直立，左足向左横迈一步，两足的距离稍比肩宽，足尖略内扣成内八字，五趾抓地，足跟踏实。

（2）躯干挺拔，挺胸收腹，臀内蓄。

（3）两臂伸直后伸，腕关节背伸，拇指外展伸直，其他四指并拢伸直，虎口朝内。

（4）目视前方，自然呼吸，精神贯注，舌抵上腭。

（5）要做到三直四平。即臂、腰、腿要伸直；头、肩、掌、脚要尽量水平（图6-1）。

【作用】

（1）此势为少林内功的基本裆势，可固本强基。

（2）行气活血、调和脏腑、提高推拿者指、臂、腰、腿的功力。久练此势可感觉到经气在四肢末端的运行。

（3）主要锻炼背阔肌、大圆肌、三角肌后束、拇长伸肌、指总伸肌、耻骨肌、股薄肌、长收肌等。

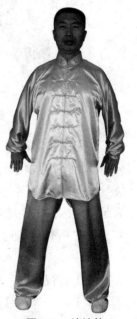

图6-1　站裆势

2.马裆势

【动作及要领】

（1）并步直立，左足向左横迈一大步，屈膝下蹲成马步，两足跟距离大宽于肩，两足尖微内扣成内八字。挺胸收腹沉腰，上身微前倾，避免蹶臀。

（2）两臂伸直后伸，腕关节背伸，拇指外展伸直，其他四指并拢伸直，虎口朝内。

（3）目视前方，自然呼吸，精神贯注，舌抵上腭（图6-2）。

【作用】

（1）此势是锻炼下肢的基本功，可增强根基之稳定。

（2）可促进腰部的气血运行，补肾强腰，肝肾亏虚患者尤其适合练习本裆势。

（3）主要锻炼股二头肌、半腱肌、半膜肌、缝匠肌、腓肠肌、骶棘肌、腹直肌、腹外斜肌、腹内斜肌、腹横肌等。

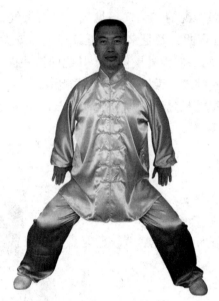

图6-2 马裆势

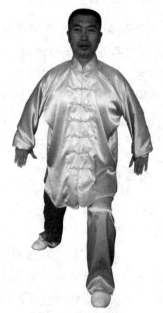

图6-3 弓箭裆势

3.弓箭裆势

【动作及要领】

（1）并步直立，身体微右转，右足向右前方迈出一大步，成右弓步，右膝与右足垂直，右足尖略内扣，左膝挺直，左足略外撤，前弓后箭。上身略前倾，臀内蓄。

（2）两臂伸直后伸，腕关节背伸，拇指外展伸直，其他四指并拢伸直，成八字掌，虎口朝内。

（3）目视前方，自然呼吸，精神贯注，舌抵上腭。

（4）以上为右弓步，左弓步和右弓步动作相同，只是先出左足，方向相反（图6-3）。

【作用】

（1）促进下肢气血的运行。常用于下肢功能障碍患者和单侧肢体麻木患者。

（2）主要锻炼髂腰肌、股直肌、阔筋膜张肌、缝匠肌、股二头肌、半腱肌、半膜肌、腓肠肌、股四头肌等。

4.大裆势

【动作及要领】

并步直立，左足向左横迈一大步，两足的距离比肩明显增宽，其他和站裆势相同（图6-4）。

【作用】此势的作用与站裆势类似，但运动量明显增大。由于两足间距离加大，增强了双下肢肌力，并可以锻炼踝关节耐受力。

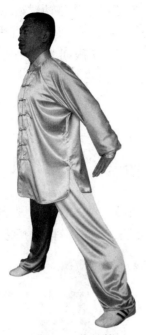
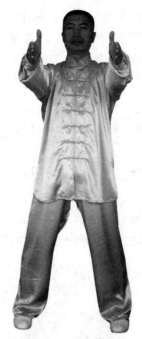

图6-4　大裆势　　　　　　　图6-5　前推八匹马势

三、基本动作

1.前推八匹马势

【动作及要领】

（1）取站裆或指定裆势。屈肘，拇指外展伸直，指尖朝上，食、中、无名、小指伸直，指尖朝前，两掌心相对，直掌护于两胁。

（2）蓄劲于肩臂，贯于掌，达于指。两臂徐徐运劲前推，力发于腰，以肩、肘、掌推成一直线和地面平行为度，微挺胸。

（3）徐徐屈肘，边屈肘边握拳回收，最后收拳于两胁，化直掌护于两胁。由直掌化俯掌下按，两臂后伸，肘伸直，腕关节背伸，恢复原裆势。

（4）两目平视，呼吸自然，精神贯注（图6-5）。

【作用】

（1）可增强指力和两臂蓄劲的功夫。有利于提高擦法的透热性。

（2）宽胸理气、健脾和胃、强筋壮骨，可防治胸闷、气短、脘胀、消化不良、食少纳呆、腰痛等病症。

（3）主要锻炼肱三头肌。可以增加腰部、上肢伸侧力量。

2.倒拉九头牛势

【动作及要领】

（1）取站裆或指定裆势。屈肘，食、中、无名、小指伸直并拢，指尖朝前，拇指伸直、用力外展，两掌心相对，直掌护于两胁。

（2）蓄劲于肩臂指端，两臂徐徐运劲前推，力发于腰，边推两臂边徐徐内旋，手臂完全伸直时，手背相对，拇指朝下，其他手指指尖朝前，肩、肘、掌成一直线和地面平行。

（3）由掌化拳如握物状，劲注拳心，同时外旋腕部，拳眼朝上。徐徐屈肘，两臂后拉，收拳于两胁，化直掌护于两胁，掌心相对，身微前倾。由直掌化俯掌下按，两臂后伸，肘伸直，腕关节背伸，恢复原裆势。

（4）两目平视，呼吸自然，精神贯注（图6-6）。

【作用】

（1）可通经络、调气血、平阴阳、和脾胃，内外兼顾。可防治消化不良、脘腹胀满、食少纳呆等病症。

（2）主要锻炼肩胛下肌、胸大肌、背阔肌、大圆肌、肱二头肌、肱桡肌、旋前圆肌。可增强两臂的悬劲、掌力和握力，对拿法、捏法、点法、按法、理法的掌握大有益处。

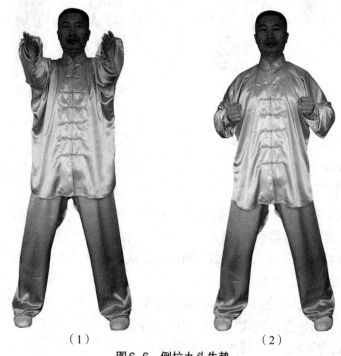

（1）　　　　　　　　　（2）

图6-6　倒拉九头牛势

3. 凤凰展翅势

【动作及要领】

（1）取站裆势或指定裆势。屈肘，两手置于两腰际，掌心朝上，食、中、无名、小指伸直并拢，指尖朝前，拇指用力外展，徐徐上提至胸前呈立掌交叉，掌心朝向左右，食、中、无名、小指指尖朝上。

（2）立掌化为俯掌，蓄劲徐徐向左右推分，形如展翅，劲如开弓。头如顶物，上身微前倾。

（3）两手蓄劲，屈肘内收，掌心朝向左右，胸前立掌交叉。立掌化俯掌下按，两臂后伸，肘伸直，腕关节背伸，恢复原裆势。

（4）两目平视前方，呼吸自然，精神贯注（图6-7）。

【作用】

（1）宽胸理气、调和脏腑，常用于防治失眠、高血压、胸闷、胁肋胀痛、善太息、月经失调、咳、喘等病症。

（2）以锻炼桡侧腕屈肌、尺侧腕屈肌、掌长肌、指浅屈肌和指深屈肌、三角肌、冈上肌等为主，可增加上肢力量，尤其是增强手腕和手指的力量，为擦、揉、按、托等手法操作提供基础。

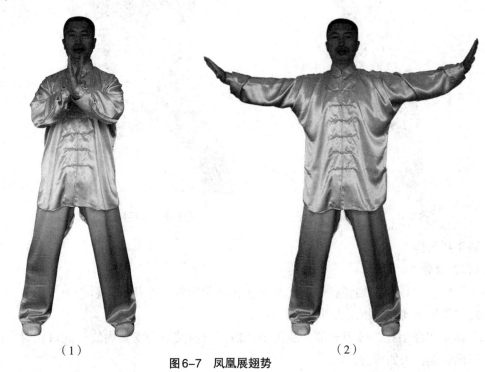

（1）　　　　　　　　　　　　　　　　　（2）

图6-7　凤凰展翅势

4.霸王举鼎势

【动作及要领】

（1）取站裆势或指定裆势。屈肘，两手置于两腰际，掌心朝上，食、中、无名、小指并拢伸直，指尖朝前，拇指用力外展。

（2）仰掌缓缓上托，过于肩部，腕关节内旋，虎口相对，掌心朝上，犹托重物，蓄力徐徐上举，自然呼吸。

（3）腕关节外旋，食、中、无名、小指指端朝上，两掌掌心相对，蓄力徐徐而下，边下降前臂边外旋，两手徐徐收回腰部。仰掌化俯掌下按，两臂后伸，肘伸直，腕关节背伸，恢复原裆势（图6-8）。

【作用】

（1）引气血上行，提神醒脑。

（2）以锻炼桡侧腕长伸肌、桡侧腕短伸肌、尺侧腕伸肌及所有伸指肌为主。腕关节尽力背伸，可增加腕力，为锻炼托法的基础功法。

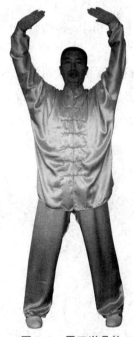

图6-8　霸王举鼎势

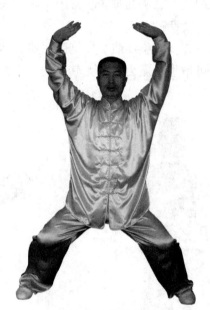

图6-9　两手托天势

5.两手托天势

【动作及要领】

（1）取马裆势或指定裆势。屈肘，两手置于两腰际，掌心朝上，食、中、无名、小指伸直并拢，指尖朝前，拇指用力外展。

（2）仰掌缓缓上托，过于肩部，腕关节和前臂以肘关节为支点内旋，虎口相对，徐徐上举，掌面朝上，头如顶物。

（3）腕关节外旋，食、中、无名、小指指端朝上，两掌掌心相对，蓄力徐徐而下，边下降前臂边外旋，渐渐两手收回腰部。仰掌化俯掌下按，两臂后伸，肘伸直，腕关节背伸，恢复原裆势。见图6-9。

【作用】

（1）导引气血上行，提神醒脑。

（2）以锻炼三角肌、冈上肌、斜方肌、前锯肌等为主。增强肩背、手腕、掌指关节部的肌肉力量，对揉、拿、推、托法的掌握大有益处。

6.顺水推舟势

【动作及要领】

（1）取大裆势或指定裆势。屈肘，食、中、无名、小指伸直并拢，指尖朝前，拇指用力外展，两掌心相对，直掌护于两胁。

（2）两直掌蓄劲徐徐前推，边推边腕关节内旋，使虎口朝下，指尖相对，两臂似环状，挺肘形似推舟，掌、肘、肩成一直线和地面平行。

（3）腕关节慢慢外旋后伸直，恢复直掌，屈肘蓄力而收，两直掌置于两胁。由直掌化俯掌下按，两臂后伸，肘伸直，腕关节背伸，恢复原裆势（图6-10）。

【作用】

（1）宽胸理气、健脾和胃，可防治心脏病、脾胃不和等病症。还可有效预防腰背部、肩部的肌肉劳损。

（2）以锻炼肩胛下肌、胸大肌、背阔肌、竖脊肌、大圆肌及前臂伸肌群为主，增强腰部及上肢力量，着重于指、掌发力训练，有助于擦、按、点、揉、推等手法的提高。

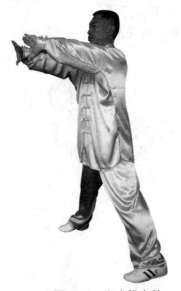 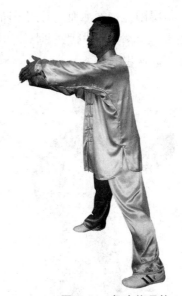

图6-10　顺水推舟势　　　　　　　　　图6-11　怀中抱月势

7.怀中抱月势

【动作及要领】

（1）取大裆势或指定裆势。屈肘，两手置于两腰际，掌心朝上，食、中、无名、小指伸直并拢，指尖朝前，拇指用力外展。

（2）两仰掌徐徐上提，在胸前立掌交叉，缓缓向左右推分，推到尽头后，食、中、无名、小指指端朝向左右下方，掌心朝前，掌、肘、肩成一直线和地面平行。

（3）两臂徐徐蓄劲相抱，掌心朝向内侧，如抱物状，上身略前倾，呼吸自然，两掌在正前方交叉，变为立掌，收于胸前。立掌化俯掌下按，两臂后伸，肘伸直，腕关节背伸，恢复原来的裆势（图6-11）。

【作用】

（1）反复抄举可以通利三焦、疏肝理气、滑利关节。

（2）两上臂合力抄抱，以锻炼胸大肌、背阔肌、大圆肌及肱二头肌等为主，可防治肩、肘关节功能障碍等疾患。

8.仙人指路势

【动作及要领】

（1）取站裆势或指定裆势。屈肘，两手置于两腰际，掌心朝上，食、中、无名、小指伸直并拢，拇指用力外展。

（2）右仰掌上提到胸前正中，立掌蓄劲向前缓缓推出，手心内凹成瓦楞掌。

（3）推直后外旋腕关节同时握拳，蓄劲缓缓内收，仰掌护于腰部，左右手掌交替进行。由仰掌化为俯掌下按，两臂后伸，肘伸直，腕关节背伸，恢复原来的裆势（图6-12）。

【作用】

（1）平衡阴阳、行气活血。常用来防治失眠、健忘等病证。

（2）主要锻炼骨间掌侧肌、拇长伸肌、蚓状肌，增强前臂、肘、掌指力，也可防治上肢关节功能障碍疾患。

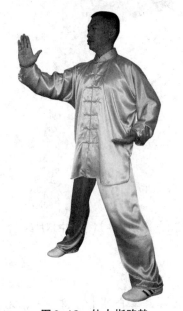 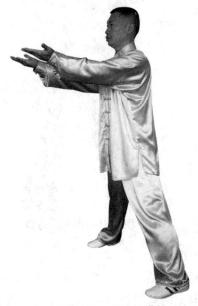

图6-12　仙人指路势　　　　　　　　图6-13　平手托塔势

9.平手托塔势

【动作及要领】

（1）取大裆势或指定裆势。屈肘，两手置于两胁部，掌心朝上，食、中、无名、小指伸直并拢，拇指用力外展。

（2）两掌徐徐运劲前推，边推拇指边运劲向外侧用力倾斜，保持手掌呈水平状态，推到尽头后，掌、肘、肩成一直线和地面平行，肘直掌平犹如托物。

（3）拇指运劲向外侧倾斜，屈肘蓄劲徐徐收回至两胁，边回收拇指边运劲向外侧倾斜，保持手掌呈水平状态。由仰掌化俯掌下按，两臂后伸，肘伸直，腕关节背伸，恢复原裆势（图6-13）。

【作用】

（1）疏通手之三阴、三阳经络，促进上半身气血的运行。

（2）主要锻炼冈下肌、小圆肌、旋前圆肌、旋后肌等，增强前臂的旋劲，锻炼掌力、指力，有利于按、点、推等手法的训练。

10.风摆荷叶势

【动作及要领】

（1）取大裆势或指定的裆势。屈肘，两手置于两胁部，掌心朝上，食、中、无名、小指伸直并拢，拇指用力外展。

（2）双掌提到胸前，两掌相叠，左掌在右掌上。向前上方运劲推出，高与肩相平，然后徐徐向左右推分开，掌、肘、肩成一直线和地面平行。拇指外侧略用力，使两手掌面和地面平行。

（3）两仰掌同时蓄劲慢慢向正前方合拢，交叉相叠，右掌在下，左掌在上，缓缓收于两腰际。仰掌化俯掌下按，两臂后伸，肘伸直，腕关节背伸，恢复原裆势。

（4）头如顶物，两目平视，自然呼吸（图6-14）。

【作用】

（1）宽胸理气、调畅气机、平调阴阳、强心宣肺，可防治心、肺、肝等脏腑疾患。

（2）以锻炼肱三头肌、三角肌、冈上肌等为主，增强两臂臂力、指力，特别是悬劲。适合推、擦、点、捻等手法的训练。

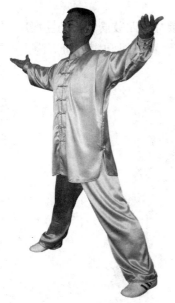 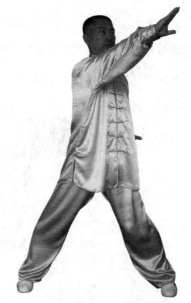

图6-14　风摆荷叶势　　　　　　图6-15　单凤朝阳势

11.单凤朝阳势

【动作及要领】

（1）取大裆势或指定裆势。屈肘，两手置于两腰际，掌心朝上，食、中、无名、小指伸直并拢，拇指用力外展。

（2）右仰掌向左前方蓄劲伸出，边伸出边内旋腕关节和前臂变俯掌。

（3）缓缓呈半圆形运向右下方，收回变仰掌护于腰际。左手动作与右手相同，只是方向相反。由仰掌化俯掌下按，两臂后伸，肘关节伸直，腕关节背伸，恢复原裆势（图6-15）。

【作用】

（1）疏肝利胆、调理气机，可防治胸胁满闷、腹胀之肝气郁滞证。

（2）以锻炼三角肌、冈上肌、胸大肌、背阔肌和肱三头肌等为主。增强上肢及腰部的耐受力，适用于肩、肘功能障碍的患者练习。

12.海底捞月势

【动作及要领】

（1）取大裆势或指定裆势。屈肘，两手置于两腰际，掌心朝上，食、中、无名、小指伸直并拢，拇指用力外展。

（2）双掌上提，经胸徐徐上举，然后向左右推分，到两侧尽端时，掌心变为朝下，同时上身尽量前俯，两膝伸直，五趾抓地，两掌由上而下逐渐接近，指间相对，掌心朝上，犹如抱物状。

（3）两臂蓄劲于掌指，徐徐抄起至胸部，如捞月状，上身随势而直。由仰掌化俯掌下按，两臂后伸，肘关节伸直，腕关节背伸，恢复原裆势（图6-16）。

【作用】

（1）强健筋骨，行气活血，可强力健身，防治腰背及四肢筋骨损伤性疾病。

（2）以锻炼冈上肌、三角肌、斜方肌、胸大肌、背阔肌和腹直肌等为主，增强腰、腹和上肢的力量，锻炼两臂蓄力。

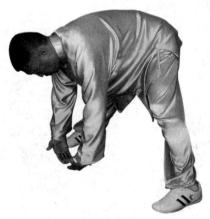

图6-16 海底捞月势

13.顶天抱地势

【动作及要领】

（1）取站裆势或指定裆势。屈肘，两手置于两腰际，掌心朝上，食、中、无名、小指伸直并拢，拇指用力外展。

（2）仰掌缓缓上托，过于肩部，腕关节内旋，虎口相对，掌心朝上，犹托重物，蓄力徐徐上举。

（3）到尽端后，缓缓向左右外分下抄，同时上身前俯，两掌逐渐相叠，左手在下，右手在上。

（4）两掌如抱物状缓缓上提到胸部，下落于两腰际成仰掌护腰，两目平视。由仰掌化俯掌下按，两臂后伸，肘关节伸直，腕关节背伸，恢复原裆势（图6-17）。

【作用】

（1）补肾壮腰，通调督任脉气血。

（2）主要锻炼斜方肌、背阔肌、胸大肌、大圆肌、肩胛下肌及上臂肌群，增强腰、腹、上肢力量，防治腰背部肌肉劳损。

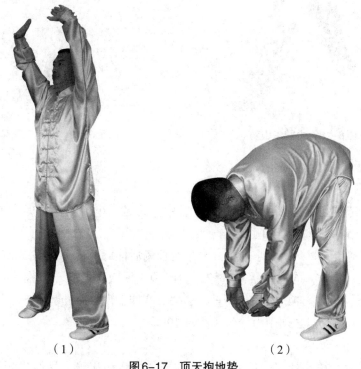

（1）　　　　　　　　　　　　　　　　　　　（2）

图6-17　顶天抱地势

14.力劈华山势

【动作及要领】

（1）取大裆势或指定裆势。屈肘，两手置于两腰际，掌心朝上，食、中、无名、小指伸直并拢，拇指用力外展。

（2）两手缓缓上提到胸前，在胸前立掌交叉，然后向左右分推，肘部微屈，掌心向前，两掌到左右侧方后，两臂同时用力连续下劈三次，头如顶物，两目平视，自然呼吸。

（3）两臂沿原路线缓缓收回，仰掌护于两腰际。由仰掌化俯掌下按，两臂后伸，肘关节伸直，腕关节背伸，恢复原来的裆势（图6-18）。

【作用】

（1）通利三焦气机，可防治胸闷、脘腹不适等病症。

（2）以锻炼斜方肌、背阔肌、胸大肌、大圆肌、肩胛下肌及上臂肌群等为主，着重于增强肩臂力量，治疗肩臂痛、腰背痛。

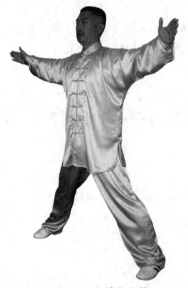 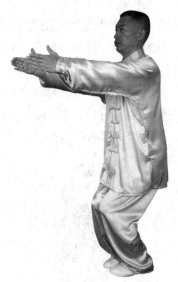

图6-18　力劈华山势　　　　　　图6-19　三起三落势

15.三起三落势

【动作及要领】

（1）取并裆势或指定的裆势。屈肘，食、中、无名、小指伸直并拢，指尖朝前，拇指用力外展，掌心相对，直掌护于两胁。

（2）屈膝下蹲，同时两手直掌前推。头不要前俯后仰，两目平视前方，呼吸自然。

（3）两掌蓄劲回收，同时缓缓站起，站直时两掌回收至两胁。前推后收往返三次。由直掌化俯掌下按，两臂后伸，肘关节伸直，腕关节背伸，恢复原裆势。

（4）前后往返三次，必须用力均匀（图6-19）。

【作用】

（1）健脾和胃、祛邪外出，可防治内脏虚弱、外感病症等。可促进腰腿气血的运行，适用于肩、肘、膝关节功能障碍患者的锻炼。

（2）主要锻炼髂腰肌、股直肌、阔筋膜张肌、缝匠肌、半腱肌、半膜肌、股二头肌、股薄肌、腓肠肌，加强拇指力量和下肢力量。有利于按、点、推、踩蹻等手法的训练。

16.乌龙钻洞势

【动作及要领】

（1）弓箭裆势。屈肘，食、中、无名、小指伸直并拢，指尖朝前，拇指用力外展，两掌心相对，直掌护于两胁部。

（2）两直掌徐徐前推，边推掌心边向下逐渐变成俯掌，上身随势前俯。

（3）推足后边外旋腕关节边蓄力而收，掌心由俯掌逐渐化为仰掌护于腰际。

（4）由仰掌化为俯掌下按，两臂后伸，肘关节伸直，腕关节背伸，恢复原来的弓箭裆势（图6-20）。

【作用】

（1）可加强带脉的功能，调经止带。

（2）主要锻炼肩胛下肌、大圆肌、冈下肌、小圆肌、旋后肌、旋前圆肌等肌肉，可增强腰背部、上下肢的力量，滑利关节，增强机体的灵活性。

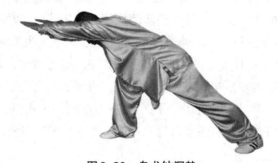

图6-20　乌龙钻洞势

17.饿虎扑食势

【动作及要领】

（1）取弓箭裆势。两手置于两腰际，掌心朝上，食、中、无名、小指伸直并拢，指尖朝前，拇指用力外展。

（2）两仰掌前推，边推两臂边内旋，两臂推直后，两腕背伸，虎口朝下，掌心朝前，掌、肘、肩成一直线和地面平行，上身随势前俯。

（3）五指握拳，同时外旋腕关节，拳眼朝上，劲注拳心，屈肘用力回拉，仰掌护于腰际。由仰掌化俯掌下按，两臂后伸，肘伸直，腕关节背伸，恢复弓箭裆势（图6-21）。

【作用】

（1）滑利关节，尤其是肩部活动障碍以及各种慢性病症。

（2）主要锻炼旋前圆肌、旋后肌、肩胛下肌、大圆肌、背阔肌、前臂伸肌，增加腰腿部力量，增强身体稳定性。

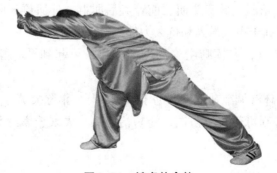

图6-21　饿虎扑食势

第二节　易筋经

易筋经相传为印度高僧达摩所创。在宋代以前，仅流传于少林寺众僧之间，到了明清以后，才广泛的在民间流行。易筋经三个字的涵义是："易"——改变，"筋"——筋肉，"经"——方法。通过锻炼来改变筋肉，使之强健柔韧的方法。易筋经功法长期以来一直作为推拿的基本功，是推拿功法学的主要功法之一。目前，易筋经不仅是推拿专业人员强身健体、增强体力的主要练功方法，也是人们防治疾病、延年养生的常用保健功法。

易筋经功法是一套身心并练、内外兼修的传统功法，不仅为推拿专业功法，还为医疗养生功法。练功中，每势动作要求舒展、缓慢、柔和，用力适度，切不可用蛮力、僵力。神态上要安宁、精神上要内守。初练者宜自然呼吸，当练到一定程度后，可配合呼吸。

易筋经共有十二势，即十二个动作，每个人在锻炼时，可根据自己的具体情况，练其中一势或几势或整个套路。练习的强度以每天一次，每次练至微微汗出为宜。

1.韦驮献杵

【**预备**】并步直立。头正如顶物，目视前方。沉肩垂肘，含胸拔背，收腹，松腰。两臂自然下垂于体侧，掌心朝内。膝关节微屈，膝前缘不超过足尖。心平气和，精神内守，呼吸自然。

【**动作及要领**】

（1）左足向左迈开一步，与肩同宽。

（2）两臂伸直外展与肩相平，两掌心朝下，转掌心朝前，缓缓向正前方合拢，屈肘内旋前臂，指尖朝上，腕关节、肘关节与肩关节在同一水平面上。两前臂继续内旋，指尖指向天突穴。

（3）两手缓缓向左右分开，掌心相对，相距约15cm，在胸前成抱球状，沉肩垂肘虚腋，脊背舒展，上虚下实，两目平视，身体微前倾。

（4）收势：先深吸一口气，然后缓缓呼出，两手同时下落于体侧，掌心朝内，收左足，成并步直立（图6-22）。

【**作用**】本势是易筋经训练的基础。

（1）锻炼重点在三角肌、肱三头肌、前臂旋后肌群、伸肌群、肛门括约肌。久练可增强上述肌群的气力，有利于手法悬劲和持久力的维持。

（2）有利于调节肺气，发挥肺主气的均衡作用，可起到平心静气、均衡身体气机的作用。

（3）可改善神经、体液调节功能，有助于血液循环，消除疲劳。

（4）患者锻炼此势则可使气机协调，能防治心烦、失眠、焦虑不安、痔疮、高血压等病症。

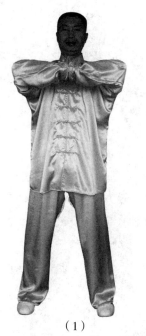
（1）

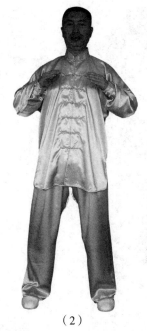
（2）

图6-22　韦驮献杵

2.横胆降魔杵　本势又称为"韦驮献杵第二势"。

【预备】和第一势相同。

【动作及要领】

（1）左足向左迈开一步，与肩同宽。

（2）两手下按，掌心朝下，指尖朝前，肘关节伸直。两手翻掌向上，指尖相对，上提到胸前，向前推出，指尖朝前，两臂与肩相平。

（3）两臂向左右分开，至正侧方，翻转掌心朝下，两膝挺直，足跟抬起，足尖着地，练习日久可仅用拇趾侧着力，身体略前倾。

（4）收势　先深吸一口气，然后缓缓呼出，同时足跟下落，收左足，成并步直立（图6-23）。

【作用】

（1）重点锻炼上肢三角肌、下肢股四头肌、小腿三头肌、咬肌、眼轮匝肌、肛门括约肌等，增强两臂悬劲和耐力、腿力。

（2）通过伸展上肢和提起足跟的动作，起到疏通四肢经气的作用。

（3）本势对身体的平衡性起到很好的调节作用，故小脑共济失调者练之，可改善症状。

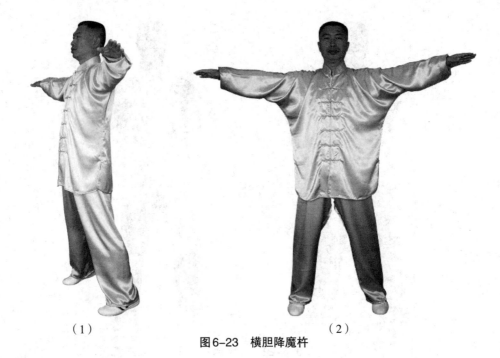

（1）　　　　　　　　　　　　　　　（2）

图6-23　横胆降魔杵

3.掌托天门　本势又称为"韦驮献杵第三势"。

【预备】和第一势相同。

【动作及要领】

（1）左足向左迈开一步，与肩同宽。

（2）两手掌心向上，指端相对，相距约5cm，上提到胸前。

（3）内旋腕关节及前臂，掌心朝上，同时两手上举过头，两虎口相对，指向天门穴（此穴位于前正中线，入前发际2寸处）。两膝伸直，足跟抬起，足掌着地，头略后仰，目视掌背。两臂切忌贯力，不要过分仰头，以免发生危险。

（4）收势　先深吸一口气，然后缓缓呼出，同时放下两手及落下足跟，收左足，成并步直立（图6-24）。

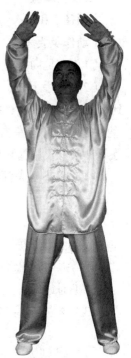

图6-24　掌托天门

【作用】

（1）重点锻炼上肢各肌群、腰肌、股四头肌、小腿三头肌，提高整体协调稳定性，增强臂力、腰力、腿力。

（2）本势能使大脑血液灌注量明显增加，血管弹性提高，从而使气血供应充足，起到提神醒脑之功。久练可延年益寿。

（3）调理三焦、引血上行。常用于防治心肺疾病、脾胃疾病、妇科病、脑供血不足、低血压等疾病。低血压病人坚持练此功，有明显的升压效果。

【注意事项】

高血压患者，忌练此功。

4. 摘星换斗

【预备】和第一势相同。

【动作及要领】

（1）并足站立，两手握空拳，置于两腰际，拳心朝上。

（2）重心放在右腿上，左腿向左前方迈出一大步，成左弓步；同时，右手拳背置于命门穴处，左手由拳变掌，掌心朝上，伸向左前方，手指高与头顶相平，目视左手。

（3）重心向后移，上身向右转，右腿膝关节屈曲，左腿膝关节伸直，左脚脚尖向上翘起；同时，左手随着上身向右转而向右平摆，眼随左手移动。

（4）上身向左转动，稍收回左脚，左脚尖点地，成左虚步；同时左手随着身体向左转动而向左摆动，变成勾手举在头前上方，指尖指向印堂穴成摘星状，目视勾手。上身转动要由腰来带动。钩手离前额约一拳远。

（5）收势　深吸一口气，然后缓缓呼出，同时收回左脚，双手变掌落在身体两侧，并步站立。以上是左式动作，右式动作与左式相同，只是左右相反（图6-25）。

【作用】本势较其他各势为难，在推拿练功中占重要地位

（1）主要锻炼屈腕肌群、肱三头肌、肱二头肌、腰肌、下肢屈肌群，增强腕力、臂力、腰力、腿力。特别是对一指禅推法的掌握有一定的帮助。

（2）健脾和胃、舒畅气机、行气活血。常用来防治中风后遗症、胃脘部疼痛不适等疾病。

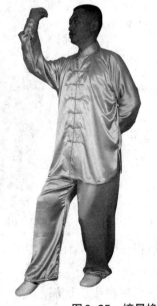
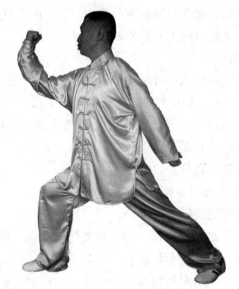

图6-25　摘星换斗　　　　　　　　图6-26　倒拽九牛尾

5. 倒拽九牛尾

【预备】和第一势相同。

【动作及要领】

（1）并足站立，左足向左迈开一大步。两臂外展由身体两侧上抬至头上方两侧，掌心相对，拇指朝后，其他四指指尖朝上，屈膝下蹲，边下蹲两掌边变成拳，经体前下落到两

大腿之间，两臂尽量伸直，拳背相对，拳心朝向左右。

（2）两拳上提到胸前，拳心朝下，变掌后向左右分推，掌心朝向左右，拇指指尖朝前，其他四指指尖朝上，坐腕，肘关节伸直。

（3）重心先右移，然后再左移，变成左弓步，同时两掌变拳，左手向下经腹前再向上划弧至面前，肘微屈，拳的高度不过眉高，屈腕拳眼朝左；右手经头上向前，再向下、向后划弧至身体右侧后方，肘微屈，屈腕拳眼朝左。两腿前弓后箭，两臂作螺旋使劲。

（4）以上为左式动作，身体直立右转，面向正前方，两臂伸直后自然下落于体侧，再做右式，右式动作和左式相同，只是左右方向相反（图6-26）。

【作用】

（1）重点锻炼两臂旋前、旋后肌群和五指的力量。

（2）舒筋活络，常用于防治肩、背、腰、腿肌肉的损伤。

6.出爪亮翅

【预备】和第一势相同。

【动作及要领】

（1）并足站立，两手握拳，置于两腰际，拳心朝上。

（2）两拳上提到胸前正中，变成立掌向前推出，向前推出时呼气，同时足跟上抬，两腿挺直，肘关节伸直，腕关节背伸，十指用力外分，目视指端。坐腕亮翅，力达指端。

（3）用力握拳收回到胸前正中，收拳时吸气，同时足跟落下，共做七次推去收回动作（图6-27）。

【作用】

（1）主要锻炼前臂屈、伸肌群。久练会气行随意，使劲由肩臂循肘腕贯于指端，以增加推拿手法的臂力及指力。

（2）疏肝理气，补益肺肾，行气活血。常用于防治老年性肺气肿、肺心病、肝郁证。

7.九鬼拔马刀

【预备】和第一势相同。

【动作及要领】

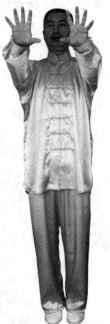

图6-27　出爪亮翅

（1）左足向左迈开一步，宽度与肩相同，两手在腹前相互交叉，上举于头上，从身体两侧下落，置于两侧大腿旁。

（2）左手从左侧向前上举到头上，屈肘后收，左手掌心按在头后枕部，右臂后伸，右手掌心按在左侧背部肩胛骨下方。

（3）左手掌用力前按，肘向后摆，项部向后用力与之对抗；右手掌前按，身体向左旋转至极限，两足固定不动，目视侧后方。身体向左旋转时要保持中轴正直。

（4）两臂侧平举，身体转正，两手从身体两侧下落，置于两侧大腿旁。以上为左式动作，右式动作与左式相同，只是方向相反（图6-28）。

【作用】

（1）重点锻炼肱三头肌、腰肌，增强臂力与腰力。

（2）增强脊柱及肋骨各关节的活动范围，疏通督脉，宽胸理气，改善头部血液循环，常用于防治颈椎病、肺气肿、脑供血不足等疾病。

【注意事项】

练习日久，可同时提起足跟。高血压患者勿练此势。

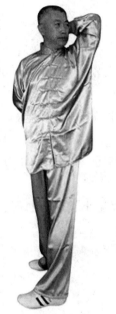 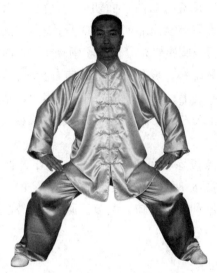

图6-28　九鬼拔马刀　　　　　　　　图6-29　三盘落地

8.三盘落地

【预备】和第一势相同。

【动作】

（1）左脚向左横跨一大步，比肩稍宽；两臂伸直，在体前仰掌上抬，和肩同宽，至和肩同高时停止。

（2）两掌翻转，掌心朝下，肘往外展；屈膝下蹲成马步，同时两手掌下按，停于膝上部。

（3）两腿慢慢伸直，同时两掌翻转，掌心朝上，上抬到与肩同高，再屈膝下蹲，同时两掌翻转，掌心朝下，肘往外展，按到膝关节外侧。

（4）两腿慢慢伸直，同时两掌翻转，掌心朝上，上抬到与肩同高，再屈膝下蹲，同时两掌翻转，掌心朝下，肘往外展，按到小腿中部外侧。两腿慢慢伸直，同时两掌翻转，掌心朝上，上抬到与肩同高；两掌翻转，掌心朝下，从身前缓缓落下，置于两侧大腿旁。

（5）两手上托，如托千斤；两手下按，如按水中浮球（图6-29）。

【作用】本势是推拿医生的必修功法之一。

（1）锻炼得法能使神贯于顶，气注丹田，全身气血周流不息，使两臂沉静，精力充沛，尤其能使股四头肌、腰背肌气力加强。

（2）促进大腿和腹腔静脉血液的回流，常用于防治腰腿痛、盆腔炎等疾病。

9.青龙探爪

【预备】和第一势相同。

【动作及要领】

（1）左足向左迈开一步，宽度与肩相同。双手握拳上提，置于两侧章门穴处，拳心朝上。

（2）右拳变掌，掌心朝左，拇指指尖朝后，其他四指指尖朝上，上举至头上，肘关节伸直。腰向左侧充分弯曲，面朝前，目视前方，右掌心朝下，拇指指尖朝后，其他四指指尖朝左；向左转体至面部朝下，右手下按至左足正前方，膝关节挺直，足跟不要离开地面。侧腰时，手臂、腰腹要充分伸展。俯身掌下按时，手掌要撑实。

（3）屈膝下蹲，成马步，上体向右转正，同时右手由左腿侧经两小腿前向右划弧至右腿外侧，掌心朝上，双腿缓直，右手握拳收回章门穴处。

（4）以上为左式动作，右式动作与左式相同，只是方向相反（图6-30）。

【作用】

（1）重点锻炼肋间肌、背阔肌、腹外斜肌、臀大肌、大腿小腿后侧肌群、拇长屈肌，增加两臂的蓄劲和手指功夫，是一指禅推法的入门功法之一。

（2）疏肝利胆、宣肺、调节五脏气机，常用于防治呼吸系统疾病、肝胆疾病、妇科经带疾患。

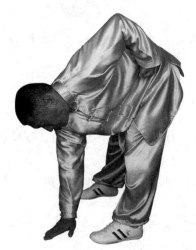

图6-30 青龙探爪

10.饿虎扑食

【预备】和第一势相同。

【动作及要领】

（1）左足向前方迈进一大步，成左弓步。双手握拳由两腰际向前作扑伸，手与肩同一高度，掌心朝前，腕关节背伸，坐腕，双手手形呈虎爪形，前扑动作要显现出刚劲。要用躯干的蠕动带动双手前扑，力达指端。

（2）双手十指撑地，置于左膝两侧，指端向前。后腿屈膝，脚趾着地；前脚跟稍微抬起。挺胸，抬头，瞪目，目视前方，塌腰，脊柱呈反弓形。

（3）稍停片刻，收回左足于右足旁呈并步，缓缓起身，双手握拳收回于两腰侧。

（4）收势：先深吸气，然后慢慢呼出，双手变掌落于体侧。以上为左式动作，右式与左式动作相同，唯方向相反（图6-31）。

【作用】

练习日久可增加手指功夫及上股屈伸肌肉和腰腹肌群的气力，能起到强腰壮肾的作用。

【注意事项】

（1）初练时掌心可与五指同时着地，经过一个时期的锻炼，在臂力增强的基础上，再用五指着地，掌心悬空，并逐渐减为拇指、食指、中指三指着地，拇指、食指二指或仅拇指着地。

（2）高血压、心脏病患者、体弱者忌练此功。

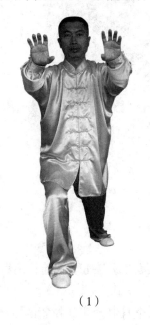
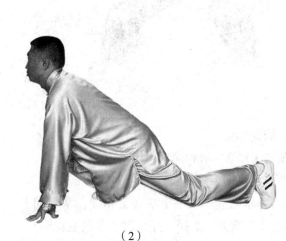

（1）　　　　　　　　　　　　　　　　　　　　（2）

图6-31　饿虎扑食

11.打躬击鼓

【预备】和第一势相同。

【动作及要领】

（1）左足向左迈开一步，与肩同宽。

（2）两臂外展，手心朝上，上举至头上方，两掌心相对，十指交叉相握，抱于脑后枕骨，与项争力，两肘要向后充分伸展，切勿屏气。屈膝下蹲成马步，目视前方。

（3）伸直膝关节，弯腰，双手用力将头压向胯下，足跟不要抬起。双手掌心分别轻掩耳部，四指按在脑后枕骨上，食指附在中指上，食指从中指滑落在枕骨上，以此来弹击枕骨，此时耳内有"咚咚"响声，击24次（图6-32）。

【作用】

（1）重点锻炼斜方肌、背阔肌、胸大肌、肱三头肌、下肢后侧诸肌群，为锻炼腰、腿、项、臂的基础功，可增强臂力、腰力、腿力，对按法、抖法很有帮助。

（2）醒脑明目、益聪固肾、引血上行，常用于防治耳鸣、耳聋、头痛、头晕、头胀、健忘等病症，缓解背腰部紧张、疲劳。

【注意事项】

高血压患者，禁练本势。

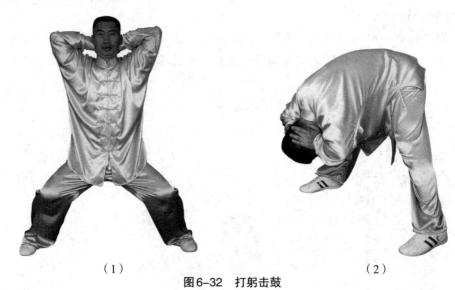

（1）　　　　　　　　　　　　　　　　（2）

图6-32　打躬击鼓

12.掉尾摇头

【预备】和第一势相同。

【动作及要领】

（1）并步站立。双手十指交叉相握，掌心朝上，置于小腹前，上托于胸前，前臂和腕掌内旋，掌心朝天，上托，托至肘关节挺直。

（2）双手臂、头极力后仰，两目上视，足不要离开地面，全身绷紧犹如拉紧的弓箭。

（3）身体前俯，随势推掌到两足的正前方，抬头，目视双手，膝关节挺直，肘要伸直，足跟不要离开地面。

（4）两手交叉不动。头向左后转，同时臀部向左前扭动，目视尾闾。稍停片刻，头向右后转，同时臀部向右前扭动，目视尾闾。稍停片刻，身体转正，抬头，目视双手。

（5）收势　深吸气，起身直腰；深呼气，双手分开，收回于身体两侧（图6-33）。

【作用】

（1）强健筋骨，增强腰、下肢和上肢的柔韧性，为锻炼易筋经的主要基础功，也是易筋经的结束功法。

（2）通调十二经脉、奇经八脉，可达到舒通气血的作用，使人练功后有种轻松愉快的感觉。

【注意事项】

（1）高血压患者，禁练本势。

（2）颈椎病患者和年老体弱者，头部动作应小而轻缓。

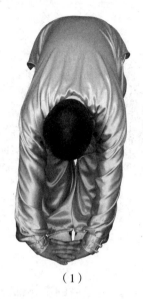
（1）

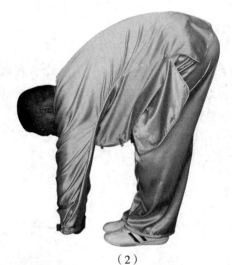
（2）

图6-33 掉尾摇头

思政元素

传承功法、守正创新

　　推拿功法可通过各种特定的锻炼方法，提高医者的身体素质，增强手法的功力、耐力和巧力，提高推拿临床疗效。历代推拿名家皆认为推拿医生必须要有外强内壮的身体，方能行推拿之事。因此，推拿医生应传承易筋经、少林内功等传统功法，将其作为"身心并练"的主要功法。同时，应秉承"继承不泥古，创新不离宗"的原则，将功法与手法结合、功法与现代疾病联系，坚持锻炼，灵活应用，真正做到"传承功法，守正创新"。

复习思考题

1.少林内功的基本档势有哪些？

2.少林内功的基本要求有哪些？

3.练习易筋经有哪些要求？

4.简述韦驮献杵的动作要领及作用。

第七章　经络腧穴

要点导航

1.**学习目的**　掌握成人和小儿推拿常用穴位的定位及主治，熟悉成人和小儿推拿常用穴位的常用手法，了解经络腧穴理论在推拿临床的指导意义及其应用。

2.**学习要点**　成人和小儿推拿常用穴位的定位、主治、常用手法，经络腧穴理论在推拿临床的应用及其重要性。

第一节　经　络

经络是指人体内运行气血的通道，包括经脉和络脉。经脉为经络的主体部分，以上下纵行为主；络脉从经脉中分行，是经络的细小部分。经络系统是由经脉与络脉相互联系、彼此衔接而构成的体系，它将人体的组织器官、四肢百骸联络成一个有机的整体，并通过经气的活动，运行气血、调合阴阳、调节全身的机能，使整个机体保持协调和相对平衡。经络纵横交错，遍布网络全身，是人体的重要组成部分。

一、经络系统的组成

经脉包括十二经脉、奇经八脉，以及附属于十二经脉的十二经别、十二经筋、十二皮部；络脉包括十五络脉和难以计数的浮络、孙络等。其中十二经脉包括手三阴经（手太阴肺经、手厥阴心包经、手少阴心经）、手三阳经（手阳明大肠经、手少阳三焦经、手太阳小肠经）、足三阳经（足阳明胃经、足少阳胆经、足太阳膀胱经）、足三阴经（足太阴脾经、足厥阴肝经、足少阴肾经），奇经八脉包括督脉、任脉、冲脉，带脉、阴维脉、阳维脉、阴跷脉、阳跷脉。另外，经络还包括十二经别、十二经筋、十二皮部及十五络脉。

（一）十二经脉

十二经脉系指十二脏腑所属的经脉，又称为"十二正经""正经"等。

1.**十二经脉的名称**　十二经脉由手足、阴阳、脏腑三部分组成名称。以手、足将十二经脉分成手六经和足六经；凡属六脏及循行于肢体内侧的经脉为阴经，属六腑及循行于肢体外侧的经脉为阳经。依据阴阳相互消长变化的规律，又划分为三阴三阳，三阴为太阴、厥阴、少阴；三阳为阳明、少阳、太阳。

2.**十二经脉的分布规律及循行**　十二经脉以左右对称的形式分布于头面、躯干和四肢，纵贯全身。其中六条阴经分布于四肢内侧和胸腹，上肢及下肢内侧分别为手三阴经和足三阴经；六条阳经分布于四肢外侧和头面、躯干，上肢及下肢外侧分别为手三阳经和足三阳经。其中手足阳经为阳明在前、少阳在中、太阳在后；手足阴经为太阴在前、厥阴在中、少阴在后。足三阴经在足内踝上8寸以下为厥阴在前、太阴在中、少阴在后，至内踝上8寸以上，太阴交出于厥阴之前。

3.**十二经脉属络表里关系**　十二经脉在体内与脏腑相连属，十二经脉之阴经与阳经亦有明确的脏腑属络和表里关系。阴经属脏络腑，阳经属腑络脏，在脏腑阴阳经脉之间形成了六组表里属络关系。

4.**十二经脉与脏腑器官的联络**　十二经脉与脏腑及循行部位的组织器官配属联络关系情况见表7-1。

表7-1　十二经脉与人体脏腑器官联络表

经脉名称	联络脏腑	联络器官
手太阴肺经	属肺，络大肠，环循胃口	喉咙
手阳明大肠经	属大肠，络肺	入下齿中，夹口、鼻
足阳明胃经	属胃，络脾	起于鼻，入上齿，环口夹唇，循喉咙
足太阴脾经	属脾，络胃，流注心中	夹咽，连舌本，散舌下
手少阴心经	属心，络小肠，上肺	夹咽，系目系
手太阳小肠经	属小肠，络心，抵胃	循咽，至目内外眦，入耳中，抵鼻
足太阳膀胱经	属膀胱，络肾	起于目内眦，至耳上角，入络脑
足少阴肾经	属肾，络膀胱，上贯肝	循喉咙，夹舌本
手厥阴心包经	属心包，络三焦	
手少阳三焦经	属三焦，络心包	系耳后，出耳上角，入耳中，至目锐眦
足少阳胆经	属胆，络肝	起于目锐眦，下耳后，入耳中，出耳前
足厥阴肝经	属肝，络胆，夹胃，注肺	过阴器，连目系，环唇内

5.**十二经脉的循行走向与交接规律**　十二经脉的循行走向规律是：手三阴经从胸走手，手三阳经从手走头，足三阳经从头走足，足三阴经从足走腹胸。其中相表里的阴经与阳经在手足末端交接，同名的阳经与阳经在头面部交接，相互衔接的阴经与阴经在胸中交接。

6.**十二经脉的气血循环流注顺序**　十二经脉的气血流注从手太阴肺经开始逐经相传，至足厥阴肝经而终，再由足厥阴肝经复传于手太阴肺经，流注不已，从而构成了周而复始、如环无端的循环传注系统。

（二）奇经八脉

奇经八脉包括督脉、任脉、冲脉、带脉、阴维脉、阳维脉、阴跷脉、阳跷脉共8条，因其别道奇行故称奇经八脉。奇经八脉它不隶属于十二脏腑，无表里配合关系。其中督脉、任脉、冲脉皆起于胞中，同出于会阴，故称为"一源三歧"。督脉调节全身阳经脉气，故称"阳脉之海"；任脉调节全身阴经脉气，故称"阴脉之海"；冲脉涵蓄调节十二经气血，故称"十二经之海"。奇经八脉沟通了十二经脉之间的联系，将部位相近、功能相似的经脉联系起来，起到统摄相关经脉气血、协调阴阳的作用，对十二经脉气血有蓄积和渗灌的作用。

（三）十五络脉

十二经脉和任、督二脉各自别出一络，加脾之大络，总计15条，称为十五络脉。十二经脉的别络均从本经四肢肘、膝关节以下的络穴分出，走向其相表里的经脉。任脉的别络从鸠尾分出后散布于腹部；督脉的别络从长强分出后散布于头，左右别走足太阳经；脾之大络从大包分出后散布于胸胁。四肢部的十二经别络，加强了十二经中表里两经的联系，沟通了表里两经的经气，补充了十二经脉循行的不足。躯干部的任脉别络、督脉别络和脾之大络，分别沟通了腹、背和全身经气。

（四）十二经别

十二经别是十二正经离、入、出、合的别行部分，是正经别行深入体腔的支脉。十二经别多从四肢肘、膝关节附近的正经别出（离），经过躯干深入体腔与相关的脏腑联系（入），再浅出于体表上行头项部（出），在头项部，阳经经别合于本经的经脉，阴经经别合于其相表里的阳经经脉（合）。十二经别按阴阳表里关系汇合成六组，故有"六合"之称。十二经别离、入、出、合的特点加强了十二经脉的内外联系，补充了十二经脉循行的不足，扩大了主治范围。

（五）十二经筋

十二经筋是十二经脉之气输布于筋肉骨节的体系，是附属于十二经脉的筋肉系统。其循行分布均起始于四肢末端，结聚于关节、骨骼部，走向躯干头面。十二经筋行于体表，不入内脏。经筋具有约束骨骼、屈伸关节、维持人体正常运动功能的作用。

（六）十二皮部

十二皮部是十二经脉功能活动反映于体表的部位，是络脉之气散布之所在部位。居于人体最外层，与经络气血相通，是机体的卫外屏障。

二、经络的作用

经络有联系内外上下、濡养周身、抗御外邪、运行气血、津液以及传导作用。人体周身能够保持协调统一，完成正常的生理活动，都要通过经络作用。

经络是病邪传注的主要途径，它是脏腑之间、脏腑与体表器官之间病变相互影响的渠道。当体表受到病邪侵袭时，通过经络由表及里、由浅入深进行传变。

经络有循行部位和脏腑络属，可以反映所属脏腑的病证，根据疾病所出现的症状，结合经络循行的部位及所联系的脏腑，可以作为辨证归经的依据。运用触诊根据体表出现的压痛、结节、麻木等病理反应，作为治疗的重要手段。

第二节 常用腧穴

腧穴，是人体脏腑经络气血在体表的集聚点，是体表与脏腑器官及有关部位相联系的特殊区域，也是推拿治疗的重要部位。

一、腧穴的分类

腧穴包括十四经穴、经外奇穴、阿是穴三类。

十四经穴是指归属于十二经脉及任、督两脉上的腧穴，共计361穴。

特定穴是指十四经穴中有特殊作用及特殊称号的腧穴，包括五输穴、原穴、络穴、郄穴、俞募穴及交会穴等。五输穴是十二经脉各经分布于肘、膝关节以下的五个重要穴位的总称，即井、荥、输、经、合；原穴是脏腑原气经过和留止的部位；络穴是络脉在本经分出部位的腧穴；俞穴是脏腑经气输注于背腰部的腧穴；募穴是脏腑经气汇聚于胸腹部的腧穴；八脉交会穴是指奇经八脉与十二经脉之气相交会的八个腧穴；交会穴是指两条以上的经脉交会通过的腧穴；八会穴即脏、腑、筋、脉、气、血、骨、髓的精气聚会的八个腧穴；郄穴是指体内气血聚会于某些空隙处的重要穴位；下合穴是指手三阳经合于足三阳经的穴位。

经外奇穴是指具有固定的位置、具体的名称和特治作用，且不属于十四经脉的腧穴。如华佗夹脊、八风、八邪等穴位。

阿是穴是指既无具体的名称，又无固定的位置，而是以压痛点或病变部位等作为取穴标准的一类腧穴。它广泛地应用于痛证及脏腑病证的推拿治疗之中。

二、腧穴的治疗作用

腧穴具有近治作用、远治作用和特殊作用。近治作用是指腧穴可以治疗该穴所在部位及邻近组织、器官病证的作用，称为腧穴的近治作用。如眼区的睛明、承泣等穴均能治疗眼病，耳区的听宫、听会等能治疗耳病。远治作用是指十四经穴可以治疗本经循行所涉及到的远隔部位的脏腑、组织、器官的病证，甚至影响全身的作用，称为腧穴的远治作用。如合谷穴，不仅能治疗手腕部病证，还可以治疗颈部和头面部的病证。特殊作用是指腧穴在治疗上具有的特异性和双重性，特异性是指腧穴对于某一疾病或组织部位所具有的特殊治疗作用，如大椎退热、丰隆化痰、至阴矫正胎位等。另外，腧穴的治疗作用还具有双重性，即双相调节作用，是指腧穴在机体两种相反状态下的良性调治作用。如天枢穴，不但能治疗便秘，而且还能治疗泄泻。

三、腧穴的定位方法

腧穴的定位方法有骨度分寸定位法、体表解剖标志定位法、手指同身寸定位法和简便定位法四种。

骨度分寸定位法，是指主要以骨节为标志，将两骨节之间的长度折量为一定的分寸，用以确定腧穴位置的方法（表7-2）。

体表解剖标志定位法，是指以人体的体表标志为依据来取穴的方法，又称自然标志定位法。分为固定和活动标志两种。固定标志是指各部位由骨节、肌肉所形成的突起、凹陷及五官轮廓、发际、指（趾）甲、乳头、肚脐等，是在自然姿势下可见的标志。活动标志是指各部的关节、肌肉、肌腱、皮肤随着活动而出现的空隙、凹陷、皱纹、尖端等，是在活动姿势下才会出现的标志。

手指同身寸定位法，是指依据患者本人手指为尺寸折量标准来量取腧穴的定位方法。主要有中指同身寸法、拇指同身寸法及横指同身寸法。

简便定位法是一种简便易行的腧穴定位方法。如立正姿势，手臂自然下垂，其中指端在下肢所触及处为风市。

表7-2 常用骨度分寸表

部位	起止点	折量寸	度量法	说明
头面部	前发际正中至后发际正中	12	直寸	用于确定头部经穴的纵向距离
	眉间（印堂）至前发际正中	3	直寸	用于确定前或后发际及其头部经穴的纵向距离
	第7颈椎棘突下（大椎）至后发际正中	3	直寸	
	眉间（印堂）至第7颈椎棘突下（大椎）	18	直寸	
	前两额发角（头维）之间	9	横寸	用于确定头前部经穴的横向距离
	耳后两乳突（完骨）之间	9	横寸	用于确定头后部经穴的横向距离
胸腹胁部	胸骨上窝（天突）至胸剑联合中点（歧骨）	9	直寸	用于确定胸部任脉经穴的纵向距离
	胸剑联合中点（歧骨）至脐中	8	直寸	用于确定上腹部经穴的纵向距离
	脐中至耻骨联合上缘（曲骨）	5	直寸	用于确定下腹部经穴的纵向距离
	两乳头之间	8	横寸	用于确定胸腹部经穴的横向距离
	腋窝顶点至第11肋游离端（章门）	12	直寸	用于确定胁肋部经穴的纵向距离
背腰部	肩胛骨内缘（近脊柱侧点）至后正中线	3	横寸	用于确定背腰部经穴的横向距离
	肩峰缘至后正中线	8	横寸	用于确定肩背部经穴的横向距离
上肢部	腋前、后纹头至肘横纹（平肘尖）	9	直寸	用于确定上臂部经穴的纵向距离
	肘横纹（平肘尖）至腕掌（背）侧横纹	12	直寸	用于确定前臂部经穴的纵向距离
下肢部	耻骨联合上缘至股骨内上髁上缘	18	直寸	用于确定下肢内侧足三阴经穴的纵向距离
	胫骨内侧髁下缘至内踝尖	13	直寸	
	股骨大转子至腘横纹	19	直寸	用于确定下肢外后侧足三阳经穴的纵向距离（臀沟至腘横纹相当于14寸）
	腘横纹至外踝尖	16	直寸	用于确定下肢外后侧足三阳经穴的纵向距离

四、常用腧穴表

表7-3 手太阴肺经腧穴

穴名	定位	主治	常用手法
中府	前正中线旁开6寸，平第1肋间隙处	咳喘、胸闷、肩背痛	一指禅推、按、揉
云门	锁骨下窝凹陷处，前正中线旁开6寸	咳喘、胸闷、肩背痛	一指禅推、按、揉

续表

穴名	定位	主治	常用手法
天府	肱二头肌桡侧缘，腋前纹头下3寸	鼻衄、咳喘、肩、上肢内侧痛	按、揉
尺泽	肘横纹中，肱二头肌腱桡侧	咳喘、咽喉痛、胸胁胀满、急性腹痛吐泻、小儿惊风、肘臂挛痛	按、揉、
孔最	在尺泽与太渊连线上，腕横纹上7寸	咳嗽、咯血、音哑、咽喉痛、痔血、肘臂痛	一指禅推、按、揉
列缺	桡骨茎突上方，腕横纹上1.5寸	咳嗽、气急、鼻衄、咽喉痛、头项强痛、牙痛	一指禅推、按、揉
太渊	腕横纹桡侧端，桡动脉桡侧凹陷中	咳嗽、气喘、乳胀、咽喉痛、手腕痛	按、揉、
鱼际	第1掌骨中点，赤白肉际	胸背痛、头痛眩晕、喉痛、发热恶寒	按、揉、掐
少商	拇指桡侧指甲角旁约0.1寸	中风昏仆、手指挛痛、小儿惊风	掐

表7-4 手阳明大肠经腧穴

穴名	定位	主治	常用手法
合谷	手背，第1、2掌骨之间，约平第2掌骨桡侧中点处	头痛、牙痛、发热、喉痛、鼻衄、经闭、滞产、口眼㖞斜、热病、指挛、臂痛	拿、按、揉
阳溪	腕背横纹桡侧，拇长伸肌腱与拇短伸肌腱之间的凹陷处	头痛、耳鸣、齿痛、咽喉肿痛、目赤、手腕痛	掐、按、拿、一指禅推、揉
偏历	在阳溪与曲池的连线上，阳溪上3寸处	鼻衄、目赤、耳聋、耳鸣、手臂酸痛、喉痛、水肿	按、揉
温溜	在阳溪与曲池的连线上，阳溪上5寸	腹痛、呃逆、喉舌痛、头痛	一指禅推、按、掐
手三里	在阳溪与曲池的连线上，曲池穴下2寸	肘挛、屈伸不利、手臂麻木酸痛、腹痛、腹泻	按、揉、一指禅推
曲池	屈肘，当肘横纹外端凹陷中	发热、咽喉痛、高血压、眩晕、腹痛腹泻、月经不调、手臂肿痛、肘痛、上肢瘫痪	按、揉、一指禅推
肩髃	臂外展，肩峰前下方，举臂时呈凹陷处	肩痛、肩关节活动障碍、偏瘫、瘰疬、瘾疹	一指禅推、按、揉
迎香	鼻翼旁0.5寸，鼻唇沟中	鼻炎，鼻塞，口眼㖞斜，胆道蛔虫症	掐、按、揉

表7-5 足阳明胃经腧穴

穴名	定位	主治	常用手法
四白	目正视、瞳孔直下，当眶下孔凹陷中	口眼㖞斜、目赤痛痒、目翳、眼睑颤动、头痛、眩晕	按、揉、一指禅推
地仓	瞳孔直下，口角旁0.4寸	流涎、口眼㖞斜、眼睑颤动	一指禅推、按、揉
大迎	下颌角前1.3寸骨陷中	牙痛、颊肿、瘰疬、颈痛	掐、按
颊车	下颌角前上方一横指凹陷中，咀嚼时咬肌隆起，按之凹陷处	口眼㖞斜、牙痛、颊肿、口噤不语	一指禅推、按、揉
下关	颧弓与下颌切迹之间的凹陷中，合口有孔，张口即闭	牙痛、耳鸣、耳聋、面瘫、面痛	一指禅推、按、揉
头维	额角发际直上0.5寸，正中线旁4.5寸	头痛、眩晕、目痛、迎风流泪、眼睑颤动	一指禅推、按、揉、扫散法

穴名	定位	主治	常用手法
人迎	喉结旁开1.5寸，胸锁乳突肌前缘	咽喉肿痛、喘息、瘰疬项肿、气闷、头痛、眩晕	拿、揉
水突	人迎穴下1寸，胸锁乳突肌的前缘	胸满咳喘、项强、咽喉痛、瘰疬、瘿瘤	拿、揉
缺盆	锁骨上窝中央，前正中线旁开4寸	胸满喘咳、项强、咽喉痛、瘰疬、瘿瘤	按、弹拨、点
天枢	脐旁2寸	腹痛腹泻、便秘、腹胀、肠鸣、月经不调、痛经、癥瘕	揉、一指禅推
髀关	髂前上棘与髌底外缘连线上，平会阴	腰腿痛、下肢麻木、痿软、筋挛急、屈伸不利	按、拿、一指禅推
伏兔	髂前上棘与髌底外缘连线上，髌骨外上缘上6寸	膝痛冷麻、下肢瘫痪、脚气、疝气	㨰、按
梁丘	髂前上棘与髌底外缘连线上，髌骨外上缘上2寸	急性胃痛、乳痈、膝痛冷麻	㨰、按、点、拿
犊鼻	髌骨下缘，髌韧带外侧凹陷中	膝关节酸痛、活动不便	按、一指禅推
足三里	犊鼻穴下3寸，胫骨前缘外一横指处	腹痛、腹泻、便秘、心悸、气短、眩晕失眠、高血压、癫狂、下肢冷麻	按、一指禅推、㨰
上巨虚	犊鼻穴下6寸，胫骨前缘外一横指处	夹脐痛、肠痈、便秘、腹泻、下肢痿痹、脚气	拿、㨰、按、揉
下巨虚	犊鼻穴下9寸，胫骨前缘外一横指处	小腹痛引睾丸、便秘、腹泻、腰脊痛、乳痛、下肢痿痹	拿、按、揉
丰隆	外侧踝尖上8寸，胫骨前缘外二横指处	头痛、眩晕、咳痰、哮喘、肢肿、狂痫、下肢痿痹	一指禅推、揉
解溪	足背踝关节横纹中央，拇长伸肌腱与趾长伸肌腱之间	头痛、眩晕、狂痫、腹胀、便秘、踝关节扭伤、足趾麻木	一指禅推、按、拿、掐
冲阳	解溪穴下1.5寸足背最高处，有动脉应手	口眼㖞斜、面肿、上齿痛、胃痛、足缓不收、狂痫	按、揉、掐

表7-6 足太阴脾经腧穴

穴名	定位	主治	常用手法
太白	第1跖骨小头后缘，赤白肉际	胃痛、腹胀、肠鸣、泄泻、便秘、痔漏	掐、按
公孙	第1跖骨底前缘，赤白肉际	胃痛、呕吐、食不化、腹痛、泄泻、痢疾	按、揉
三阴交	内踝上3寸，胫骨内侧面的后方	眩晕、失眠、腹胀、纳呆、遗尿、小便不利、妇科病、男性病、下肢痿痹	按、点、拿、一指禅推
地机	内踝尖与阴陵泉连线上，阴陵泉下3寸	腹痛、泄泻、水肿、小便不利、月经不调、痛经、遗精、下肢痿痹	拿、按
阴陵泉	胫骨内侧髁后下缘凹陷中	腹痛、泄泻、水肿、黄疸、小便不利失禁、遗精、阴痛、带下、膝关节酸痛	点、拿、一指禅推
血海	髌底内上方2寸	月经不调、经闭、崩漏、湿疹、瘾疹丹毒、膝痛	拿、按、一指禅推、揉
大横	脐中旁开4寸	虚寒泻痢、大便秘结、小腹痛	一指禅推、揉、拿

表7-7 手少阴心经腧穴

穴名	定位	主治	常用手法
极泉	腋窝正中，腋动脉搏动处	心痛、心悸、胸闷胁痛、臂肘冷麻、瘰疬	弹拨、按、揉
少海	屈肘，当肘横纹尺侧端与肱骨内上髁连线的中点	心痛、心悸、腋胁痛、肘关节痛、手颤肘挛	拿、弹拨
通里	尺侧腕屈肌腱的桡侧缘，腕横纹上1寸	心悸、头晕、咽痛、暴喑、舌强不语、腕臂痛	掐、按、拿、一指禅推
阴郄	尺侧腕屈肌腱的桡侧缘，腕横纹上0.5寸	心痛、心悸、骨蒸盗汗、吐血衄血、暴喑	按、揉、拿、一指禅推
神门	腕横纹尺侧端，尺侧腕屈肌腱的桡侧凹陷中	惊悸、怔忡、失眠、健忘、心痛、癫狂痫	拿、按、一指禅推

表7-8 手太阳小肠经腧穴

穴名	定位	主治	常用手法
少泽	小指尺侧指甲角旁约0.1寸	发热、中风昏迷、乳少、咽喉肿痛	掐
后溪	第5掌指关节后尺侧、横纹头赤白肉际	头项强痛、耳聋、咽痛、齿痛、目翳、癫狂痫、疟疾、肘臂挛痛	掐、按
腕骨	第5掌骨基底与钩骨之间凹陷中	头痛、肩臂挛痛、腕痛指挛、黄疸、热病、消渴	掐、按
养老	尺骨小头桡侧缘凹陷中	目视不明、头面痛、肩臂腰痛	掐、按
支正	前臂伸侧面尺侧，腕上5寸处	颈项强、手指拘挛、头痛、目眩	拿、按、揉
小海	屈肘，当尺骨鹰嘴与肱骨内上髁之间凹陷中	牙痛，颈项痛、上肢酸痛、癫狂	拿、按、一指禅推
肩贞	臂内收，腋后纹头上1寸	瘰疬、耳鸣、肩关节酸痛、上肢瘫痪	拿、按、揉、一指禅推
天宗	肩胛骨冈下窝的中央，平第4胸椎	肩背酸痛、项强、气喘	一指禅推、滚、按、揉
秉风	肩胛骨冈上窝中，天宗直上	肩胛疼痛、不能举臂，上肢酸麻	一指禅推、按、揉
肩中俞	第7颈椎棘突下，旁开2寸	咳嗽、气喘、肩背疼痛、视物不清	一指禅推、滚、按
颧髎	目外眦直下，颧骨下缘凹陷中	口眼㖞斜、面痛、齿痛、颊肿	一指禅推、按、揉
听宫	耳屏前，下颌骨髁状突后方，张口凹陷处	耳鸣、耳聋、齿痛、癫狂痫	一指禅推、按、揉

表7-9 足太阳膀胱经腧穴

穴名	定位	主治	常用手法
睛明	目内眦旁0.1寸	眼病、急性腰痛	一指禅推、按
攒竹	眉头凹陷中，眶上切迹处	头痛、失眠、眉棱骨痛、目赤痛、面痛、腰痛	一指禅推、揉
天柱	正中线旁开1.3寸，当斜方肌外缘后发际凹陷中	头痛、眩晕、项强、鼻塞、肩背痛	一指禅推、按
大杼	第1胸椎棘突下，旁开1.5寸	发热、咳嗽、项强、肩胛酸痛	一指禅推、滚、揉
风门	第2胸椎棘突下，旁开1.5寸	伤风、咳嗽、项强、腰背痛	一指禅推、按、揉
肺俞	第3胸椎棘突下，旁开1.5寸	咳嗽、气喘、胸闷、咳血、背肌劳损、潮热盗汗、瘾疹	一指禅推、滚、按、揉

穴名	定位	主治	常用手法
心俞	第5胸椎棘突下，旁开1.5寸	失眠、心悸、心痛、健忘、癫狂痫	一指禅推、㨰、按、揉
膈俞	第7胸椎棘突下，旁开1.5寸	胃痛、呕吐、噎膈、气喘、咳嗽、盗汗	一指禅推、㨰、按、揉
肝俞	第9胸椎棘突下，旁开1.5寸	胁肋痛、肝炎、目糊、黄疸、眩晕、衄血、癫狂痫	一指禅推、㨰、按、揉
胆俞	第10胸椎棘突下，旁开1.5寸	胁肋痛、口苦、黄疸、消化不良、肺痨	一指禅推、点、按、揉
脾俞	第11胸椎棘突下，旁开1.5寸	胃脘胀痛、消化不良、小儿慢脾惊、黄疸、水肿、背痛	一指禅推、点、按、揉、㨰
胃俞	第12胸椎棘突下，旁开1.5寸	胃病、小儿吐乳、消化不良、胸胁痛	一指禅推、点、按、揉
三焦俞	第1腰椎棘突下，旁开1.5寸	肠鸣、腹胀、呕吐、水肿、小便不利、泄泻、腰背强痛	一指禅推、按、揉
肾俞	第2腰椎棘突下，旁开1.5寸	肾虚、腰痛、遗精、月经不调、耳鸣、耳聋、水肿	一指禅推、按、揉
气海俞	第3腰椎棘突下，旁开1.5寸	腰痛、痛经、肠鸣、腹胀	一指禅推、按、揉
大肠俞	第4腰椎棘突下，旁开1.5寸	腰腿痛、腰肌劳损、肠炎	一指禅推、按、揉
关元俞	第5腰椎棘突下，旁开1.5寸	腰痛、泄泻、腹胀、小便不利、遗尿	一指禅推、按、揉
八髎	在第1、2、3、4骶后孔中（分别为上髎、次髎、中髎、下髎）	腰腿痛、消化泌尿生殖系疾患	点、按、擦
秩边	第4骶椎棘下，旁开3寸	腰臀痛、下肢痿痹、小便不利、便秘	㨰、弹、拨、按
承扶	臀下横纹中点	腰臀痛、下肢痿痹、便秘、痔疾	点、按、擦
殷门	承扶与委中连线，承扶下6寸	坐骨神经痛、下肢瘫痪、腰背痛	点、压、拍、㨰
委阳	腘横纹外端、股二头肌腱内缘	腰脊强痛、小腹胀满、小便不利、腿足挛痛	拿、按、㨰
委中	腘横纹中央	腰痛、膝关节屈伸不利、半身不遂、腹痛、吐泻、遗尿、瘾疹、疔疮	㨰、按、揉、一指禅推
承山	腓肠肌两肌腹之间凹陷的顶端	腰腿痛、腓肠肌痉挛、便秘、痔疾	㨰、按、揉、一指禅推
飞扬	昆仑直上7寸	头痛、腰背痛、腿软无力	按、揉
跗阳	昆仑直上3寸	头痛、腰骶痛、外踝肿痛、下肢瘫痪	拿、弹拨
昆仑	外踝与跟腱之间凹陷中	头痛、项强、腰痛、踝关节扭伤	按、拿
申脉	外踝下缘凹陷中	癫狂痫、失眠、头痛、眩晕、腰腿酸痛	掐、按
金门	申脉前下方，骰骨外侧凹陷中	癫痫、腰痛、外踝痛、下肢痹痛	掐、按

表7-10　足少阴肾经腧穴

穴名	定位	主治	常用手法
京骨	第5跖骨粗隆下，赤白肉际	癫痫、头痛、项强、腰腿痛、膝痛脚挛	拿、掐
涌泉	足底中，足底2.3趾纹头端与足跟连线的前1/3与后2/3交点	偏头痛、癫狂、失眠、便秘、小便不利、咽痛、晕厥、高血压、小儿惊风	擦、按、拿、一指禅推
太溪	内踝尖与跟腱之间凹陷中	喉痛、齿痛、不寐、遗精、阳痿、月经不调、吐泻、目疾、耳鸣	一指禅推、拿、按、揉
大钟	太溪下0.5寸，跟腱内缘	腰脊强痛、足跟痛、气喘、咳血、便秘、遗尿、癃闭	一指禅推、按
水泉	太溪直下1寸	月经不调、痛经、小便不利、目昏花	按、揉
照海	内踝尖下缘凹陷中	月经不调、便秘、遗尿、癃闭、咽喉痛、失眠、痫症	按、揉
交信	内踝上2寸，胫骨内侧缘	月经不调、泄泻、便秘、睾丸肿痛	按、揉
筑宾	太溪直上5寸	癫狂、疝痛、足胫痛	点、按、揉、拿

表7-11　手厥阴心包经腧穴

穴名	定位	主治	常用手法
天泉	腋前纹头下2寸，肱二头肌长短头之间	心痛、咳嗽、胸胁痛、臂痛	弹拨
曲泽	肘横纹中，肱二头肌腱尺侧缘	心悸、心痛、胃痛、吐泻、上肢酸痛	拿、按、揉
郄门	腕横纹上5寸，掌长肌腱与桡侧腕屈肌腱之间	心痛、心悸、呕吐、呕血、咳血、癫痫	拿、按、揉、一指禅推
间使	腕横纹上3寸，掌长肌腱与桡侧腕屈肌腱之间	心痛、心悸、癫痫、胃痛、吐泻、肘臂痛	拿、按、一指禅推
内关	腕横纹上2寸，掌长肌腱与桡侧腕屈肌腱之间	胃痛、呕吐、心悸、精神失常、头痛、眩晕、肘臂痛	一指禅推、按、揉
大陵	腕横纹中央，掌长肌腱与桡侧腕屈肌腱之间	心痛、心悸、胃痛、呕吐、癫痫、胸胁痛、手腕麻木	按、揉、一指禅推
劳宫	手掌心横纹中，第2.3掌骨之间	心悸、中风昏迷、癫痫	按、揉、拿、推

表7-12　手少阳三焦经腧穴

穴名	定位	主治	常用手法
中渚	握拳第4.5掌骨小头后缘之间凹陷中	偏头痛、耳鸣、耳聋、咽喉痛、消渴、疟疾、掌指痛屈伸不利、肘臂痛	点、按、一指禅推
阳池	腕背横纹中，指总伸肌腱尺侧缘凹陷中	肩臂痛、腕痛、疟疾、消渴、耳聋、咽喉痛	一指禅推、按
外关	阳池与肘尖连线上，腕背横纹上2寸，桡骨与尺骨之间	头痛、耳鸣、耳聋、咽喉痛、消渴、肘臂手指痛、屈伸不利	一指禅推、㨰、按
会宗	阳池与肘尖连线上，腕背横纹上3寸，尺骨桡侧缘	耳聋、痫证、臂痛、屈伸不利	㨰、按、揉
肩髎	肩峰外下方，肩髃穴后寸许凹陷中	肩臂酸痛、肩关节活动受限	一指禅推、按、揉、㨰、拿

续表

穴名	定位	主治	常用手法
翳风	耳垂下方，乳突与下颌角之间凹陷处	耳鸣、耳聋、齿痛、颊肿	一指禅推、按、振

表7-13　足少阳胆经腧穴

穴名	定位	主治	常用手法
瞳子髎	目外眦旁，眶外侧缘处	目赤肿痛、目翳、口眼㖞斜、头痛	按、一指禅推
听会	耳屏前，下颌骨髁状突后方，张口凹陷处	耳鸣、耳聋、齿痛、口眼㖞斜、头痛	按、一指禅推
风池	胸锁乳突肌与斜方肌之间，平风府穴	偏正头痛、感冒、项强、眩晕、中风、目痛、癫痫	按、拿、一指禅推
肩井	大椎穴与肩峰连线的中点	项强、肩背痛、手臂上举不便、头痛、瘰疬、乳痛、难产	拿、㨰、一指禅推、按、揉
居髎	髂前上棘与股骨大转子连线的中点	腰腿痛、髋关节酸痛、骶髂关节炎、疝气	㨰、点、压
环跳	股骨大转子与骶管裂孔连线的外1/3与内2/3交界处	腰腿痛、偏瘫	㨰、压、按
风市	大腿外侧中线上，腘横纹水平线上7寸	偏瘫、膝关节酸痛、脚气	㨰、点、按、压
阳陵泉	腓骨小头前下方凹陷中	黄疸、口苦、呕吐、小儿惊风、膝关节酸痛、胁肋痛	拿、点、按
外丘	外踝尖上7寸，腓骨前缘	胸胁支满、肤痛痿痹、癫痫、颈项强痛	㨰、按
光明	外踝上5寸，腓骨前缘	膝痛、下肢痿痹、目痛、夜盲、乳胀、咽痛	㨰、拨
悬钟	外踝上3寸，腓骨后缘	头痛、项强、下肢酸痛、痔疾、便秘、胸胁痛	拿、按
丘墟	外踝前下方，趾长伸肌腱外侧凹陷中	踝关节痛、胸胁痛、疟疾	按、点、拿
足临泣	足背，第4趾本节后，小趾伸肌腱外凹陷处	瘰疬、胁肋痛、足跗肿痛、足趾挛痛	掐、点、按

表7-14　足厥阴肝经腧穴

穴名	定位	主治	常用手法
太冲	足背，第1跖骨间隙后方凹陷中	头痛、眩晕、高血压、小儿惊风、耳鸣、月经不调、崩漏、遗尿、中风	拿、按
蠡沟	足内踝上5寸，胫骨内侧面的中央	睾丸肿痛、阳强、小便不利、月经不调、足胫痿痹	㨰、拿、按
中都	足内踝上7寸，胫骨内侧面的中央	腹痛、泄泻、疝气、崩漏、恶露不尽	㨰、拿、按
章门	第11肋游离端的下方	胸胁痛、胸闷、腹胀、吐泻、黄疸	摩、揉
期门	乳头直下，第6肋间隙，正中线旁开6寸	胸胁痛、腹胀、呃逆、乳痛、吐酸	摩、揉

表7-15　任脉腧穴

穴名	定位	主治	常用手法
中极	脐下4寸	痛经、遗尿、癃闭、带下、遗精、阳痿、	一指禅推、摩、揉
关元	脐下3寸	腹痛、痛经、遗尿、眩晕、中风脱证、腹痛、吐泻	一指禅推、摩
石门	脐下2寸	腹痛、泄泻、遗精、阳痿、带下、崩漏	一指禅推、摩、揉
气海	脐下1.5寸	腹痛、便秘、泄泻、月经不调、痛经、崩漏、中风、遗尿	一指禅推、摩、揉
神阙	脐的中间	腹痛、泄泻、水肿、脱证	摩、揉、按、振
中脘	脐上4寸	胃痛、腹胀、呕吐、消化不良	一指禅推、摩、揉、按
鸠尾	剑突下，脐上7寸	心胸痛、反胃、癫痫、噎膈	按、揉
膻中	前正中线，两乳之间，平第4肋间隙处	咳喘、胸闷胸痛、心悸、气短、乳痈	一指禅推、摩、按
天突	胸骨上窝正中	喘咳、咯痰不畅、咽痛、瘿气、噎膈	按、压、一指禅推

表7-16　督脉腧穴

穴名	定位	主治	常用手法
承浆	颏唇沟的正中点	口眼㖞斜、牙痛、流涎、消渴、癫痫	按、揉、掐
长强	尾骨端与肛门连线的中点	腹泻、便秘、脱肛、癫痫、腰骶尾痛	按、揉
腰阳关	第4腰椎棘突下	腰脊疼痛、遗精、阳痿、带下、崩漏	滚、一指禅推、按、揉、擦、扳
命门	第2腰椎棘突下	腰脊疼痛、早泄、带下、崩漏、月经不调、尿频	滚、一指禅推、按、揉、擦、扳
身柱	第3胸椎棘突下	腰脊强痛、咳喘、癫痫、身热	滚、一指禅推、扳、按
大椎	第7颈椎棘突下	感冒、发热、落枕、咳喘、惊风、癫痫、风疹、头项痛	一指禅推、滚、按、揉
风府	后发际正中直上1寸，两斜方肌之间凹陷处	头痛、项强、眩晕、中风、癫痫、咽痛	点、按、揉、一指禅推
百会	后发际正中直上7寸，两耳之间	头痛、头晕、昏厥、高血压、脱肛、中风、癫痫	按、揉、一指禅推
人中	人中沟正中线上1/3与下2/3交界处	惊风、口眼㖞斜	掐

表7-17　经外奇穴

穴名	定位	主治	常用手法
印堂	两眉头连线的中点	头痛、鼻炎、失眠、惊风、目痛	一指禅推、按、揉
素髎	鼻尖正中央	鼻塞、鼻衄、鼻渊、惊风、昏迷	按、揉
太阳	眉梢与目外眦之间向后约1寸处凹陷中	头痛、感冒、眼病、眩晕、口眼㖞斜	按、揉、一指禅推
定喘	第7颈椎棘突下，旁开0.5寸	哮喘、咳嗽、肩背痛、落枕	按、揉、一指禅推

穴名	定位	主治	常用手法
鱼腰	瞳孔直上，眉毛的中点	眉棱骨痛、目赤肿痛、眼睑瞤动、	抹、一指禅推、按
腰眼	第4腰椎棘突下，旁开3.5寸凹陷处	腰扭伤、腰背酸楚、尿频、妇科病	滚、按、拿、擦
夹脊	第1胸椎至第5腰椎，各椎棘突下旁开0.5寸	脊柱疼痛强直、脏腑疾患及强壮作用	滚、擦、压、推、一指禅推
十七椎	第5腰椎棘突下	腰腿痛、痛经、崩漏、遗尿	扳、滚、按
十宣	十手指尖端，距指甲0.1寸	昏厥、指端麻木、咽痛、惊厥、热病	掐
鹤顶	髌骨上缘正中凹陷处	膝关节肿痛、腿无力、脚气	按、揉、点
阑尾穴	足三里穴下约2寸处	阑尾炎、腹痛、下肢痿痹、纳呆	按、拿、揉、点
肩内陵	腋前皱襞顶端与肩髃穴连线中点	肩关节酸痛、运动障碍	一指禅推、滚、拿、按、揉
桥弓	耳后翳风到缺盆成一线	头痛、头晕、高血压	推、揉、拿
胆囊穴	阳陵泉直下1寸	胆绞痛、胆结石、下肢痿痹、纳呆	按、揉、点

第三节　小儿推拿特定穴

　　小儿推拿特定穴是指推拿治疗时在小儿体表操作的特殊刺激部位，这些穴位呈点、线、面状分布，以双肘以下居多，见图7-1，图7-2。小儿推拿操作遵循一定的顺序，一般是先上肢，次头面，再胸腹、腰背，最后是下肢，也可根据病情轻重缓急或患儿体位而定先后顺序。

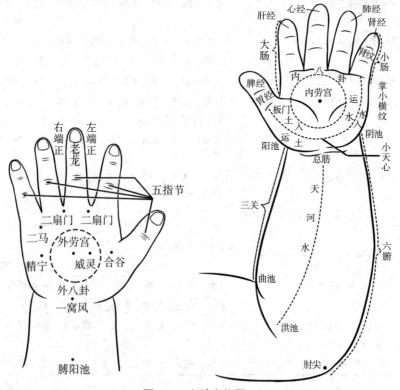

图7-1　上肢穴位图

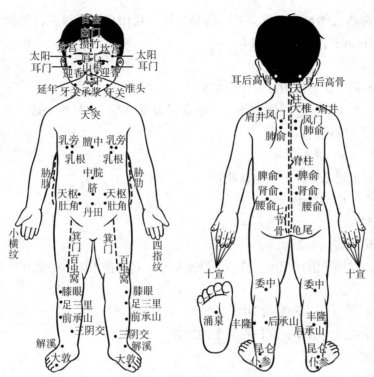

图7-2 正面、背面穴位图

一、头面部穴位

1.天门（攒竹）

定位：两眉中间至前发际成一直线。

操作：两拇指自下而上交替直推，称开天门，又称推攒竹。

次数：30~50次。

作用；疏风解表，镇静安神，开窍醒脑。

应用：常用于风寒感冒、头痛、无汗、发热等症，多与推坎宫、揉太阳等合用；若惊惕不安，烦躁不宁多与清肝经、捣小天心、掐揉五指节、按揉百会等合用。

2.坎宫

定位：自眉头起沿眉向眉梢成一横线。

操作：两拇指自眉心向眉梢作分推，称推坎宫，又称推眉弓。

次数：30~50次。

作用：疏风解表，醒脑明目，止头痛。

应用：常用于外感发热、头痛，多与推攒竹、揉太阳等合用；若用于治疗目赤痛，多与清肝经、掐揉小天心、揉肾纹、清天河水等合用。

3.太阳

定位：眉后凹陷处。

操作：两拇指桡侧自前向后直推，称推太阳。用中指端揉该穴，称揉太阳或运太阳。向眼方向揉为补，向耳方向揉为泻。

次数：30~50次。

作用：疏风解表，清热明目，止头痛。

应用：推、揉太阳用于外感发热。外感表实头痛用泻法；外感表虚、内伤头痛用补法。主治发热、头痛、惊风、目赤痛。

4.山根

定位：两目内眦之中，鼻梁上低洼处。

操作：拇指甲掐，称掐山根。

次数：3~5次。

作用：开窍醒脑。

应用：掐山根用于治疗惊风、昏迷、抽搐等症，多与掐人中、掐老龙等合用。

5.牙关

定位：耳垂下一寸，下颌骨陷中。

操作：拇指按或中指揉，名曰按牙关或揉牙关。

次数：5~10次。

作用：开窍，止痛。

应用：用于治疗牙关紧闭、口眼歪斜、牙痛，多与按颊车、承浆、人中等合用。

6.囟门

定位：前发际正中直上2寸，百会前骨陷中。

操作：两手扶儿头，两拇指自前发际向该穴轮换推之（囟门未合时，仅推至边缘），称推囟门。拇指端轻揉本穴称揉囟门。

次数：推或揉均50~100次。

作用：镇惊安神，通窍止痛。

应用：推、揉囟门多用于治疗头痛、惊风、神昏烦躁、鼻塞、衄血等症。正常前囟在生后12~18个月之间才闭合，故临床操作时手法需注意，不可用力按压。

7.耳后高骨

定位：耳后入发际高骨下凹陷中。

操作：两拇指或中指端揉，称揉耳后高骨。

次数：30~50次。

作用：疏风解表，镇惊安神。

应用：治疗感冒头痛，多与推攒竹、推坎宫、揉太阳等合用；亦可治神昏烦躁等症。

8.天柱骨

定位：颈后发际正中至大椎穴成一直线。

操作：用拇指或食中指自上向下直推，称推天柱骨，或用汤匙蘸水自上向下刮。

次数：推100~500次。

作用：祛风散寒，降逆止呕。

应用：主要治疗呕吐、恶心和外感发热、项强等证。治疗呕恶多与横纹推向板门、揉中脘等合用；治疗外感发热、颈项强痛等症多与拿风池、掐揉二扇门等合用。

二、胸腹部穴位

1.乳根

定位：乳头直下0.2寸。

操作：中指端揉，称揉乳根。

次数：20~50次。

作用：宽胸理气，止咳化痰。

应用：主要治疗胸闷、咳嗽、痰鸣、呕吐等证。

2.乳旁

定位：乳头外侧旁开0.2寸。

操作：中指端揉，称揉乳旁。

次数：20~50次。

作用：宽胸理气，止咳化痰。

应用：主要治疗胸闷、咳嗽、痰鸣、呕吐等证。临床上揉乳根、揉乳旁多同时配用，以食、中两指同时操作。

3.胁肋

定位：从腋下两胁至天枢处。

操作：以两手掌从两胁腋下搓摩至天枢处，称搓摩胁肋，又称按弦走搓摩。

次数：50~100次。

作用：顺气化痰，开胸消积。

应用：穴性开而降，多用于小儿由于食积、痰壅、气逆所致的胸闷、腹胀等症。若肝脾肿大，则需久久搓摩。对中气下陷、肾不纳气者宜慎用。

4.腹

定位：腹部。

操作：沿肋弓角边缘或自中脘至脐，向两旁分推，称分推腹阴阳；四指或掌摩称摩腹。

次数：分推100~200次；摩5分钟。

作用：健脾和胃，理气消食。

应用：治疗小儿腹泻、呕吐、恶心、便秘、腹胀、厌食等症效果较好，常与捏脊、按揉足三里合用，用作小儿保健。

5.脐

定位：肚脐。

操作：用中指端或掌根揉，称揉脐；指摩或掌摩称摩脐；用拇指和食、中两指抓住肚脐抖揉，亦称揉脐。

次数：揉100~300次；摩5分钟。

作用：温阳散寒，补益气血，健脾和胃，消食导滞。

应用：揉脐、摩脐多用于腹泻、便秘、腹痛、食积、肠鸣、疳积等症。临床上揉脐、摩腹、推上七节骨、揉龟尾常配合应用，治疗腹泻。

6. 丹田

定位：小腹部（脐下2寸与3寸之间）。

操作：或揉或摩，称揉丹田或摩丹田。

次数：揉50~100次；摩5分钟。

作用：培肾固本，温补下元，泌别清浊。

应用：多用于小儿先天不足，寒凝少腹及腹痛、疝气、遗尿、脱肛等症，常与补肾经、推三关、揉外劳等合用。揉丹田对尿潴留有一定效果，临床上常与推箕门、清小肠等合用。

7. 肚角

定位：脐下2寸（石门）旁开2寸大筋。

操作：用拇、食、中三指作拿法，称拿肚角；或用中指端按，称按肚角。

次数：3~5次。

作用：止腹痛。

应用：对各种原因引起的腹痛均可应用，特别是对寒痛、伤食痛效果更好。为防止患儿哭闹影响手法的进行，可在治疗结束时再拿此穴。

三、背腰部穴位

1. 脊柱

定位：大椎至长强成一直线。

操作：用食、中二指面自上而下作直推，称推脊；用捏法自下而上称为捏脊。捏脊一般捏3~5遍，每捏三下再将背脊皮提一下，称为捏三提一法。

次数：推100~300次，捏3~5次。

作用：调阴阳，理气血，和脏腑，通经络，培元气，清热。

应用：捏脊法是小儿保健常用主要手法之一。多与补脾经、补肾经、推三关、摩腹、按揉足三里等配合应用，治疗先、后天不足的一些慢性病症。捏脊疗法，不仅用于治疗小儿疳积、腹泻等病症，还可用于治疗成人失眠、肠胃病、月经不调等病症。

推脊柱穴从上至下，能清热，多与清天河水、退六腑、推涌泉等合用。

2. 七节骨

定位：第四腰椎至尾椎骨端（长强）成一直线。

操作：用拇指桡侧面或食、中二指面自下向上或自上向下作直推，分别称为推上七节骨和推下七节骨。

次数：100~300次。

作用：温阳止泻，泻热通便。

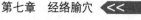

应用：推上七节骨能温阳止泻，用于虚寒腹泻、久痢等症。治疗气虚下陷的脱肛、遗尿等症常与按揉百会、揉丹田等合用。推下七节骨能泻热通便，用于肠热便秘或痢疾等症。

3.龟尾

定位：尾椎骨端。

操作：拇指端或中指端揉，称揉龟尾。

次数：100~300次。

作用：调理大肠。

应用：本穴即长强穴，揉之能通调督脉之经气、调理大肠的功能。穴之性能平和，能止泻，也能通便。多与揉脐、推七节骨配合应用，治腹泻、便秘等症。

四、上肢部穴位

1.脾经

定位：拇指桡侧缘，自指尖至指根赤白肉际处。

操作：将患儿拇指屈曲，循拇指桡侧缘向指根方向直推为补，称补脾经；由指根向指端方向直推为清，称清脾经；来回推称清补脾经。

次数：100~500次。

作用：补脾经能健脾胃，补气血；清脾经则清热利湿，化痰止呕；清补脾经能和胃消食、增进食欲。

应用：补脾经用于脾胃虚弱、气血不足而引起的食欲不振、肌肉消瘦、消化不良等症。

清脾经用于湿热熏蒸、皮肤发黄、恶心呕吐、腹泻痢疾等症。清补脾经用于饮食停滞，脾胃不和而引起之胃脘痞滞、吞酸纳呆、腹泻、呕吐等症。

2.肝经

定位：食指末节罗纹面。

操作：自指尖向食指掌面末节指纹方向直推为补，称补肝经；自食指掌面末节指纹推向指尖为清，称清肝经。补肝经和清肝经统称推肝经。

次数：100~500次。

作用：平肝泻火，息风镇惊，解郁除烦。

应用：清肝经常用于惊风、抽搐、烦躁不安、五心烦热等症。肝经宜清不宜补，若肝虚应补时则需补后加清，或以补肾经代之，称为滋肾养肝法。

3.心经

定位：中指末节罗纹面。

操作：自指尖向中指掌面末节指纹方向直推为补，称补心经；自中指掌面末节指纹向指尖方向直推为清，称清心经。补心经和清心经统称推心经。

次数：100~500次。

作用：清心经可清心泻火；补心经可养心安神。

应用：本穴宜清不宜补。清心经常用于心火旺盛而引起的高热神昏、面赤口疮、小便短赤等，多与清天河水、清小肠等合用。

4.肺经

定位：无名指末节罗纹面。

操作：自指尖向无名指掌面末节指纹方向直推为补，称补肺经；自无名指掌面末节指纹向指尖方向直推为清，称清肺经。补肺经和清肺经统称推肺经。

次数：100~500次。

作用：补肺经可补益肺气；清肺经可疏风解表，宣肺清热，化痰止咳。

应用：补肺经用于肺气虚损，咳嗽气喘、虚汗怕冷等肺经虚寒证。清肺经用于感冒发热及咳嗽、气喘、痰鸣等肺经实热证。

5.肾经

定位：自小指尖至掌根稍偏尺侧边缘成一直线。

操作：自指根向指尖方向直推为补，称补肾经；自指尖向指根方向直推为清，称清肾经。补肾经和清肾经统称为推肾经。

次数：100~500次。

作用：补肾经可补肾益脑，温养下元；清肾经可清利下焦湿热。

应用：补肾经用于先天不足、久病体虚、肾虚久泻、多尿、遗尿、虚汗、喘息等症。清肾经用于膀胱蕴热，小便赤涩等症。临床上肾经穴一般多用补法，需用清法时，也多以清小肠代之。

6.大肠

定位：食指桡侧缘，自食指尖至虎口成一直线。

操作：从食指尖直推向虎口为补，称补大肠；反之为清，称清大肠；来回推为清补大肠。补大肠、清大肠和清补大肠统称推大肠。

次数：100~300次。

作用：补大肠可涩肠固脱，温中止泻；清大肠可清利湿热导滞，退肝胆之火；清补大肠可调理肠道功能。

应用：补大肠多用于虚寒腹泻、脱肛等病症。清大肠多用于湿热，积食滞留肠道，身热腹痛，痢下赤白，大便秘结等症。清补大肠多用于虚实相兼、便秘、泄泻、腹胀、纳呆等症，多与运八卦、清补脾经等合用。

7.小肠

定位：小指尺侧边缘，自指尖到指根成一直线。

操作：自指尖直推向指根为补，称补小肠；反之为清，称清小肠。补小肠和清小肠统称为推小肠。

次数：100~300次。

作用：清热利尿，泌别清浊。

应用：清小肠可泌别清浊，多用于小便短赤不利、尿闭、水泻等证。若心经有热，移热于小肠，以本法配合清天河水，能加强清热利尿的作用。若属下焦虚寒，多尿、遗尿则宜用补小肠。

8.肾顶

定位：小指顶端。

操作：以中指或拇指端按揉，称揉肾顶。

次数：100~500次。

作用：收敛元气，固表止汗。

应用：本穴为止汗要穴。对自汗、盗汗或大汗淋漓不止等症均有一定的疗效。

9.肾纹

定位：手掌面，小指第二指间关节横纹处。

操作：中指或拇指端按揉，称揉肾纹。

次数：100~500次。

作用：祛风明目，疏散结热。

应用：揉肾纹主要用于目赤肿痛或热毒内陷，瘀结不散所致的高热、呼吸气凉、手足逆冷等症。

10.四横纹

定位：掌面食、中、无名、小指第一指间关节横纹处。

操作：拇指甲掐揉，称掐四横纹；以拇指桡侧在四横纹穴左右推之，称推四横纹。

次数：掐3~5次；推100~300次。

作用：掐之能退热除烦，散瘀结；推之能调中行气，和气血，消胀满。

应用：多用于治疗疳积、腹胀、腹痛、气血不和、消化不良、气喘、口唇破裂等症。

11.小横纹

定位：掌面食、中、无名、小指掌指关节横纹处。

操作：以拇指甲掐，称掐小横纹；拇指桡侧推，称推小横纹。

次数：掐3~5次；推100~300次。

作用：退热，消胀，散结。

应用：推掐本穴主要用于脾胃热结、口唇破烂及腹胀等症。临床上用推小横纹治疗肺部干性啰音，有一定疗效。

12.掌小横纹

定位：掌面小指根下，尺侧掌纹头。

操作：中指或拇指端按揉，称揉掌小横纹。

次数：100~500次。

作用：清热散结，宽胸宣肺，化痰涎。

应用：主要用于喘咳、口舌生疮、流涎等，为治疗百日咳、肺炎、口舌生疮的要穴。临床上用揉掌小横纹治疗肺部湿性啰音，有一定的疗效。

13.胃经

定位：拇指掌面近掌端第一节（或鱼际桡侧赤白肉际处）。

操作：自拇指根向掌根方向直推为补，称补胃经；反之为清，称清胃经。补胃经和清胃经统称推胃经。

次数：100~500次。

作用：清胃经可清中焦湿热，和胃降逆，泻胃火，除烦止渴；补胃经可健脾胃，助运化。

应用：清胃经多与清脾经、推天柱骨、横纹推向板门等合用，治疗脾胃湿热，或胃气不和所引起的上逆呕恶等症；若胃肠实热、脘腹胀满、发热烦渴、便秘纳呆，多与清大肠、退六腑、揉天枢、推下七节骨等合用。补胃经多与补脾经、揉中脘、摩腹、按揉足三里等合用，治疗脾胃虚弱、消化不良、纳呆等症。

14. 板门

定位：手掌大鱼际平面。

操作：用拇指端揉，称揉板门；用推法自拇指根推向腕横纹，称板门推向横纹，反之称横纹推向板门。

次数：100~300次。

作用：健脾和胃，消食化滞，止泄，止呕。

应用：揉板门多用于乳食停积，食欲不振或嗳气、腹胀、腹泻、呕吐等症；板门推向横纹能止泻，横纹推向板门能止呕。

15. 内劳宫

定位：掌心中央，屈指时中指、无名指之间中点。

操作：中指端揉，称揉内劳宫；自小指根掐运起，经掌小横纹、小天心至内劳宫，称运内劳宫（水底捞明月）。

次数：揉100~300次；运10~30次。

作用：清热除烦。

应用：揉内劳用于心经有热而致口舌生疮、发热、烦渴等症。运内劳为运掌小横纹、揉小天心、运内劳宫的复式手法，对心、肾两经虚热最为适用。

16. 内八卦

定位：以掌心为圆心，从圆心至中指根横纹约2/3处为半径所作圆周。

操作：用运法，顺时针方向运（即从乾卦1运至兑卦8），称顺运内八卦或运八卦；反之（从兑卦8运至乾卦1）称逆运内八卦。

次数：100~300次。

作用：顺运能宽胸利膈，理气化痰，行滞消食；逆运则降气平喘。

应用：主要用于咳嗽、痰喘、胸闷、纳呆、腹胀、呕吐，乳食内伤等症，多与推脾经、推肺经、揉板门、揉中脘等合用。

【按】内八卦，是指八个方位而言。临床应用中除全运外，尚有一种分运方法，简要介绍如下：

（1）自乾经坎、艮至震或自巽经离、坤至兑，掐运七次，有镇静、安神作用。

（2）自离经坤、兑至乾，掐运七次有止咳作用。

（3）自坤经兑、乾至坎，掐运七次有清热作用。

（4）自坎经艮、震至巽，掐运七次有止泻作用。

（5）自巽经震、艮至坎，掐运七次有止呕作用。

（6）自艮经震、巽至离，掐运七次有发汗作用。

（7）单揉艮卦有健脾消食作用。

17. 小天心

定位：大小鱼际交接处凹陷中。

操作：中指端揉，称揉小天心；拇指甲掐，称掐小天心；以中指尖或屈曲的指间关节捣，称捣小天心。

次数：揉100~300次；掐、捣5~20次。

作用：清热，镇惊，利尿，明目。

应用：揉小天心主要用于心经有热而致目赤肿痛、口舌生疮、惊惕不安或心经有热，移热于小肠而见小便短赤等症。掐、捣小天心主要用于惊风抽搐、夜啼、惊惕不安等症。

18. 总筋

定位：掌后腕横纹中点。

操作：按揉本穴称揉总筋；用拇指甲掐称掐总筋。

次数：揉100~300次；掐3~5次。

作用：清心经热，散结止痉，通调周身气机。

应用：揉总筋临床上多与清天河水、清心经配合，治疗口舌生疮、潮热、夜啼等实热证。掐总筋多用治疗惊风抽掣。

19. 大横纹

定位：仰掌，掌后横纹。近拇指端称阳池，近小指端称阴池。

操作：两拇指自掌后横纹中（总筋）向两旁分推，称分推大横纹，又称分阴阳；自两旁（阴池、阳池）向总筋合推，称合阴阳。

次数：30~50次。

作用：平衡阴阳，调和气血，行滞消食，行痰散结。

应用：分阴阳多用于阴阳不调，气血不和而致寒热往来，烦躁不安，以及乳食停滞、腹胀、腹泻、呕吐等症。合阴阳多用于痰结喘嗽、胸闷等症。

20. 十宣（十王）

定位：十指尖指甲内赤白肉际处。

操作：用掐法掐之，称掐十宣。

次数：各掐5次，或醒后即止。

作用：醒神开窍。

应用：掐十宣主要用于急救，有清热醒神开窍的作用。主要用于惊风、高热、昏厥等病症，多与掐老龙、掐人中、掐小天心等合用。

21.老龙

定位：中指甲后一分处。

操作：用掐法，称掐老龙。

次数：掐5次，或醒后即止。

作用：醒神开窍。

应用：掐老龙主要用于急救。用于急惊风或高热抽搐等病症。

22.端正

定位：中指甲根两侧赤白肉处，桡侧称左端正，尺侧称右端正。

操作：以拇指甲掐之或揉之，称掐、揉端正。

次数：掐5次；揉50次。

作用：降逆止呕，升提止泻。

应用：掐端正多用于治疗小儿惊风，常与掐老龙、清肝经等配合。揉右端正主要用于胃气上逆而引起的恶心、呕吐等症；揉左端正功能升提，主要用于水泻、痢疾等症。

23.五指节

定位：掌背五指第一指间关节。

操作：拇指甲掐之，称掐五指节；用拇、食指揉搓称揉五指节。

次数：各掐3~5次；揉搓30~50次。

作用：镇惊安神，祛风痰，通关窍。

应用：掐五指节主要用于惊惕不安、惊风等证，多与清肝经、掐老龙等合用；揉五指节主要用于胸闷、痰喘、咳嗽等症，多与运内八卦、推揉膻中等合用。

24.二扇门

定位：掌背中指根本节两侧凹陷处。

操作：用两拇指甲掐之，称掐二扇门；以一手食中指端揉之，称揉二扇门。

次数：掐5次；揉100~500次。

作用：发汗透表，退热平喘。

应用：掐、揉二扇门是发汗效法。揉时要稍用力，速度宜快，多用于风寒外感。本法与揉肾顶、补脾经、补肾经等配合应用，适用于平素体虚外感者。

25.上马（二马）

定位：手背无名及小指掌指关节后凹陷中。

操作：拇指端揉之或拇指甲掐之，称揉上马或掐上马。

次数：掐3~5次；揉100~500次。

作用：滋阴补肾，顺气散结，利水通淋。

应用：临床上用揉法为多，主要用于阴虚阳亢、潮热烦躁、牙痛、小便赤涩淋漓等症。

26.外劳宫

定位：掌背中，与内劳宫相对处。

操作：用拇指或中指端揉之，称揉外劳；用掐法称掐外劳。

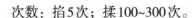

次数：掐5次；揉100~300次。

作用：温阳散寒，升阳举陷，发汗解表。

应用：临床上用揉法为多。本穴性温，揉外劳主要用于一切寒证，主治风寒感冒、腹痛腹胀、肠鸣腹泻、痢疾、脱肛、遗尿、疝气等症。

27.威灵

定位：手背二、三掌骨歧缝间。

操作：用掐法，称掐威灵。

次数：掐5次，或醒后即止。

作用：开窍醒神。

应用：主要用于急惊、昏迷不醒时的急救。

28.精宁

定位：手背第四、第五掌骨歧缝间。

操作：用掐法，称掐精宁。

次数：掐5~10次。

作用：行气，化痰，破结。

应用：多用于痰食积聚、气吼痰喘、干呕、疳积等症。用于急惊昏厥时，本法多与掐威灵配合，能加强开窍醒神的作用。

29.外八卦

定位：掌背外劳宫周围，与内八卦相对处。

操作：拇指作顺时针方向掐运，称运外八卦。

次数：100~300次。

作用：宽胸理气，通滞散结。

应用：运外八卦临床上多与摩腹、推揉膻中等合用，治疗胸闷、腹胀、便结等症。

30.一窝风

定位：手背腕横纹正中凹陷处。

操作：拇指或中指端揉之，称揉一窝风。

次数：100~300次。

作用：温中行气，发散风寒，止痹痛，利关节。

应用：常用于受寒、食积等原因引起的腹痛等症，多与拿肚角、推三关、揉中脘等合用。

31.膊阳池

定位：在手背一窝风后3寸处。

操作：拇指甲掐或指端揉，称掐膊阳池或揉膊阳池。

次数：掐3~5次；揉100~300次。

作用：止头痛，通大便，利小便。

应用：特别对大便秘结，多揉之有显效，但大便滑泻者禁用；用于感冒头痛，或小便赤涩短少，多与其他解表、利尿法同用。

32.三关

定位：前臂桡侧，腕横纹至肘横纹成一直线。

操作：用拇指桡侧面或食、中二指指腹自腕推向肘，称推三关；屈患儿拇指，自拇指外侧端推向肘称为大推三关。

次数：100~300次。

作用：益气活血，温阳散寒，发汗解表。

应用：本穴性温热，主治一切虚寒病症，对非虚寒病症者宜慎用。临床上治疗气血虚弱，命门火衰，下元虚冷，阳气不足引起的四肢厥冷、面色无华、食欲不振、疳积、吐泻等症，多与补脾经、补肾经、揉丹田、捏脊、摩腹等合用。对感冒风寒、怕冷无汗或疹出不透等症，多与清肺经、推攒竹、掐揉二扇门等合用。此外，对疹毒内陷、黄疸、阴疽等症亦有疗效。

33.天河水

定位：前臂正中，总筋至洪池（曲泽）成一直线。

操作：用食、中二指指腹自腕推向肘，称清天河水；用食、中二指指腹沾水自总筋处，一起一落弹打如弹琴状，直至洪池，同时一面用口吹气随之，称打马过天河。

次数：100~300次。

作用：清热解表，泻火除烦。

应用：本穴性微凉，主要用于治疗热性病症，清热而不伤阴分，多用于五心烦热、口燥咽干、唇舌生疮、夜啼等症；对于感冒发热、头痛、恶风、汗微出、咽痛等外感风热者，也常与推攒竹、推坎宫、揉太阳等合用。打马过天河清热之力大于清天河水，多用于实热、高热等症。

34.六腑

定位：前臂尺侧，阴池至肘成一直线。

操作：用拇指桡侧面或食、中二指指腹自肘推向腕，称退六腑或推六腑。

次数：100~300次。

作用：清热，凉血，解毒。

应用：本穴性寒凉，对温病邪入营血，脏腑郁热积滞、壮热烦渴、腮腺炎等实热证均可应用。本穴与补脾经合用，有止汗的效果。若患儿平素大便溏薄，脾虚腹泻者，本法慎用。

五、下肢部穴位

1.箕门

定位：大腿内侧，膝盖上缘至腹股沟成一直线。

操作：用食、中二指指腹自膝盖内上缘至腹股沟部作直推法，称推箕门。

次数：100~300次。

作用：利尿。

应用：推箕门性平和，用于尿潴留，多与揉丹田、按揉三阴交等合用；用于小便赤涩

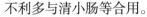

不利多与清小肠等合用。

2.百虫

定位：膝上内侧肌肉丰厚处。

操作：或按或拿，称按百虫或拿百虫。

次数：5次。

作用：通经络，止抽搐。

应用：按、拿百虫多用于主治下肢瘫痪及痹痛等症，常与拿委中、按揉足三里等合用。若用于惊风、抽搐，手法刺激宜重。

3.膝眼

定位：膝关节两侧凹陷中。

操作：用按法，称按膝眼。

次数：5次。

作用：通经络，止抽搐。

应用：下肢痿软、惊风抽搐。

4.前承山

定位：小腿胫骨旁，与后承山相对处。

操作：掐或揉本穴，称掐前承山或揉前承山。

次数：掐5次；揉30次。

作用：止抽搐。

应用　掐揉本穴主治惊风下肢抽搐。常与拿委中、按百虫、掐解溪等合用。

5.后承山

定位：腓肠肌腹下陷中。

操作：用拿法，称拿承山。

次数：5次。

作用：止抽搐，通经络。

应用：拿后承山主治腿痛转筋、下肢痿软。常与拿委中等合用。

思政元素

严谨务实、求真求实

中医文化博大精深，经络学说是中医学基础理论的核心之一，在两千多年的医学长河中，一直为保证中华民族的健康发挥着重要的作用。经络学说源于远古，服务当今，对指导中医各科实践有着重要的作用。意识到经络学说的重要性，是我们拥有文化自信和专业自信的基石之一，我们要溯本求源，传承推拿功法，发展中医。通过学习内容丰富的经络和精确定位的腧穴，能够培养我们求真求实的学习态度，更好地为推拿临床服务。

复习思考题

1. 简述经络的定义。
2. 简述十二经脉的分布规律及循行。
3. 十二经筋有何作用？
4. 举例说明腧穴的治疗作用。
5. 小儿推拿特定穴分布有何特点？

第八章　推拿手法

要点导航

1.**学习目的**　熟悉推拿手法的定义、基本技术要求、分类方法，掌握常用推拿手法的操作、动作要领和注意事项，熟悉常用推拿手法的应用部位、作用和适应证。

2.**学习要点**　推拿手法的定义、基本技术要求、分类方法。摆动类手法、摩擦类手法、振动类手法、挤压类手法、叩击类手法、运动关节类手法、复合类手法、小儿常用手法的操作、动作要领和注意事项、应用部位、作用和适应证。

推拿手法是医者用手或肘、足等其他部位，按照特定的操作技巧和规范化动作要求在受术者体表进行操作，以用来治疗和预防疾病的一种技巧动作，是推拿医学防治疾病的主要手段，是推拿治疗学的核心医疗技术，是推拿学的主体内容之一。

推拿手法操作的准确性、应用熟练程度以及功力的深浅，可直接影响防病治病的效果。因此学习和掌握规范化手法的操作要领，并经过长期的功法训练和临床实践，才能由生而熟，由熟而生窍，得心应手，真正极尽手法运用之妙，做到"一旦临证，机触于外，巧生于内，手随心转，法从手出。"

松解类手法应达到持久、有力、均匀、柔和、深透五项基本技术要求。持久是指手法操作能够持续一定的时间而不间断，能保持动作和力量的连贯性；有力是指手法操作要有一定力量，但这种力量不是越大越好，更不是蛮力、暴力，而是依据病情和治疗部位施加所需要的适当力量；均匀是指手法操作的频率、速度和压力等要素能够保持均匀一致，不能时轻时重，时快时慢；柔和是指手法轻而不浮，重而不滞；深透是指手法的刺激要深达机体组织的深层，能力达病所、驱邪除病。整复类手法要达到"稳、准、巧、快"四项基本技术要求。稳是指手法操作要平稳自然，因势力导，避免生硬粗暴；准是指选择手法要有针对性，定位要准；巧是指手法施术时要用巧力，以柔克刚，以巧制胜，不可使用蛮力；快是指手法操作时，用力要疾发疾收，用所谓的"巧力寸劲"，施力不可过长，发力时间不可过久。

本章主要根据手法的作用、运动形式、运动特点及小儿手法操作的特殊性，将手法分为摆动类手法、摩擦类手法、振动类手法、挤压类手法、叩击类手法、运动关节类手法、复合式手法和小儿推拿手法八大类，并精选其中常用手法予以介绍。

第一节　摆动类手法

摆动类手法主要包括一指禅推法、㨰法和揉法三种，其共同特点是通过前臂及腕关节有节奏的摆动，使手法产生的力轻重交替、持续不断地作用于所施部位。

一、一指禅推法

用拇指着力于治疗部位，前臂主动往返摆动，通过腕关节带动拇指在治疗部位施加轻重交替有节律的压力刺激，称为一指禅推法。根据临床需要可分为一指禅指端推法、一指禅偏峰推法、一指禅指腹推法和一指禅屈指推法。

【手法操作】

1.一指禅指端推法 拇指伸直，指端着力于治疗部位，余指自然屈曲，并以拇指指间关节横纹紧贴食指桡侧缘，沉肩垂肘悬腕，以肘部为支点，前臂有节律地主动摆动，通过腕关节带动拇指指间关节被动屈伸，使拇指指端在治疗部位上进行轻重交替持续不断的推动，前臂摆动频率控制在每分钟120~160次（图8-1）。

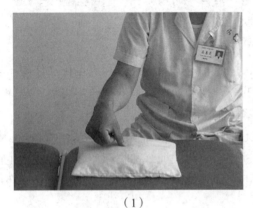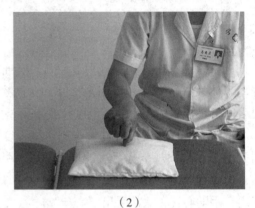

（1） （2）

图8-1 一指禅指端推法

2.一指禅偏峰推法 拇指自然伸直并放松，以桡侧偏峰着力于治疗部位，余指放松微屈，沉肩垂肘悬腕，以肘部为支点，前臂及腕关节有节律地主动内外轻转并摆动，带动拇指掌指关节及指间关节被动小幅度屈伸，使拇指偏峰端在治疗部位上进行轻重交替持续不断的推动，前臂及腕的旋摆频率控制在每分钟120~160次（图8-2）。

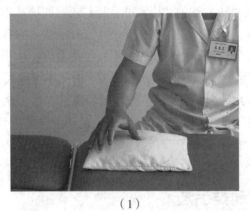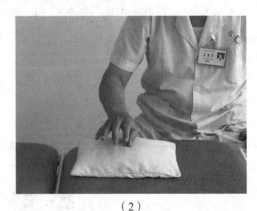

（1） （2）

图8-2 一指禅偏峰推法

3.一指禅指腹推法　又称扶持推。拇指自然伸直，张开虎口，以指腹罗纹面着力于治疗部位，其余四指并拢微屈与拇指相对放置以稳定拇指，沉肩垂肘悬腕，以肘部为支点，前臂有节律地主动摆动，通过腕关节屈伸带动拇指指间关节被动屈伸，使拇指指腹在治疗部位上进行轻重交替持续不断的推动，前臂摆动频率控制在每分钟120~160次（图8-3）。

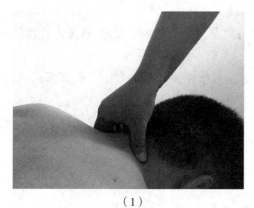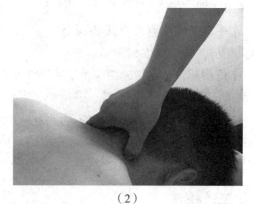

（1）　　　　　　　　　　　　　　　　　　　（2）

图8-3　一指禅指腹推法

4.一指禅屈指推法　又称跪推法。拇指屈曲，以其指间关节背侧的桡侧缘着力于治疗部位，余指屈曲半握拳，并以拇指指腹紧压食指第一指间关节桡侧缘，沉肩垂肘悬腕，以肘部为支点，前臂有节律地主动摆动，通过腕关节带动拇指指间关节背侧的桡侧缘在治疗部位上来回滚动，前臂摆动频率在每分钟120~160次（图8-4）。

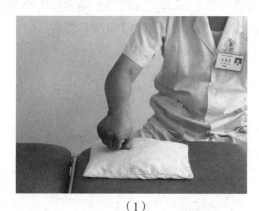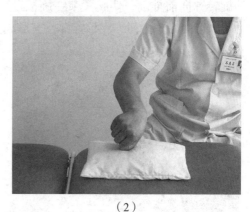

（1）　　　　　　　　　　　　　　　　　　　（2）

图8-4　一指禅屈指推法

【要领及注意事项】

1.沉肩　肩颈部肌肉放松，肩部自然下垂，不要耸肩，肩关节略呈外展位。

2.垂肘　上臂肌肉放松，肘关节自然下垂，略低于腕部。

3.悬腕　腕关节尽可能掌屈并保留一定的松弛度，手掌呈悬垂状态。

4.指实掌虚　指实是拇指着力点要吸定，要自然着实；掌虚是四指握空拳，掌心空虚。

5.紧推慢移　在体表移动操作时，要保持手法动作要领和摆动频率不变，移动速度要慢。

6.不能推破皮肤。

7.操作中前臂摆动是主动的，是手法力的始发处，拇指指间关节屈伸是被动的，有缓冲手法力的作用，切不可故意屈伸，形成顿挫和冲击感。

8.前臂摆动带动拇指产生的压力轻重交替作用于体表治疗部位，外摆和回摆时压力大小为3∶1，即"推三回一"。

【手法特点】着力点接触面小，压强大，渗透力强，操作缠绵，动作细腻，柔和深透，刚柔相济，强调以柔和为贵。

【适用部位】一指禅指端推法可用于全身各部，一指禅偏峰推法多用于头面部，一指禅指腹推法多用于颈项、四肢，一指禅屈指推法多用于颈项部、胸腹部。

【临床应用】本手法临床应用广泛。主要用于全身经络、穴位及各种线状与点状部位的治疗，对临床各科疾病的治疗均有应用价值，凡经络阻滞，气血郁结及脏腑功能失调都可应用一指禅推法作为主治手法。

二、㨰法

以第五掌指关节背侧吸附于治疗部位上，通过前臂的旋转摆动和腕关节的屈伸运动，使小鱼际和手背尺侧部分在治疗部位上进行滚动性压力刺激的一种手法，称之为㨰法。

【手法操作】拇指自然伸直，小指、无名指的掌指关节屈曲约90°，食指、中指依次自然屈曲，使手背掌横弓形成弧面。以小指掌指关节背侧为着力点，以肘关节为支点，前臂主动旋转并向前推动，使腕关节在旋推过程中逐渐屈曲，带动手背以小鱼际为边不小于二分之一扇形面为着力面，在治疗部位上形成滚动，频率为每分钟120~160次（图8-5）。

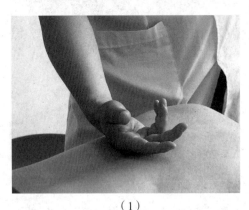

（1）　　　　　　　　　　　　　（2）

图8-5　㨰法

掌指关节㨰法、小鱼际㨰法是㨰法的变化应用。

掌指关节㨰法　拇指放松，四指掌指关节屈曲90°，以四指掌指关节背侧着力于治疗部位，以肘关节为支点，前臂主动摆动，使腕关节做被动屈伸，带动四指掌指关节背侧在施术部位上进行来回滚动，频率为每分钟120~160次（图8-6）。

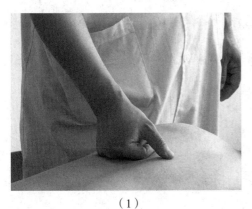
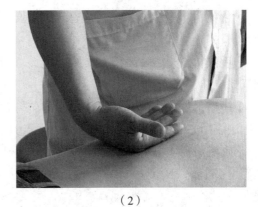

（1）　　　　　　　　　　　　　　　　（2）

图8-6　掌指关节滚法

2.小鱼际滚法　拇指放松，四指自然屈曲，以小鱼际着力于治疗部位，以肘关节为支点，前臂主动旋转，通过腕带动小鱼际及部分手背面在治疗部位上进行来回滚动，频率为每分钟120~160次（图8-7）。

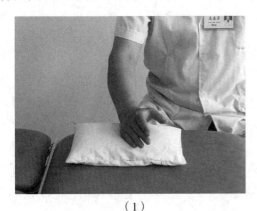
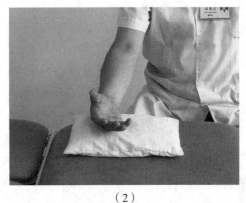

（1）　　　　　　　　　　　　　　　　（2）

图8-7　小鱼际滚法

【要领及注意事项】

1.肩部放松，肩关节轻度前屈外展，不能扛肩；肘关节屈曲，前臂旋转屈伸时以肘部为支点，保持稳定不能随之摆动；腕关节放松，被动协同前臂动作，不可有意屈伸。

2.前臂旋转并前推是动作主体，在此过程中带动腕关节被动屈伸。前臂旋前推动时被动屈腕，形成前滚，旋后回收时被动伸腕，形成回滚。前滚和回滚力轻重之比为3∶1，即"滚三回一"。

3.腕关节屈伸幅度控制在120°左右，即前滚时屈腕约80°，回滚时伸腕约40°。

4.掌背部的尺侧1/2面积依次接触被治疗的部位。

5.注意不能在体表"空转""滑移"。

6.避免骨性相撞引起疼痛，如避免掌指关节的骨突部与体表骨突处相撞击。

7.避免出现折刀样的突变动作而引起跳动感，同时也可避免损伤腕关节。

8.要注意等速和等压。

9.揉法推拿流派主张在临床治疗时，要将揉法与关节的被动运动手法有机地结合起来。

【手法特点】接触面积大，压力也大，刺激量强，刚柔相济，舒适安全，易被接受，应用范围广。

【适用部位】掌背揉法用于颈项部、肩背部、腰臀部及四肢大关节等肌肉丰厚处，小鱼际揉法多用于头面部、颈项、四肢，掌指关节揉法多用于腰臀、下肢后侧。

【临床应用】常用于治疗颈椎病、肩关节周围炎、腰椎间盘突出症、各种运动损伤、运动后疲劳、偏瘫、截瘫、高血压、糖尿病、痛经、月经不调等多种病证，也是常用的保健推拿手法之一。

三、揉法

用掌、指或肢体其他部位着力于治疗部位，做轻柔灵活的上下、左右或环旋的揉动，并带动施术部位皮肤及皮下组织一起运动的手法，称之为揉法。根据临床需要常分为指揉、掌揉、前臂揉、肘揉等。

【手法操作】

1.指揉法　可分为拇指揉法、中指揉法、多指揉法。

（1）拇指揉法　以拇指指腹着力于治疗部位，余四指轻置于适当位置以支撑助力，腕关节微屈或伸直，拇指及前臂部主动施力做环转运动，使拇指指腹在治疗部位上做连续不断的环旋揉动，手法频率为每分钟120~160次（图8-8）。

（2）中指揉法　中指伸直，掌指关节微屈，食指搭于中指远端指间关节背侧以助力，以中指罗纹面着力于治疗部位上，腕关节稍用力固定于微屈位，前臂做主动运动，通过腕关节使中指指腹在治疗部位上做轻柔灵活的小幅度的环旋或上下、左右揉动，手法频率为每分钟120~160次（图8-9）。

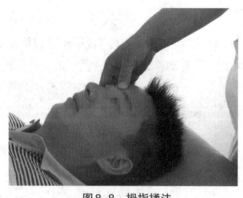

图8-8　拇指揉法

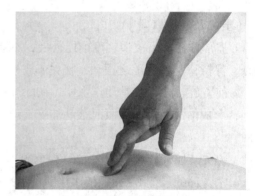

图8-9　中指揉法

（3）多指揉法　食指、中指、无名指伸直并拢，以三指指腹着力于治疗部位，其余操作式式及动作要领均同中指揉法（图8-10）。

2.掌揉法 可分为全掌揉法、大鱼际揉法、掌根揉法。

（1）全掌揉法 以整个手掌掌面着力于治疗部位，肩、肘、腕放松，前臂主动按压环转，通过腕关节带动手掌掌面在治疗部位上进行连续不断的环转揉动，手法频率为每分钟120~160次（图8-11）。

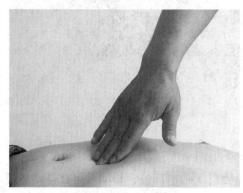

图8-10 多指揉法

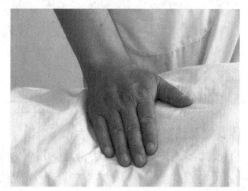

图8-11 全掌揉法

（2）大鱼际揉法 以手掌大鱼际部着力于施术部位，肩、肘、腕放松，以肘关节为支点，前臂主动旋转并小幅度屈伸肘关节，带动腕关节左右摆动或环转揉动，使大鱼际在治疗部位上进行轻柔灵活的揉动，手法频率为每分钟160~200次（图8-12）。

（3）掌根揉法 以掌根部着力于治疗部位，肘关节屈曲，腕关节背伸，五指分开自然屈曲，前臂主动按压环转，通过腕关节带动掌根作环转揉动，带动治疗部位的皮肤及皮下组织一起运动，手法频率为每分钟100~120次（图8-13）。

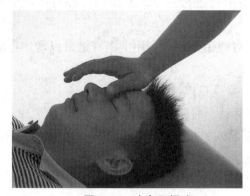

图8-12 大鱼际揉法

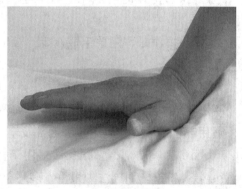

图8-13 掌根揉法

3.前臂揉法 上身前倾，以前臂中段的背侧部或尺侧部着力于治疗部位，肘关节屈曲，肩关节前屈外展，以肩关节为支点，上臂主动按压环转，前臂借力主动在治疗部位做环转揉动，手法频率为每分钟80~120次（图8-14）。

4.肘揉法 上身前倾，以肘部的尺骨上段背侧或肘尖（尺骨鹰嘴部）着力于治疗部位，肘关节极度屈曲，肩关节前屈外展，以肩关节为支点，肩及上臂主动按压环转，使着力部在治疗部位做环转揉动，手法频率为每分钟80~120次（图8-15）。

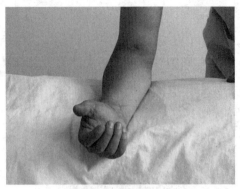
图8-14 前臂揉法

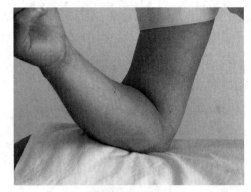
图8-15 肘揉法

【要领及注意事项】

1.压力要适中，以受术者舒适为度，须带动皮下组织一起运动。

2.可定点揉动，亦可边揉边移动。定点揉动应吸定于施术部位，移动时可在揉动中适当摩擦移动，形成环揉摩动，使手法移动更加流畅。

3.灵活掌握用力轻重和频率。如指揉法及大鱼际揉法要轻快，掌揉法要适度，臂揉法和肘揉法宜沉缓。

4.指揉法在头面部操作时可以缓慢地揉动3次，然后按一下，形成"揉三按一"的连续操作。

5.大鱼际揉法前臂有推旋动作，腕部宜放松；指揉法腕关节要保持一定的紧张度；掌根揉法则腕关节略有背伸，松紧适度。

6.拇指揉法操作时可用单手或双手，以拇指指腹进行揉动，其余四指在对侧起助动作用。

7.掌揉法操作时可用单手或双手，双手操作时两手叠放，利用上半身重量以增加揉动之力。

8.臂揉、肘揉也可用另一手助力，并利用上半身重量以增加揉动之力。

【手法特点】揉法接触面可大可小，刺激平和舒适，放松和舒缓作用极好。

【适用部位】指揉法适用于头面部及全身各部腧穴，小儿推拿也常用；大鱼际揉法主要适用于头面部、胸胁部；掌根揉法多用于背、腰、臀部，掌揉法常用于脘腹部，臂揉法多用于背、腰、臀部，肘揉法力最重，多用于背、腰、臀及股后部。

【临床应用】常用于胃痛、便秘、泄泻、癃闭、头痛、软组织损伤、颈椎病、骨折术后康复、小儿斜颈、小儿遗尿、近视等多种病证，亦可用于保健。

第二节　摩擦类手法

摩擦类手法主要包括摩法、擦法、推法、搓法、抹法等，其共同特点是手法操作时在体表形成摩、擦等不同形式的位置移动。

一、摩法

用指腹或掌面在体表做环形或直线往返摩动，称为摩法。分为指摩法和掌摩法两种。

【手法操作】

1.指摩法　拇指外展，四指伸直并拢，以四指末节指腹着力于治疗部位，腕关节微屈，前臂主动用力，使肩、肘关节做主动环旋运动，带动四指末节指腹在体表上作环形或直线往返的摩动，不带动皮下组织（图8-16）。

2.掌摩法　手掌自然伸直，整个手掌平置于治疗部位上，轻轻着力，腕关节放松并轻度背伸，前臂主动用力，带动手掌在体表上作环形或直线往返的摩动，不带动皮下组织（图8-17）。

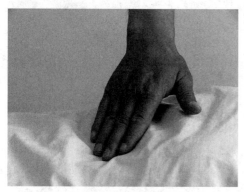 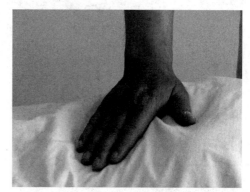

图8-16　指摩法　　　　　　　　　　　图8-17　掌摩法

【要领及注意事项】

1.指摩法操作时腕关节要微屈并保持一定的紧张度，环摩时基本不动；而掌摩法操作时腕关节要放松，环摩时顺应摩动方向做被动摆动。

2.指摩法的运动频率在每分钟120次，掌摩法的运动频率在每分钟100次。

3.摩动时，手臂应始终保持稳定的轻压力，摩动的速度宜均匀。

【手法特点】刺激柔和舒适，以腹部应用较多，对内脏功能起良性的调整作用。

【适用部位】指摩法接触面较小，适于颈项、面部、四肢等部位，掌摩法接触面大，多适用于胸腹、胁肋、背腰等部位。

【临床应用】主要用于脘腹胀满、消化不良、泄泻、便秘、咳喘、胸胁胀痛，月经不调、痛经、遗精、阳痿、早泄，外伤肿痛等病证。

二、擦法

用指或掌着力于治疗部位，做较快速的直线往返运动，使指或掌着力面与体表肌肤反复磨擦产生热效应来治疗疾病，称为擦法。分为指擦法和掌擦法两种，掌擦法又分为全掌擦法、大鱼际擦法、小鱼际擦法。

【手法操作】

1.指擦法 指、掌、腕部伸直，以食、中、无名指和小指指腹着力于治疗部位，上肢主动用力做拉锯式运动，使指腹着力面在体表沿直线进行均匀往返摩擦，直至使治疗部位潮红发热为度（图8-18）。

2.掌擦法 以全手掌面或大鱼际或小鱼际着力于治疗部位，腕关节伸直，上肢主动用力做拉锯式运动，使掌面或大鱼际或小鱼际在体表沿直线进行均匀往返摩擦，直至使治疗部位潮红发热为度（图8-19、图8-20、图8-21）。

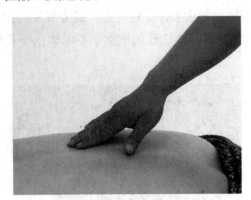

图8-18 指擦法

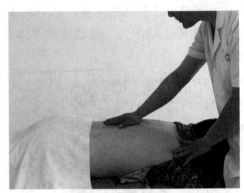

图8-19 全掌擦法

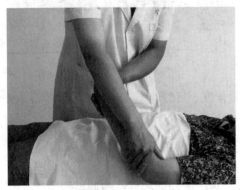

图8-20 大鱼际擦法

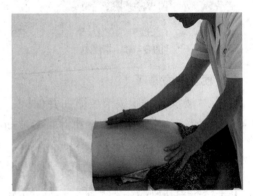

图8-21 小鱼际擦法

【要领及注意事项】

1.要直接接触皮肤操作，不能隔衣物施术。

2.压力要适中，不能过大或过小。压力过大，则手法重滞，且易擦破皮肤；如压力过小，则不易生热。

3.拉锯式摩擦运动必须沿同一直线往返进行，动作要连续不断。

4.擦法产生的热量应以透热为度，不可擦破皮肤。为保护皮肤，常配合使用冬青膏、红花油等介质，既有助于产热来提高疗效，又可防止擦破皮肤。

5.擦法操作时术者不可屏息，动作要连续、均匀、稳定、有节奏，频率为每分钟100~120次。

【手法特点】擦法刺激柔和，具有较好的温经散寒止痛作用。

【适用部位】指擦法适于颈项、肋间；掌擦法适于肩背、胸腹部、两胁部、腰部及四肢部；大鱼际擦法适于四肢部，尤以上肢为常用；小鱼际擦法适于肩背、脊柱两侧及腰骶部。

【临床应用】主要用于呼吸系统、消化系统及运动系统疾病，如咳嗽、气喘、胸闷，慢性胃炎、消化不良，女子不孕，阳痿，四肢伤筋、风湿痹痛等病证。

三、推法

用指、掌、拳、肘等着力于治疗部位，进行单方向直线的推动，称为推法。小儿推法还可做弧线推动。推法可分为指推法、掌推法、拳推法、肘推法。

【手法操作】

1.指推法 分为拇指端推法、拇指平推法和三指推法。

（1）拇指端推法 虎口张开，以拇指端着力于治疗部位，余四指置于对侧相应位置固定，腕关节略屈曲，拇指主动用力，向拇指端方向呈短距离、单向直线推动。

（2）拇指平推法 虎口张开，以拇指指腹着力于治疗部位，余四指置于对侧相应位置固定，腕关节屈曲略尺偏，拇指主动做对掌运动，前臂及腕配合用力，使拇指指腹向其食指方向呈短距离、单向直线推动（图8-22）。

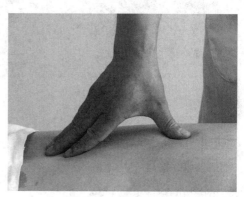

图8-22　拇指平推法

（3）三指推法 食指、中指、无名指伸直并拢，以三指指腹部着力于治疗部位，腕关节挺劲微屈，前臂部主动用力向前推动，使三指指腹向指端方向做单向直线推动（图8-23）。

2.掌推法 以掌根部着力于治疗部位，腕关节略背伸，上肢主动用力前推，使掌根部向前方做单方向直线推动（图8-24）。

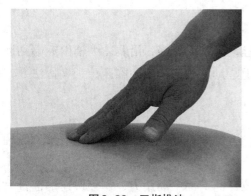

图8-23　三指推法

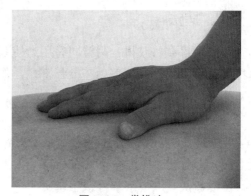

图8-24　掌推法

3.拳推法 手握实拳，以食指、中指、无名指、小指的近侧指间关节突起部着力于治疗部位，腕关节挺劲伸直，上肢主动用力前推，使拳背着力部在体表向前做单方向直线推动（图8-25）。

4.肘推法　肘关节屈曲，以尺骨鹰嘴突起部着力于治疗部位，上身同时下压，上肢用力，使尺骨鹰嘴突起部重压体表，做较缓慢的单方向直线推动（图8-26）。也可用另一侧的掌部扶握住屈肘侧的拳顶以帮助用力。

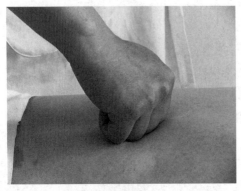
图8-25　拳推法

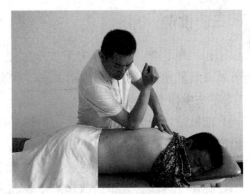
图8-26　肘推法

【要领及注意事项】

1.着力部要紧贴体表，压力平稳适中，作单向直线推动。

2.推动的速度宜均匀、缓慢。

3.避免推破皮肤。推法压力较重，与皮肤形成强烈的摩擦，易引起皮肤破损及局部组织不良反应，临床应用时可涂抹冬青膏等油类介质，保持皮肤润滑。

【手法特点】压力重，刺激强，移动速度慢。

【适用部位】指推法适于头面部、颈项部、手部和足部，掌推法适于胸腹部、背腰部和四肢部，拳推法适于背腰部及四肢部，肘推法适于背、腰部脊柱两侧。

【临床应用】主要用于高血压、头痛、头晕、失眠、胸闷、胁胀、烦躁易怒、腹胀、便秘、食积，腰腿痛、腰背部僵硬、风湿痹痛、感觉迟钝、软组织损伤、局部肿痛等病证。

四、搓法

用双手掌夹住肢体，两臂同时用力使双掌搓动，状如搓绳，沿肢体纵轴由近端到远端边搓边移动，或以掌面着力于治疗部位，作往返搓动，称为搓法。临床分为夹搓法、推搓法两种。

【手法操作】

1.夹搓法　以双手掌面夹住患者治疗部位，做方向相反的快速搓动，并沿肢体纵轴由近心端向远心端边搓边移动（图8-27）。

2.推搓法　以单手掌或双手掌置于治疗部位，前臂部主动用力，作较快速的前推后拉的搓动（图8-28）。

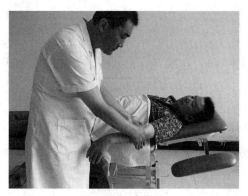

图 8-27　夹搓法

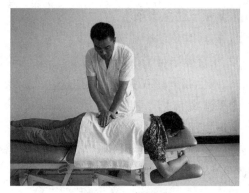

图 8-28　推搓法

【要领及注意事项】

1.用力要适中，动作要连贯协调。夹搓时如夹的太紧或推搓时下压力过大，会造成手法呆滞。

2.搓动的速度宜快，而由肢体的近心端移向远心端的移动速度宜慢。

【手法特点】松解肌筋作用较好，常作为辅助治疗或结束手法应用。

【适用部位】夹搓法适于四肢部、胁肋部；推搓法适于背、腰、骶髂部及下肢后侧。

【临床应用】常用于肢体酸痛、关节活动不利及胸胁迸伤等病证。

五、抹法

用拇指指腹或手掌在体表做上下、左右的直线或弧线抹动，称为抹法。可分为指抹法、掌抹法。抹法实为成人推拿手法中的平推法与小儿推拿中的旋推法、分推法及合推法的综合动作。

【手法操作】

1.**指抹法**　虎口张开，以单手或双手拇指指腹轻置于治疗部位上，余指轻置于旁边，腕、指关节放松，前臂主动用力，通过腕及拇指关节传力，带动拇指指腹在治疗部位做上下、左右的直线或弧线往返抹动。根据抹动方向可分为平抹、分抹、旋抹、合抹，临床根据需要灵活选用（图8-29）。

2.**掌抹法**　以单手或双手掌面轻置于治疗部位上，腕关节适度放松，前臂部主动用力，使掌面在治疗部位上做上下、左右的直线或弧线往返抹动（图8-30）。

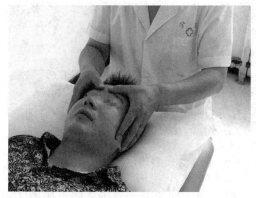

图 8-29　指抹法

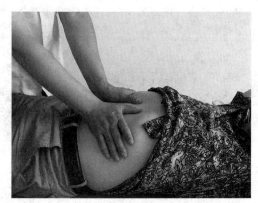

图 8-30　掌抹法

【要领及注意事项】

1.抹动时要动作和缓、速度均匀。

2.注意抹法与平推法的区别。平推法的特点是单向、直线，有去无回。而抹法则是或左或右，或上或下，或双向直线往来，或弧线运转。

【手法特点】运动形式灵活。

【适用部位】指抹法适于面部、手足部；掌抹法适于胸腹部、背腰部、四肢部。

【临床应用】主要用于感冒、头痛、面瘫及肢体酸痛等病症。手足保健及面部保健也常用此手法。

第三节　振动类手法

振动类手法主要包括抖法、振法，其共同特点是手法操作以较高的频率持续作用于人体，使受术部位产生振动或抖动，称为振颤类手法。

一、抖法

用双手或单手握住受术者肢体远端稍作牵引，在牵引状态下做上下或左右小幅度的连续抖动，称为抖法。临床一般以抖上肢、抖下肢及抖腰法常用。

【手法操作】

1.抖上肢　受术者坐位或卧位，上肢放松。医者双手分别握住其腕部，缓缓牵引其上肢至其抬起到前外方60°左右，然后两前臂主动用力做小幅度的连续上下抖动，使抖动所产生的抖动波似波浪般地传递到肩部（图8-31）。或术者用一手扶其肩部，另一手以握手方式握其手，做连续不断的小幅度的上下或左右抖动。

2.抖下肢　受术者仰卧位，下肢放松。医者站其足端，用双手握住其足踝部，缓缓牵引并抬起下肢离开床面约30cm，然后双上肢同时主动用力，做连续的小幅度上下抖动，见图8-32（1）。也可让受术者俯卧位，方法同仰卧位，唯抖动幅度可稍大些，见图8-32（2）。两下肢可同时操作，亦可单侧操作。

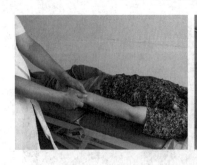
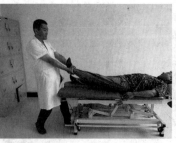
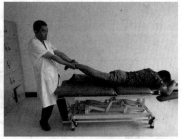

（1）　　　　　　　　　　　　　　　（2）

图8-31　抖上肢　　　　　　　　　　　图8-32　抖下肢

3.抖腰法　受术者俯卧位，两手抓住床头或由助手协助固定其两腋部。医者用两手握住其两足踝部，两臂伸直，身体后仰，用力牵引其腰部，使其腹部离开床面，见图8-35（1）。待其适应牵引并且腰部放松后，在牵引状态下，医者上身稍前倾，腰背腹部蓄力，协同双上肢用力牵拉并上下抖动，见图8-33（2）。紧接着借助牵抖惯性，连续做几次较大幅度的抖动，使腰部在抖动力作用下产生较大幅度的波浪状运动，见图8-33（3）。

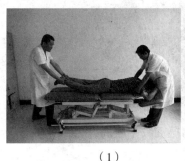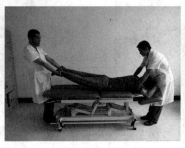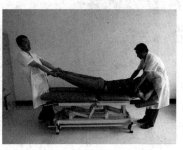

（1）　　　　　　　　　　（2）　　　　　　　　　　（3）

图8-33　抖腰法

【要领及注意事项】

1.被抖动的肢体要完全放松，自然伸直，不能对抗用力。

2.抖动所产生的抖动波应由肢体远端传向近端。

3.一般上肢抖动幅度小，频率稍快，约每分钟250次；下肢俯卧位抖动幅度可稍大，频率宜慢，约每分钟100次。

4.抖腰法属于复合手法，以拔伸牵引和较大幅度的抖动相结合，要掌握好发力时机，医者腰背腹部要蓄力，上肢借助惯性抖动。

5.受术者有习惯性肩、肘、腕关节脱位者禁用。

6.腰部疼痛较重，活动受限，肌肉不能放松者禁用。

【手法特点】使肌肉关节在抖动中得以松解。

【适用部位】上肢、下肢及腰部。

【临床应用】常用于肩周炎、颈椎病、髋部伤筋、疲劳性四肢酸痛、腰骶部疼痛等病证。

二、振法

以掌或指在体表施以振动的方法，称为振法。分为掌振法与指振法。

【手法操作】以全掌或食、中指指腹着力于治疗部位，注意力集中于掌部或指部，指、掌及前臂屈肌和伸肌同时作静止性用力，以产生高频率的肌振颤，通过指、掌将振动传递到治疗部位，通常可使受术者治疗部位产生温热感和舒适感（图8-34、图8-35）。

【要领及注意事项】

1.指、掌部在治疗部位以自然压力为准，不可施加额外压力。

2.指、掌及前臂屈伸肌群须静止性用力，产生振动。所谓静止性用力，是将手部与前臂屈伸肌同时绷紧，不做主动运动，从而产生不自主的快速振动。

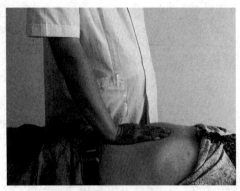

图8-34　掌振法

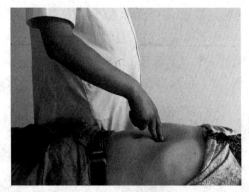

图8-35　指振法

3.要有较高的振动频率。由手臂部肌肉静止性用力产生的振动频率较高，大约在每分钟600~800次。

4.操作时不能有主动运动。即除指、掌及前臂部静止性用力外，不能故意摆动或颤动，也不要向受术部位施加压力。

5.振法一般在一个部位要持续应用2分钟以上才能产生明显的感应和较好的治疗效果，操作后易使医者感到身体倦怠、疲乏无力，要注意掌握好操作时间。平时应坚持推拿练功，以增强身心素质，具备一定的功力。

【手法特点】静止性用力，振动频率高。

【适用部位】指振法适于全身各部穴位，掌振法适于胸腹部。

【临床应用】常用于胃下垂、胃脘痛、头痛、失眠、咳嗽、气喘、形寒肢冷、腰痛、痛经、月经不调等病证。

第四节　挤压类手法

挤压类手法包括按压与捏拿两类手法，按压类手法主要包括按法、压法、点法、掐法、拨法等；捏拿类手法主要包括捏法、拿法、捻法等，其共同特点是操作时均能使肢体受到挤压之力。

一、按法

以指、掌等轻重交替节律性地按压治疗部位，称按法。可分为指按法和掌按法。按法常与揉法结合运用，组成按揉的复合手法。

【手法操作】

1.指按法　以拇指指腹着力于治疗部位，余四指张开，置于相应位置以支撑助力，拇指主动用力，做与治疗部位成垂直方向的按压。按压的力量从小到大，逐渐增强，待按压力深透到肌肉深部后再逐渐减轻压力，然后再重复上述按压过程，使按压动作既平稳又有节奏性（图8-36）。

2.**掌按法**　以单手或双手掌面着力于治疗部位，用肘部、肩部、或躯干发力。肘部发力较轻、肩部发力中等，躯干部发力主要用上半身重量，发力最重。做与治疗部位成垂直方向的按压。按压方式及节律同指按法（图8-37）。

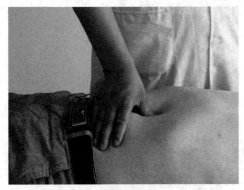
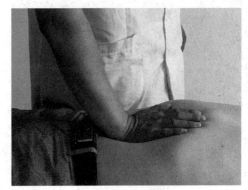

图8-36　指按法　　　　　　　　　　　　　　　图8-37　掌按法

【要领及注意事项】

1.压力宜由轻到重，稳而持续，使刺激充分达到肌体组织的深部。

2.按压的用力方向要与受力面相垂直。

3.手法操作要按照轻-重-轻的节奏进行。

4.指按法刺激较强，常在按后施以揉法，有"按一揉三"之说，即重按一下，轻揉三下，形成有规律的按后予揉的连续手法操作，一般多用头面部。

5.切忌以突发迅猛的暴力按压，以免造成软组织损伤或引起剧烈疼痛，导致局部保护性肌紧张，手法力反而不易深透到组织深部。

6.手法操作前要明确患者的骨质情况，以避免造成骨折。

【手法特点】刺激强而舒适，易于被人接受，且常与揉法相结合。

【适用部位】指按法适用于全身各部，尤其适用于对经穴及压痛点的刺激。掌按法适用于腹部、背部、臀部及股部等肌肉丰厚、面积较大的部位。

【临床应用】用于腰背筋膜炎，颈椎病、肩周炎、腰椎间盘突出症等疼痛性疾患以及风寒感冒、高血压、糖尿病、偏瘫等多种病证。

二、压法

用拇指指腹、掌或肘关节尺骨鹰嘴突起部着力于治疗部位，进行持续按压，称压法。压法可分为指压法、掌压法和肘压法。

【手法操作】

1.**指压法**　以拇指指腹着力于治疗部位，余四指张开，置于相应位置以支撑助力，拇指主动用力，将拇指指腹向治疗部位体表成垂直方向持续按压（图8-38）。

2.**掌压法**　以单手或双手掌面置于治疗部位，以肩关节为支点，利用身体上半部的重量，通过上肢传递至手掌部，垂直向下持续按压（图8-39）。

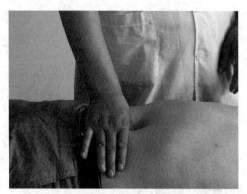

图8-38 指压法

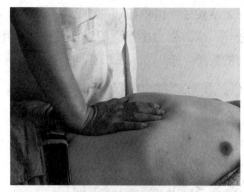

图8-39 掌压法

3.肘压法 肘关节屈曲，以肘关节尺骨鹰嘴突起部着力于治疗部位，以肩关节为支点，身体下沉，将上半身重量及躯干施加的压力通过上臂传递，垂直持续按压于治疗部位（图8-40）。

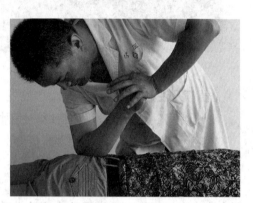

图8-40 肘压法

【要领及注意事项】

1.指压法与掌压法的手法形态与准备动作同指按法与掌按法。

2.肘压法应以肩关节为支点，操作时可以巧用身体上半部的重量，使操作者不易疲惫。肘压的力量，以受术者能忍受为度。

3.要持续用力。持续施力是压法区别于按法的根本点，按法动作偏动，有缓慢的节奏性，而压法动作偏静，压而不动。

4.压法用力的方向一般多与受力面相垂直。用力须由轻而重，结束时再由重而轻。不可突施暴力，以免造成骨折。

5.肘压法因刺激较强，可间歇性施用，且在肘压法结束操作时，要逐渐减力，注意不可突然终止压力。

【手法特点】压力较大，刺激强烈，临床一般以肘压法常用。

【适用部位】指压法适用于全身各部经穴及压痛点。掌压法适用于腹部、背部、腰臀部、股部。肘压法适用于腰臀部、下肢后侧以及背部等肌肉发达厚实的部位。

【临床应用】指压法、掌压法与指按法、掌按法的作用相同，肘压法主要用于腰肌高度僵硬，顽固性腰腿痛等疾患。

三、点法

以拇指指端或屈曲的指间关节突起部持续点压治疗部位或穴位，称点法。点法是一种着力点较小的特殊压法，主要包括拇指端点法、屈拇指点法、屈食指点法等。临床以拇指端点法常用。

【手法操作】

1.拇指端点法　手握空拳，拇指伸直并紧靠于食指中节，露出拇指端，以拇指端着力于治疗部位，前臂与拇指主动用力，使拇指端持续垂直点压治疗部位，亦可采用拇指按法的手法形态，用拇指端进行持续点压（图8-41）。

2.屈拇指点法　半握拳，屈拇指，拇指端抵于食指中节桡侧缘以助力，以拇指指间关节桡侧着力于治疗部位或穴位上，前臂与拇指主动用力，使拇指指间关节桡侧持续垂直点压治疗部位（图8-42）。

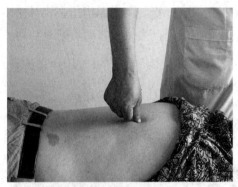

图8-41　拇指端点法

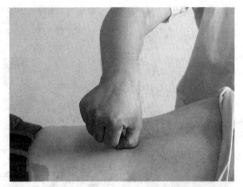

图8-42　屈拇指点法

3.屈食指点法　食指指间关节屈曲，其它手指相握，食指指端顶在拇指指腹上，以食指第一指间关节背侧突起部着力于治疗部位，前臂与食指主动用力，使着力部持续垂直点压治疗部位（图8-43）。

【要领及注意事项】

1.取穴宜准，用力宜稳。点法有"指针"之称，准确取穴是关键，平稳加力，直至"得气"，再持续刺激达到应有的治疗效果。

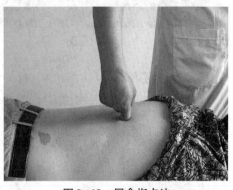

图8-43　屈食指点法

2.点法开始时不可施猛力或蛮力，结束时也要逐渐减力，不可突然收力。突然发力或突然收力，都会给患者造成不适和痛苦。

3.点法刺激强，点后宜用揉法缓解。点后揉法可避免和缓解可能出现的瘀斑及点法所施部位不适之感。

4.对年老体弱、久病虚衰的患者慎用点法，心功能不全者忌用点法。

5.点法与压法基本相同，其区别点在于压法的着力面积较大，而点法着力面积较小。

【手法特点】着力点小、刺激强，善治疼痛性疾病。

【适用部位】拇指指端点法适于全身各部穴位。屈指点法主要用于四肢关节缝隙处。

【临床应用】点法主要用于各种疼痛及感觉麻木迟钝的病证，其疗效优于按法和压法。对一般手法不易深入的关节骨缝处操作尤为方便。

点法对一些临床常见病效果非常好，如胃痛点脾俞、胃俞；腹痛点足三里、上巨虚；

头痛点鱼腰、头维、百会、太阳、风池；牙痛点合谷、下关、颊车；落枕点天宗、落枕穴；腰腿痛点肾俞、气海俞、大肠俞、关元俞、八髎、环跳、承扶、委中、阳陵泉、承山。

四、捏法

用拇指和其他手指指腹在治疗部位相对用力合捏，做一松一紧有节律性的捏挤，称为捏法。拇指与食、中指相合捏为三指捏法，拇指与其余四指合捏为五指捏法。捏法可单手操作，亦可双手同时操作。

【手法操作】五指自然伸直，用拇指和食指、中指指腹或拇指与其余四指指腹相对捏住治疗部位，做指腹对合的捏挤，然后放松，反复捏挤–放松，边捏挤边循序移动。见图8-44。

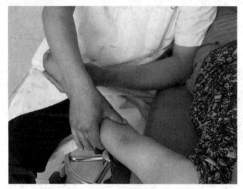 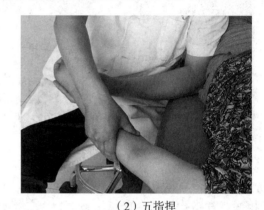

（1）三指捏　　　　　　　　　　　　　　　　　　　　（2）五指捏

图8-44　捏法

【要领及注意事项】
1.用力时拇指与其余手指的对合力要对称，动作要连贯、均匀而有节奏性。
2.要用五指指腹着力，而不可用指端着力。

【手法特点】手法刺激舒适自然，舒松肌筋的作用较好。

【适用部位】常用于颈项部、四肢部

【临床应用】用于颈椎病、四肢酸痛等病证。

五、拿法

用拇指与其余手指相对用力，对治疗部位进行捏提或捏揉，称为拿法。有"捏而提起谓之拿"的说法。拇指与食、中指合力的拿法为三指拿法，拇指与其余四指合力的拿法为五指拿法。拿法临床极为常用，可单手操作，亦可双手同时操作。

【手法操作】虎口张开，以单手或双手的拇指指腹与其它手指指腹对捏于治疗部位，肘、腕关节适度放松，用拇指和其余手指逐渐合力捏紧治疗部位的同时，前臂用力上提，将施术部位肌肉连同皮肤、皮下组织一起向上提起，再逐渐放开，如此一松一紧连续不断的提捏，也可边提捏边移动，使手法刺激逐步扩展（图8-45）。

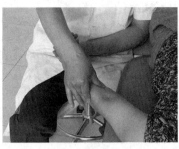
（1）三指拿法

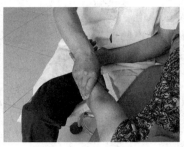
（2）五指拿法

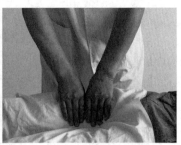
（3）双手拿法

图8-45　拿法

【要领及注意事项】

1.拿法中含有捏、提、揉的动作，其中以捏法为基础，其余二法为辅助，宜将三者有机地结合在一起进行操作。

2.拿法的力量远较捏法要大，刺激强度也较高，易引起疼痛感。操作时不能以指端部位捏拿肌肤，而应以指腹着力于肌肤捏拿。

3.拇指与其余手指合力提捏要对称、柔和，动作要连贯均匀而有节奏性。

4.操作时还应注意将腕关节放松。

【手法特点】刺激强而舒适，手法力可深透到肌肉深层，是放松类手法的典型代表。

【适用部位】常用于颈项部、肩部、四肢部和头部。

【临床应用】临床应用广泛，可用于颈椎病、肩周炎、腰椎间盘突出症、退行性关节炎、偏瘫、截瘫等病证。因松解作用较好，保健推拿也常用此法。

六、捻法

用拇指指腹与食指桡侧缘夹住手指或足趾，做快速上下捻揉，称为捻法。

【手法操作】用拇指指腹与食指桡侧缘或食指指腹夹持捏住受术者手指或足趾，拇指与食指主用力，做较快速的捻揉，状如捻线，有时也可用拇、食、中三指捻揉（图8-46）。

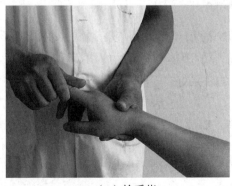
（1）捻手指

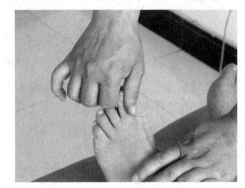
（2）捻足趾

图8-46　捻法

【要领及注意事项】

1.捻揉时拇指与食指运动方向相反。

2.捻动的速度宜稍快，而移动速度宜慢。

3.动作要灵活连贯、柔和有力，不要僵硬、呆滞。

【手法特点】动作较小，主要用于手足小关节治疗。

【适用部位】手指关节、足趾关节。

【临床应用】用于指间关节扭伤、屈指肌腱腱鞘炎、类风湿性关节炎等病证。

七、拨法

用拇指深按于治疗部位，然后进行单向或往返的拨动，称为拨法。

【手法操作】拇指伸直，以拇指端着力于治疗部位，垂直向下按压到一定深度后，做与肌纤维或肌腱或韧带成垂直方向的单向或往返拨动，其他四指扶在旁边以助力。若单手指力不足，可双手拇指并列或重叠施术（图8-47）。

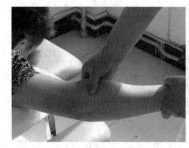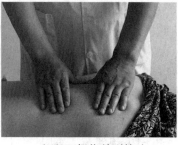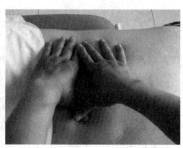

（1）单拇指拨法　　　　　（2）双拇指并列拨法　　　　　（3）双拇指叠加拨法

图8-47　拇指拨法

【要领及注意事项】

1.动作要灵活。

2.按压力与拨动力方向要互相垂直。

3.用力要由轻而重，用力大小以患者能够忍受为度。

4.拨动的手指不能在施术部位的皮肤表面有摩擦移动，应带动该处的肌纤维或肌腱、韧带一起拨动。

5.以痛为腧，不痛用力。即在患处先找到最疼痛点，以拇指端或三指端按住此点不放，然后活动患部肢体，边活动边寻找指下由痛变为不痛的新体位，随后施以拨法。

【手法特点】拨法沉实有力，止痛和解除粘连的效果好。

【适用部位】颈项部、背腰部、四肢部。

【临床应用】常用于局部酸痛、落枕、颈椎病、肩周炎、项背肌筋膜炎、腰椎间盘突出症、第三腰椎横突综合征等病证。

八、掐法

用拇指指甲着力于治疗部位，垂直向深部按压，称为掐法。

【手法操作】拇指屈曲，以指甲着力于治疗部位，拇指主动用力垂直按压治疗部位，直至患者出现疼痛反应后再松手（图8-48）。

【要领及注意事项】

1.垂直用力按压，力量由轻到重。

2.因指甲较尖锐，容易损伤皮肤，掐法操作时不可伴有抠动动作。

3.掐后用拇指揉局部，以缓和刺激，减轻不适感。

【手法特点】掐法是比指按法和点法更为尖锐而强烈的刺激。

【适用部位】主要用于人中、中冲、老龙等开窍醒脑、镇惊解痉的急救穴位。

【临床应用】常用于治疗晕厥、惊风、中风等危急重症。

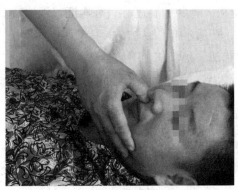

图8-48　掐法

第五节　叩击类手法

叩击类手法主要包括拍法、击法、叩法、叩点法，其共同特点是有节奏地叩击拍打体表。本类手法操作虽简单，但技巧性较强，叩击时必须做到收放自如、刚柔相济。

一、拍法

用虚掌拍打体表，称拍法。拍法可单手操作，亦可双手同时操作。

【手法操作】五指并拢，掌指关节微屈，使掌心空虚。腕关节放松，前臂主动用力，使虚掌平稳而有节奏地拍打治疗部位。用双掌拍打时，宜交替操作（图8-49）。

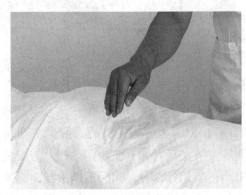

（1）单手拍法

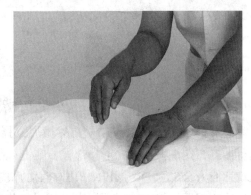

（2）双手拍法

图8-49　拍法

【要领及注意事项】

1.操作时一定要用虚掌，使整个掌、指周边同时接触体表，拍打的声音宜清脆而不疼。

2.腕部要适度放松，上下挥臂时，力量通过有一定放松度的腕关节传递到掌部，使刚劲化为柔和。

3.拍打动作要平稳、有节奏，不能无序乱拍，更不能抽拍。

4.直接拍打皮肤时，以皮肤轻度充血发红为度。

5.结核、严重的骨质疏松、骨肿瘤、冠心病等病证禁用拍法。

【手法特点】 空掌拍打，舒适不痛，易被人接受。

【适用部位】 常用于肩背部、腰骶部和下肢后侧。

【临床应用】 主要用于腰背筋膜劳损及腰椎间盘突出症。常作为推拿结束手法和保健手法使用。

二、击法

用拳背或掌根、掌侧小鱼际、指尖及桑枝棒等击打体表施术部位，称为击法。分为拳击法、掌根击法、侧击法、指尖击法、棒击法。

【手法操作】

1.**拳击法** 手握空拳，以拳背、拳盖或拳底为击打面，以肘关节为支点，前臂主动用力挥打，使击打面有节律的击打治疗部位（图8-50）。

用拳背击时，腕关节伸直，保持拳背平整，用拳背平整部分快速、短促、有节奏地击打患者体表。拳盖击是以拳的腹侧面，包括食、中、无名和小指第二节指背与掌根部为击打面，操作时腕部要放松；拳底击是以拳的底部（小鱼际与屈曲小指的尺侧）为着力面，操作时腕关节宜背伸。用拳盖击或拳底击时，两手一般同时交替操作。

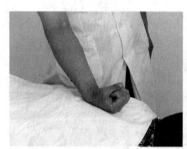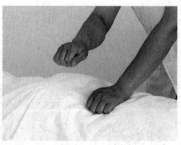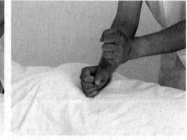

（1）拳背击　　　　　　　　（2）拳盖击　　　　　　　　（3）拳底击

图8-50　拳击法

2.**掌根击法** 腕关节放松自然微屈，指掌部伸直，以掌根部为击打面，前臂主动用力进行击打，使掌根部击打治疗部位，在击打前瞬间腕关节主动背伸，使前臂挥打力与腕关节主动背伸力合二为一，形成掌根击打面的快速冲击力击打治疗部位，然后迅速抬起，腕关节呈自然微屈位，接着进行下一次击打，如此反复在治疗部位进行有节律的击打（图8-51）。

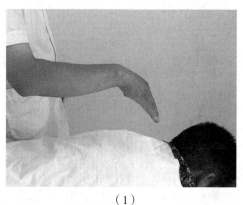
（1）

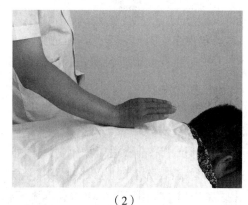
（2）

图8-51　掌根击法

3.侧击法　指掌部伸直，腕关节略背伸，以双手小鱼际部尺侧为击打面，双上肢前臂交替主动用力挥打，使两手的击打面有节律的交替击打治疗部位（图8-52）。

4.指尖击法　双手五指微屈，分开成爪形，以五指指端或指腹为击打面，腕关节放松，前臂主动用力，使击打面有节律性的击打治疗部位（图8-53）。

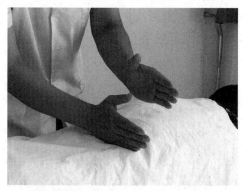
图8-52　侧击法

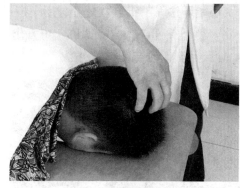
图8-53　指尖击法

5.棒击法　手握柔软而有弹性的桑枝棒的一端，以棒体的另一端为击打面，前臂主动用力挥打，使棒体击打面短促而有节律性的击打治疗部位（图8-54）。

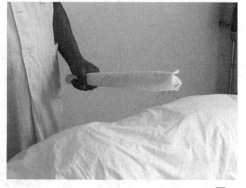

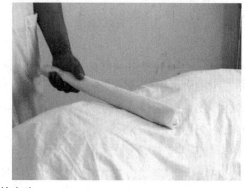

图8-54　棒击法

【要领及注意事项】

1.击打时，要用力适中，收发自如，不同的部位使用不同的力度，因人因病而异，避免暴力击打。

2.动作要连续而有节奏，快慢适中。

3.击打时要有反弹感，即击后迅速弹起，不要停顿或拖拉。

4.须严格掌握各种击法的适应部位和适应证。

【手法特点】击法力量集中，刺激量强，多用于痛证治疗。拳击法力沉而实，掌击法透力较强，侧击法力较舒缓，指尖击法力浅而急，棒击法刚劲有力。

【适用部位】拳击法适于大椎、腰骶部，掌击法适于腰臀部、下肢肌肉丰厚处，侧击法适于肩背部、腰臀部、四肢部，指尖击法适于头部，棒击法适于背腰部、下肢部。

【临床应用】常用于肢体疼痛，麻木不仁、肌肉萎缩、风湿痹痛，疲劳酸痛等病症。

三、叩法

以小指侧或空拳的底部轻轻击打体表治疗部位，称为叩法。叩法刺激程度较击法为轻，有"轻击为叩"之说。可分为小指叩法、空拳叩法。

【手法操作】

1.小指叩法　手指自然分开，用小指尺侧面为叩击面，腕关节略背伸，前臂主动用力，使小指尺侧节律性叩击治疗部位，可发出"哒哒"声响，可双手交替操作，也可双手合并操作（图8-55）。

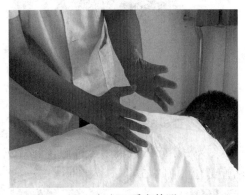
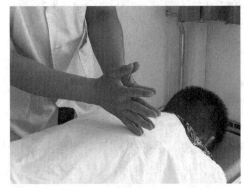

（1）双手交替叩　　　　　　　　（2）双手合并叩

图8-55　叩法

2.空拳叩法　手握空拳，以拳的小鱼际部和小指部为叩击面，前臂主动用力，使空拳尺侧叩击面节律性叩击治疗部位，叩击时可发出清脆的响声，一般双拳交替操作（图8-56）。

【要领及注意事项】

1.叩击力要轻柔，重力扣击就失去了叩法的作用。

2.叩击要有节奏感。一般两手要同时操作，左右交替，如击鼓状。

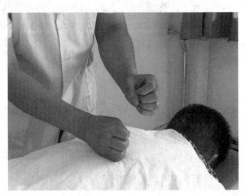

图8-56　空拳叩法

【手法特点】是一种较轻快的击法。

【适用部位】常用于肩背、腰及四肢部。

【临床应用】主要用于颈椎病、局部酸痛、倦怠疲劳等病证。

四、叩点法

用指端叩点治疗部位或穴位，称为叩点法。分为单指叩点法、五指叩点法。

【手法操作】

1.单指叩点法　中指指间关节和掌指关节微屈，食指按于中指的指背上，拇指指腹抵于中指远端指间关节的掌侧，无名指和小指屈曲握紧，以中指指端为着力点，前臂主动用力，肘关节作屈伸运动，带动腕关节屈伸甩腕，使中指指端着力点叩点治疗部位或穴位（图8-57）。

2.五指叩点法　五指指间关节和掌指关节自然屈曲，五指指端对齐靠拢成梅花状，以五指指端为着力点，前臂主动用力，肘关节作屈伸运动，带动腕关节屈伸甩腕，使五指指端着力点叩点治疗部位或穴位（图8-58）。

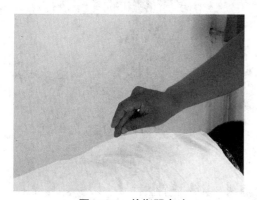
图8-57　单指叩点法

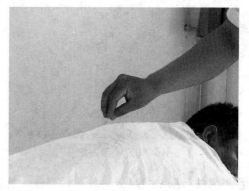
图8-58　五指叩点法

【要领及注意事项】叩点时腕指状如鸡啄米，要求肘、腕要放松，前臂主动用力使肘关节弹性屈伸，腕关节灵活甩腕，而指端要指力坚实，整个动作刚中有柔，柔中有刚，刚柔相济。

【手法特点】刺激柔和而有力。

【适用部位】全身各个部位，特别是穴位及痛点处。

【临床应用】主要用于气血瘀滞所致的各种疼痛、麻木等病证。

第六节　运动关节类手法

运动关节类手法主要包括摇法、扳法、拔伸法，其共同特点是使关节在生理活动范围内进行被动运动。

一、摇法

使骨与关节在其生理范围内做被动环转运动，称摇法。包括颈项部、腰部和四肢关节摇法。

【手法操作】

1.颈部摇法 受术者取坐位,颈项部中立位放松。医者立于其背后或侧后方。以一手扶按其枕后部,另一手托扶下颌骨,两手作相反方向协调用力环形摇转头颈,使头颈部分别做顺时针和逆时针方向的环形摇转被动运动。可反复摇转数圈,顺时针、逆时针摇动无先后顺序,摇动圈数尽可能相同(图8-59)。

对颈椎活动不利者,可用掌托颈部摇法。受术者端坐,颈项部中立位放松。医者马步微蹲于其背后或侧后方,两手虎口张开,用一手拇指、虎口、食指桡侧缘托扶固定其颈枕部及耳后乳突,另一手用手掌托扶其下颌骨,两臂及上半身躯干共同协调用力向上托起头颈,同时两腿用力起身以助上托之力,使头颈处于拔伸状态下,再进行头颈部环形摇转被动运动,此法摇动速度要慢(图8-60)。

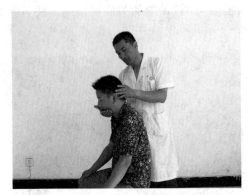

图8-59 颈部摇法

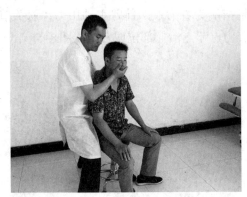

图8-60 掌托颈部摇法

2.肩关节摇法 可分为托肘摇肩法、握腕摇肩法、拉手摇肩法。

(1)托肘摇肩法 受术者取坐位。医者立于其侧方,用一手握其肩关节上方以固定,另一手托握肘部,使其前臂搭放于医者前臂上,上肢主动用力,使其肩关节做环形摇转被动运动(图8-61)。

本法也可卧位操作。受术者取仰卧位。医者立于床边,用一手握其肘部,另一手握其腕或手,上肢主动用力,使其肩关节做环形摇转被动运动(图8-62)。

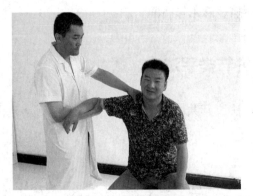

图8-61 坐位托肘摇肩法

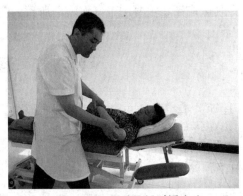

图8-62 仰卧位托肘摇肩法

（2）握腕摇肩法　受术者取坐位。医者立于其后侧方，以一手扶按肩部以固定，另一手握腕部，使上肢外展，做肩关节环形摇转被动运动（图8-63）。

（3）拉手摇肩法　受术者取坐位。医者立于其侧方，嘱受术者握住医者的手，医者上肢主动用力，做环形摇转运动，以此带动受术者上肢运动，使其肩关节做环转摇动的被动运动，如果摇动中受术者疼痛不能忍受时，则会自行松开医者的手而终止运动（图8-64）。

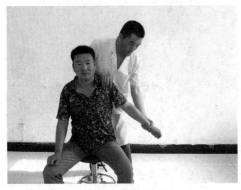

图8-63　握腕摇肩法

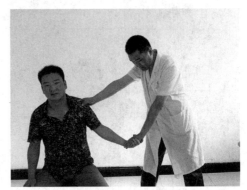

图8-64　拉手摇肩法

（4）大幅度摇肩法　受术者取坐位。医者立于其前外侧，两足呈丁字步，两掌相合，挟持住被施术侧上肢的腕部，牵伸并抬高其上肢至其前外方约45°时，将其上肢慢慢向其前外上方托起。在此过程中，位于下方的一手应逐渐翻掌，当上举至160°时，即可虎口向下握住其腕部，另一手随其上举之势由腕部沿前臂、上臂滑移至肩关节上部。略停之后，两手协调用力，即按于肩部的一手将肩关节略向下按并固定之，握腕一手则略上提，使肩关节伸展。随即握腕一手握腕摇向后下方，经下方复于原位，此时扶按肩部一手已随势沿其上臂、前臂滑落于腕部，呈动作初始时两掌挟持腕部状态。此为肩关节大幅度摇转一周，可反复摇转数次。在大幅度摇转肩关节时，要配合脚步的移动，以调节身体重心。即当肩关节向上、向后外方摇转时，前足进一小步，身体重心在前；当向下、向前外下方复原时，前足退步，身体重心后移（图8-65）。

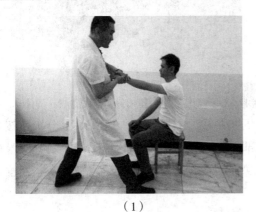

（1）

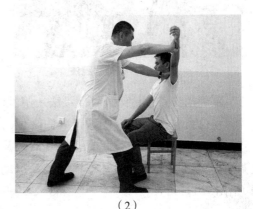

（2）

图8-65　大幅摇肩法

3.肘关节摇法　受术者取坐位。医者以一手托住其肘后部，另一手握住腕部，上肢主动用力，使受术者做肘关节环转摇动的被动运动（图8-66）。

4.**腕关节摇法**　分为插指摇腕法、拔伸摇腕法。

（1）插指摇腕法　受术者取坐位。医者一手握其腕关节上部，另一手与其五指交叉扣握，通过腕关节的灵活摇转带动其做腕关节的摇转被动运动（图8-67）。

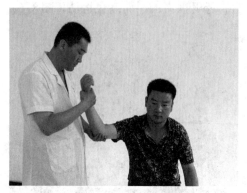

图8-66　肘关节摇法

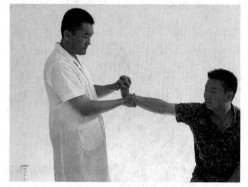

图8-67　插指摇腕法

（2）拔伸摇腕法　受术者取坐位，掌心朝下。医者双手合握其大小鱼际，用两手食指托住腕掌部，两手拇指分按于腕背侧，余指端扣于大小鱼际部。两手臂协调用力，在稍牵引情况下做腕关节的环形摇转被动运动（图8-68）。

5.**指关节摇法**　受术者取坐位，掌心朝下。医者一手握住其手掌，另一手用拇指和食指指间关节部捏住其末节指端，做环形摇转被动运动（图8-69）。

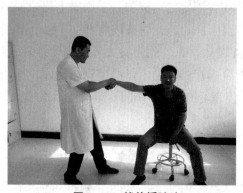

图8-68　拔伸摇腕法

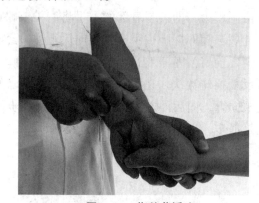

图8-69　指关节摇法

6.**腰部摇法**　包括仰卧位摇腰法、俯卧位摇腰法、坐位摇腰法和站位摇腰法。

（1）仰卧位摇腰法　受术者取仰卧位，两下肢并拢，屈髋屈膝。医者双手分别扶按其双膝部，或用一手和前臂同时扶按其双膝前下部，另一手同时扶按其足踝部，两臂及身体协调用力，以使其双膝做环形摇转被动运动，从而带动腰部摇动，摇动范围要大，速度要慢（图8-70）。

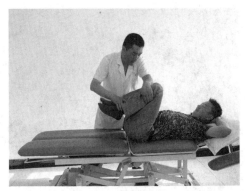

（1）扶膝按踝

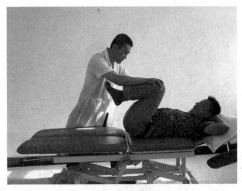

（2）双手扶膝

图8-70 仰卧位摇腰法

（2）俯卧位摇腰法 受术者取俯卧位，两下肢伸直。医者一手按压其腰部，另一手及前臂托抱住其双下肢膝关节上方，向上用力抬起下肢使其腰部后伸，手臂及身体协调用力，做腰部环形摇转的被动运动，摇动速度要慢（图8-71）。

7.髋关节摇法 受术者取仰卧位，下肢伸直放松。医者立于床边，一手扶按屈曲的膝部，另一手握其踝关节上方部，两手同时用力，先使其屈膝屈髋至90°左右，然后两手臂协调用力，以髋关节为活动轴心，做髋关节环形摇转的被动运动（图8-72）。

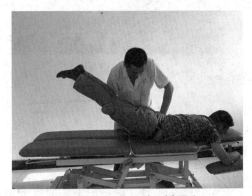

图8-71 俯卧位摇腰法

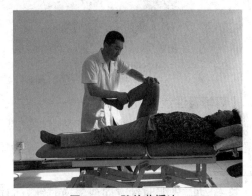

图8-72 髋关节摇法

8.膝关节摇法 受术者取俯卧位，下肢伸直放松。医者立于床边，一手扶按其腘窝上缘以固定，另一手握住足跟或足踝部，以膝关节为活动轴心，做膝关节环形摇转被动运动，见图8-73（1）。本法亦可在仰卧位操作，即受术者仰卧位，两腿伸直、放松，医者以一手扶其膝部，另一手握其足踝部，先使被摇下肢屈髋屈膝，以膝关节为活动轴心，做膝关节环形摇转的被动运动，见图8-73（2）。

9.踝关节摇法 受术者取仰卧位，下肢自然伸直。医者一手托握起足踝部以固定，另一手握其足趾掌部，两手协调用力，做踝关节的环转摇动被动运动，见图8-74（1）。本法亦可在俯卧位操作，即受术者俯卧位，被操作下肢屈膝约90°，医者一手扶握其足踝以固定，另一手握其足趾掌部，两手协调施力，做踝关节的环转摇动被动运动，见图8-74（2）。本法较仰卧位时的踝关节摇法容易操作，且摇转幅度较大。

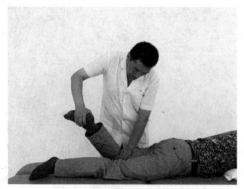

（1）俯卧位摇膝

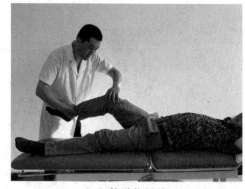

（2）仰卧位摇膝

图8-73　膝关节摇法

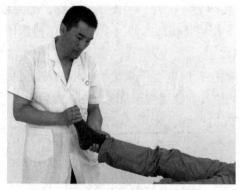

（1）仰卧位摇踝

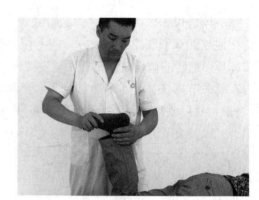

（2）俯卧位摇踝

图8-74　踝关节摇法

【要领及注意事项】

1.摇转的幅度要由小到大逐渐增加，最大范围控制在人体关节的生理活动范围内。

2.摇转的速度宜缓慢，尤其是在开始操作时要缓缓摇动，待受术者适应后可逐渐增快并匀速摇动。

3.摇动时先顺时针方向或先逆时针方向均可，无先后顺序，且一般情况下顺时针和逆时针方向摇动圈数相同。

4.操作中要注意固定或稳定被摇关节的近端，除被摇的关节运动外，其他部位应尽量保持稳定。

5.摇法操作时用力要协调，要根据关节的病变程度及患者关节运动对病变组织的刺激程度适当用力。任何粗暴的动作及违反生理的关节运动都是绝对禁忌的。

6.对习惯性关节脱位、椎动脉型颈椎病、颈部外伤、颈椎骨折等病证禁止在患处使用关节摇法。

【手法特点】通过被动环转摇动关节，伸展挛缩。

【适用部位】全身各关节部。

【临床应用】主要适用于各种软组织损伤性疾病及运动功能障碍性疾病。如肩关节周围炎、颈椎病、腰椎间盘突出症及各关节酸困疼痛、外伤术后关节功能障碍等病证。

二、扳法

对病变关节两端施加方向相反的"巧力寸劲",使关节瞬间突然受力,做被动的小幅度的瞬间旋转、屈伸、展收等运动,称为扳法。扳法为推拿常用手法之一,也是正骨推拿流派的主要手法,包括全身各关节部多种扳法。

【手法操作】

1.颈部扳法 包括颈部斜扳法、颈椎旋转定位扳法、寰枢关节旋转扳法。

(1)颈椎斜扳法

①坐位操作 以右旋扳法为例。受术者取坐位,颈项部放松,头略前倾或中立位。医者立于其右侧后方。以左手扶按其头枕或头顶部,右手掌心托扶其下颌,两手协同施力,使其头部向右侧旋转,当旋转至有阻力时,以右手向右后上方扳动,左手协同向左前方旋推,两手同时用"巧力寸劲"前推后扳,引导颈椎快速向右后方旋转,常可听到"咯"的小声弹响,见图8-75(1)。

②仰卧位操作 以右旋扳法为例。受术者取仰卧位,医者坐于其头端床头,以右手手掌托扶其下颌部,四指扶于其左侧下颌角助力;左手托付其枕后部,两手协调用力,先缓慢地牵引其颈椎使其放松,再将其头转向右侧,当旋转至有阻力时,以右手向右上方扳动,左手协同向左旋转,两手同时用"巧力寸劲",引导颈椎快速向右上方旋转,常可听到"咯"的小声弹响,见图8-75(2)。

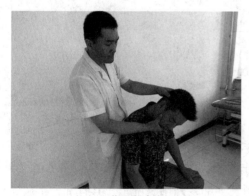 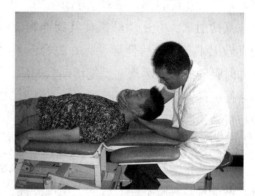

(1)坐位颈椎斜扳法　　　　　　　　　　(2)仰卧位颈椎斜扳法

图8-75 颈部斜扳法

(2)颈椎旋转定位扳法 以右旋定位扳法为例。受术者取坐位,颈项部放松。医者站于其右后方,用左手拇指顶按在病变颈椎棘突旁,余四指置于下颈部对侧助力;右手掌心托扶下颌,四指扶于左侧下颌角以助力。先使头部前屈45°,左侧屈45°,再慢慢向右后方旋转,当旋转到有阻力时,随即瞬间稍加大用力,左拇指同时用力向左侧轻推,做一个有控制的增大幅度的快速扳动,常可听到"咯"的小声弹响,同时左拇指下会有棘突弹跳感(图8-76)。

(3)寰枢关节旋转扳法 以左寰枢关节旋转扳法为例。受术者坐于低凳上,颈略屈。

医者立于其侧后方，用右手拇指顶住第二颈椎左侧横突，余四指置于上颈部对侧助力；左臂肘弯套住其下颏部，左手扶于右侧头部，身体向上同时肘臂部协调用力，缓慢地将颈椎向上拔伸并向左侧旋转，当旋转到阻力位时，随即瞬间稍加大用力，做一快速向左上方拔伸旋转的扳动，而顶住横突的右手拇指同时推顶，常可听到"咯"的小声弹响（图8-77）。

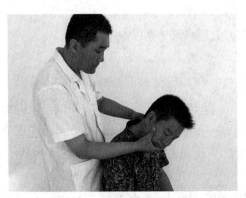

图8-76　颈椎旋转定位扳法

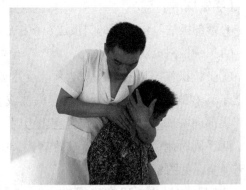

图8-77　寰枢关节旋转扳法

2.胸背部扳法　包括扩胸牵引扳法、胸椎对抗复位法、扳肩式胸椎扳法。

（1）扩胸牵引扳法　受术者取坐位，两手十指交叉扣抱于颈枕后部。医者立于其后方，两手分别握住其两肘部，并用膝部抵住其背部胸椎病变处，令其做上半身前俯后仰运动，并配合前俯时呼气、后仰时吸气的呼吸运动，反复活动数遍后，待其身体后仰至最大限度时，两手同时将其两肘部向后方快速扳动，膝部同时向前抵顶，常可听到"咯"的小声弹响（图8-78）。

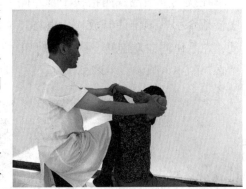

图8-78　扩胸牵引扳法

（2）胸椎对抗复位法　受术者取坐位，两手十指交叉扣抱于颈枕后部。医者立于其后方，两手臂自其腋下伸入后向上绕出并握住其两腕上部，并用膝部抵住其背部胸椎病变处，握其两腕之手用力下压，两前臂夹紧并用力上抬，使其颈椎前屈并被动扩胸，抵顶胸椎的膝部也同时向前用力推顶，如此两手、两臂与膝部同时加大用力，使病变胸椎产生瞬间有控制的快速扳动，常可听到"咯"的小声弹响（图8-79）。

（3）扳肩式胸椎扳法　受术者取俯卧位，全身放松。医者立于其健侧，用一手扳住其对侧肩部，用另一手掌根部按压在病变胸椎的同侧棘突旁，两手缓缓用力推下扳上，至阻力位时，两手同时瞬间加大推按扳动之力，使病变胸椎做一快速的有控制的扳动，常可听到"咯"的小声弹响（图8-80）。

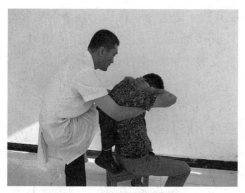

图8-79　胸椎对抗复位法

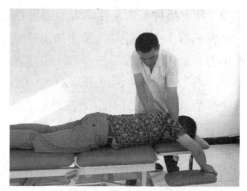

图8-80　扳肩式胸椎扳法

3.腰部扳法　包括腰椎斜扳法、腰椎旋转定位扳法、腰椎后伸扳法。

（1）腰部斜扳法　以左侧斜扳为例。受术者取右侧卧位，右下肢自然伸直，左下肢屈髋屈膝，右上肢在前，左上肢在后。医者面对受术者，以左手按扶其肩前部以固定上身不动，右前臂按压其左侧臀外上部，先用右前臂晃动其臀部，使其腰部做连续的小幅度扭转来放松腰椎。待其放松后，用力使其腰部扭转至阻力位，此时做一个瞬间增大幅度的有控制的快速扳动，同时加大左手推按之力固定上身不随腰椎旋转，常可听到"咯"的弹响声（图8-81）。

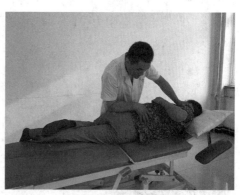

图8-81　腰部斜扳法

（2）腰椎旋转定位扳法　又称为腰椎旋转复位法。以左侧旋转复位法为例。受术者跨骑于治疗床，用两下肢夹住床沿，背对床头，双手扶在床上，腰部放松。医者立于其左侧后方，以右手拇指指腹顶按于病变腰椎棘突左侧以定位，令其双手十指交叉扣抱于颈枕后部，医者左手臂从其左腋下伸入绕胸前用左手抓住右肩肩后，同时医者身体紧贴其左侧身后，与左手臂协调用力使其上身前屈左旋至阻力位时，瞬间加大左旋，右手拇指同时用力向右侧顶推棘突，使病变腰椎做一快速有控制的旋转扳动，常可听到"咯"的弹响声（图8-82）。本手法也可让受术者跨骑于木凳上，医者让一助手扶按其股上部以固定，其他动作同上。

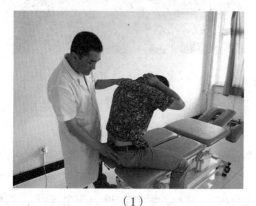

（1）

（2）

图8-82　腰椎旋转定位扳法

（3）**腰部后伸扳法** 受术者取俯卧位，两下肢并拢。医者一手按压于其腰部病变部位，另一手臂托抱于两下肢膝关节上方并缓缓抬起，使其腰部后伸，当后伸至阻力位时，两手协调用力，瞬间增大腰部按压和下肢上抬力，使病变腰椎做快速有控制的后伸扳动，偶尔可听到"咯"的弹响声，见图8-83（1）。

腰部后伸扳法，另有以下三种操作方法。一是受术者取俯卧位。医者骑坐于其腰部，两手托抱住其两下肢或单侧下肢，先做数次小幅度的下肢上抬动作以使其腰部适应，然后两手臂缓缓用力使其下肢上抬至阻力位时，瞬间加大上抬力，使病变腰椎做快速有控制的后伸扳动，见图8-83（2）。二是受术者取俯卧位。医者一手按压其腰部，另一手臂托抱其单侧下肢的股前下部。两手协调施力，先缓缓摇运数次，待腰部放松后，下压腰部与上抬下肢并举，至下肢上抬阻力位时，瞬间加力快速扳动，见图8-83（3）。三是受术者取侧卧位。医者一手抵住其腰骶部，另一手握住其足踝部。两手协调施力，向前抵按腰骶部和缓慢向后牵拉足踝部，至阻力位时，瞬间加力快速扳动，见图8-83（4）。

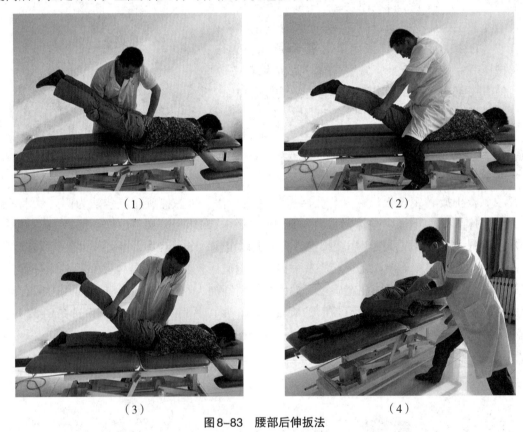

（1）　　　　　　　　　　　　　　　（2）

（3）　　　　　　　　　　　　　　　（4）

图8-83　腰部后伸扳法

4.肩关节扳法 包括肩关节外展扳法、前屈扳法、内收扳法、旋内扳法、上举扳法。

（1）**肩关节外展扳法** 以左肩为例。受术者取仰卧位，左上肢外展位。医者右腿在前，弓步站于其左侧，右手握其左腕部稍用力牵引使其上肢伸直，左手掌根缓缓按压其左肩肩前以固定，先外展其左肩至阻力位时，医者弓步前移使腹部紧贴其前臂，下肢蓄力使身体前移，腹部推动其前臂使肩关节做加大外展的扳动，见图8-84（1）。本法也可坐位操作，见图8-84（2）。

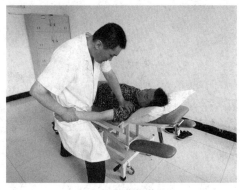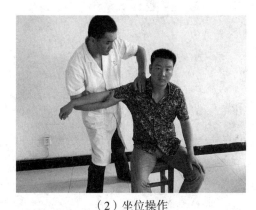

（1）仰卧位操作　　　　　　　　　　　　　　　　（2）坐位操作

图8-84　肩关节外展扳法

（2）肩关节前屈扳法　以左肩为例。受术者取仰卧位，左上肢前屈位。医者立于其左侧，右手握其左腕部稍用力牵引使其上肢伸直，并用胸腹部紧贴其上肢；左手掌根缓缓按压其左肩肩前以固定，先前屈其左肩至阻力位时，医者下肢蓄力使身体前移，在右手牵引状态下用胸腹部推动其左前臂使肩关节做增大前屈幅度的扳动，见图8-85（1）。本法也可坐位操作，见图8-85（2）。

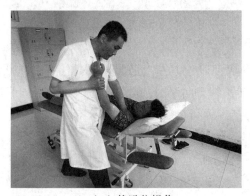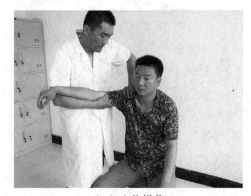

（1）仰卧位操作　　　　　　　　　　　　　　　　（2）坐位操作

图8-85　肩关节前屈扳法

（3）肩关节内收扳法　以右肩为例。受术者取坐位，右侧手臂屈肘置于胸前。医者立于其身体后侧，用右手扶按于其左肩部以固定，左手托握其肘部并缓慢地向对侧胸前上托，至阻力位时，瞬间加大上托之力做一增大内收幅度的快速扳动，见图8-86（1）。本法也可仰卧位操作，见图8-86（2）。

（4）肩关节后伸旋内扳法　以右肩为例。受术者取坐位，右侧肩关节旋内，使右上肢置于身后并屈肘。医者立于其左后方，以左手扶按其右肩部以固定肩部和上身使其不动，右手握其腕部将小臂沿其腰背部缓缓上抬，使其肩关节内旋至阻力位时，右手瞬间加大上抬之力，做一快速的、有控制的上抬其小臂动作，使其肩关节产生被动内旋的快速扳动，见图8-87（1）。本法也可俯卧位操作，见图8-87（2）。

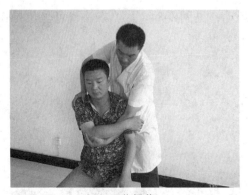
（1）坐位操作

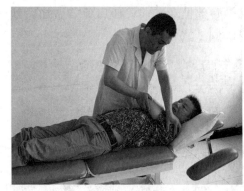
（2）仰卧位操作

图8-86　肩关节内收扳法

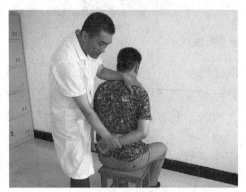
（1）坐位操作

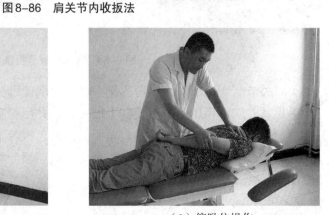
（2）仰卧位操作

图8-87　肩关节后伸旋内扳法

（5）肩关节上举扳法　以左肩为例。受术者取仰卧位，左上肢自前屈位上举到120°~140°时，医者以左手握其前臂，右手握其上臂，向头端方向牵引，至阻力位时，两手同时加力，做一较快速的、有控制的向上牵拉，使肩关节产生瞬间上举扳动，见图8-88（1）。

肩关节上举扳法坐位也可操作，以右肩为例。受术者取坐位，医者立于其右后方，用左手握其右上肢上臂下段，自前屈位或外展位缓缓向上抬起至120°~140°时，用右手握住其前臂近腕关节处，两手协调施力，向上逐渐拔伸牵引，至有阻力时，两手同时加力，做一较快速的、有控制的向上牵拉，使肩关节产生瞬间上举扳动，见图8-88（2）。

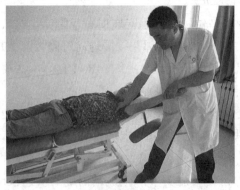
（1）仰卧位操作

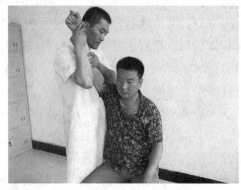
（2）坐位操作

图8-88　肩关节上举扳法

5.肘关节扳法 以左侧为例。受术者取仰卧位，左上肢平放于床面。医者用左手托握其肘关节，右手握其腕部，先使肘关节做缓慢的屈伸活动，以观察其肘关节的功能障碍状况。如果肘关节屈曲功能受限，则在其屈伸活动后，将肘关节置于屈曲位，缓慢地施加压力，使其进一步屈曲，向功能位靠近，当遇到明显阻力时，右手稍做瞬间加力，使其肘关节做短促的、有控制的屈曲加压扳动，见图8-89（1）。如为肘关节伸直功能受限，则向反方向扳动，见图8-89（2）。

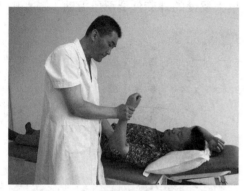
（1）屈曲扳法

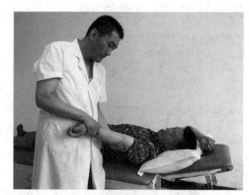
（2）伸直扳法

图8-89 肘关节扳法

6.腕关节扳法 可分为屈腕扳法、伸腕扳法。

（1）屈腕扳法 以左侧为例。受术者取仰卧位或坐位。医者左手握住其腕关节上部以固定，右手握其指掌部，先做腕关节反复屈伸活动，再将腕关节屈曲位加压至阻力位时，瞬间增大压力做一增大幅度的快速扳动，可反复操作几次（图8-90）。

（2）伸腕扳法 以左侧为例。受术者取仰卧位或坐位。医者以两手握住其大小鱼际，两拇指按于腕关节背侧，先做拔伸摇转数次，然后将腕关节置于背伸位，不断加压背伸，至阻力位时，瞬间加力背伸，做一稍增大幅度的扳动，可反复操作几次（图8-91）。

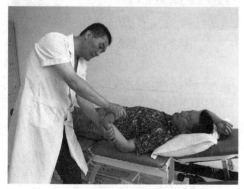
图8-90 腕关节屈腕扳法

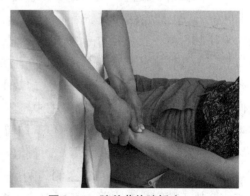
图8-91 腕关节伸腕扳法

7.髋关节扳法 分为屈髋屈膝扳法、"4"字扳法、后伸扳法、直腿抬高扳法。

（1）屈髋屈膝扳法 以左侧为例。受术者取仰卧位，左侧下肢屈髋屈膝，右侧下肢自然伸直。医者立于其左侧，用右前臂扶按屈曲的左膝部及胫骨前上方，身体前移使前胸部贴近其小腿部以助力，左手握其左踝上方，两手及身体协调用力，将屈曲的左下肢向前下方按压，使髋关节极度屈曲，大腿靠近其胸腹部，至阻力位时，两手及身体协同一起快速加力，使髋关节超越阻力位做一稍增大幅度的加压扳动（图8-92）。

（2）"4"字扳法　以左侧为例。受术者取仰卧位。医者立于其左侧，先将其左侧下肢屈膝、髋关节外旋，外踝置于右膝关节上部，使其左下肢摆成"4"字形，医者用右手按于屈曲的左膝部，左手按于右侧的髂前上棘处，两手协调用力，缓慢下压，至阻力位时，两手同时稍加大压力，使髋关节在"4"字位做一稍增大幅度的外旋外展下压扳动（图8-93）。

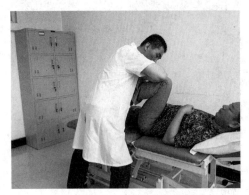

图8-92　屈髋屈膝扳法

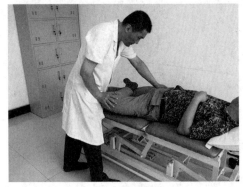

图8-93　"4"字扳法

（3）髋关节后伸扳法　以右侧为例。受术者取俯卧位。医者立于其左侧，以左手按压于其左侧骶髂部以固定，右手托住其右膝部上缘，向上用力托起使髋关节后伸，至阻力位时，两手同时加力，使髋关节做一增大后伸幅度的快速过伸扳动（图8-94）。

（4）直腿抬高扳法　以右侧为例。受术者取仰卧位，双下肢自然伸直。医者立于其右侧，用右手托其跟腱上部，用左手按其膝前部，在保持其膝关节伸直的情况下，使其右下肢缓缓

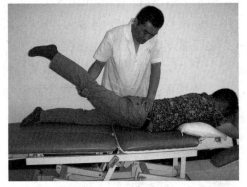

图8-94　髋关节后伸扳法

抬起，至阻力位时，以右上肢扶持抱推其小腿后部，左手绕前握住其足掌趾部使其固定于背伸位，身体前移协同助力，右手按扶于膝部保持伸膝状态，左右手及身体协同同时加力，使阻力位屈髋伸直的下肢超越阻力位，做增大屈髋幅度的快速扳动（图8-95）。

8.膝关节扳法　分为屈膝扳法、伸膝扳法。

（1）膝关节屈膝扳法　以左侧为例。受术者取仰卧位，左膝屈曲，医者立于其左侧，用右前臂垫于腘窝，左手紧握其踝上，左手先稍用力按压使其膝关节过屈数次，待其适应后，缓缓加力至过屈阻力位，快速加力，使其膝关节在右前臂支垫下做增大幅度的屈曲扳动，见图8-96（1）。

仰卧位操作法适用于膝关节屈曲受限明显者，轻度受限者可俯卧位操作。

　　以右侧为例。受术者取俯卧位，医者立于其左侧，用左手按扶于腘窝后部以固定，右手握其足踝部，使其膝关节屈曲，至阻力位时，稍加大用力，做一增大屈曲幅度的快速扳动，见图8-96（2）。

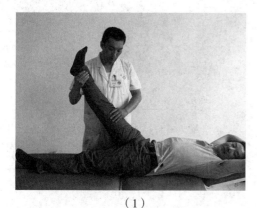
（1）

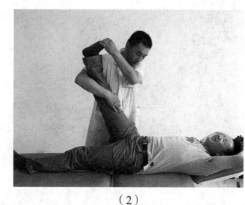
（2）

图8-95　直腿抬高扳法

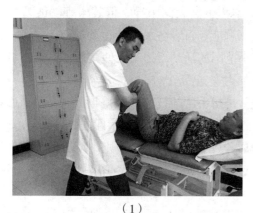
（1）

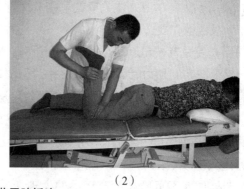
（2）

图8-96　膝关节屈膝扳法

　　（2）膝关节伸膝扳法　以左侧为例。受术者取仰卧位。医者立于其右侧，以双手按于左下肢膝部，缓慢用力下压膝关节，至有阻力时，快速稍加力下压，做一稍增大幅度的下压扳动（图8-97）。

　　9.踝关节扳法　分为背伸扳法、跖屈扳法。

　　（1）踝关节背伸扳法　以左侧为例。受术者取仰卧位，两下肢伸直。医者以左手托住其左足跟，右手握住其跖趾部用力前推，使踝关节尽量背伸，至阻力位时，稍加力前推做一增大背伸幅度的快速扳动（图8-98）。

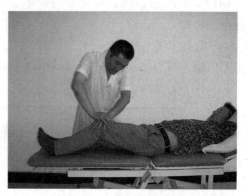
图8-97　膝关节伸膝扳法

　　（2）踝关节跖屈扳法　以左侧为例。受术者取仰卧位，两下肢伸直。医者以左手托握左足跟，另一手握按于足背部用力按压，使踝关节尽量跖屈，至阻力位时，稍加力按压做一增大跖屈幅度的快速扳动（图8-99）。踝关节扳法还可一手握足跟，另一手握足跗部，进行内翻或外翻扳动。

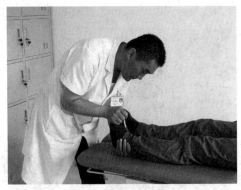

图8-98　踝关节背伸扳法

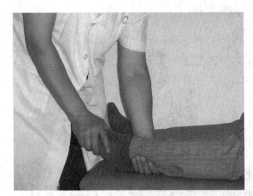

图8-99　踝关节跖屈扳法

【要领及注意事项】

1.要顺应、符合关节的各自生理功能。关节结构虽然大同小异，但其生理功能差异较大，使用扳法应掌握人体关节的解剖和生理特点，顺应、符合各关节的运动规律。

2.扳法操作要分两步进行。第一步是做关节小范围的活动或摇动，使其放松；第二步是缓缓用力使关节被动运动至明显阻力位时，瞬间加力实施扳动。

3.扳法瞬间加力时须用"巧力寸劲"。"巧力"是指手法的技巧力，是与蛮力、暴力相对而言，要经过反复练习才能获得；"寸劲"是指发力短促可控，做到中病即止。

4.发力的时机要准，用力要适当。如发力过早，关节有活动余地，则不能扳动关节；如发力过迟，关节会在过度阻力位停留时间过长变得紧张而无法操作。用力过小不易奏效，用力过大易致不良反应或出现损伤事故。

5.操作时不可逾越关节运动的生理活动范围。超越关节生理活动范围的扳动，易致肌肉、韧带等软组织损伤，对于脊柱而言，易伤及脊髓、马尾及神经根等组织，故颈、胸、腰部扳法操作尤当谨慎。

6.不可强求关节弹响。

7.诊断不明确的脊柱外伤及带有脊髓受压症状体征者禁用扳法。

8.老年人有较严重的骨质增生、骨质疏松者慎用或禁用扳法。对于骨关节结核、骨肿瘤者禁用扳法。

9.时间久、粘连重的肩关节周围炎在实施扳法时不宜一次性分解粘连，以免关节囊撕裂而加重病情。腰椎间盘突出症伴有严重侧隐窝狭窄者，在实施直腿抬高扳法时不可强力操作，以免腰部神经根撕裂。

【手法特点】针对关节施术，"巧力寸劲"调整关节。

【适用部位】全身各关节部。

【临床应用】常用于颈椎病、肩关节周围炎、腰椎间盘突出症、脊柱小关节紊乱、四肢关节伤筋及外伤后关节功能障碍等病证。

三、拔伸法

固定关节或肢体的一端，牵拉另一端，反向用力拔伸关节，称为拔伸法。拔伸法为正骨推拿流派的常用手法之一，包括全身各部关节的拔伸法。

【手法操作】

1.颈椎拔伸法　分为颈椎掌托拔伸法、颈椎肘托拔伸法、颈椎仰卧位拔伸法。

（1）颈椎掌托拔伸法　受术者取坐位。医者马步微蹲于其后方，两手虎口张开，用拇指及大鱼际托扶固定其耳后乳突及下颌角，小指及小鱼际托扶下颌骨下缘，余三指扶两侧面颊以助力，腕关节背伸，肘关节屈曲，两臂及上半身躯干共同协调向上用力托起其头颈，同时两膝逐渐伸直以助上托之力，缓慢地向上拔伸头颈及颈椎关节（图8-100）。

（2）颈椎肘托拔伸法　以右肘拔伸为例。受术者坐低凳。医者立于其后方，以左手扶于枕后部以固定助力，用右肘弯部套住其下颏部，右手掌扶住其左侧面颊以加强固定，两手臂协同用力固定并向上用力，同时两膝逐渐伸直以助上托之力，缓慢地向上拔伸头颈及颈椎关节（图8-101）。

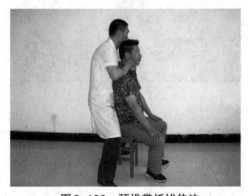
　　图8-100　颈椎掌托拔伸法

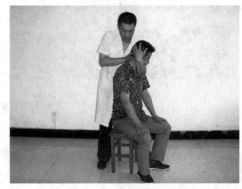
　　图8-101　颈椎肘托拔伸法

（3）颈椎仰卧位拔伸法　受术者取仰卧位。医者坐其头端，一手虎口张开扶托其枕后乳突两侧以固定，另一手掌心托于下颌骨，两手及前臂协调同时用力，向其头端水平方向缓缓拔伸，见图8-102（1）。

仰卧拔伸另一术式：受术者取仰卧位。医者坐其头端，两手虎口张开，拇指及大鱼际托扶其下颌骨下缘及下颌角，四指指腹及食指桡侧缘托扶其枕后乳突部，两手用力夹持固定其头颈，上肢伸直，身体后仰，水平方向缓缓拔伸其头颈，见图8-102（2）。

2.肩关节拔伸法　分为坐位拔伸法、仰卧位拔伸法。

（1）坐位拔伸法　以右侧肩关节拔伸为例。受术者坐方凳，右侧凳面预留，右上肢外展90°。医者立于其右侧，右下肢站稳，用左脚尖踩在预留凳面上，用左膝顶住其右侧腋窝，左手按住其左肩部以固定，右手从自己身后绕过，紧握患者右手或右腕上部，然后身体向左缓缓扭转，顶腋窝的左膝和按扶右肩的左手同时加力固定其右肩不动，右手随身体扭转之力顺势用力牵拉其右肩，可持续或间歇拔伸（图8-103）。

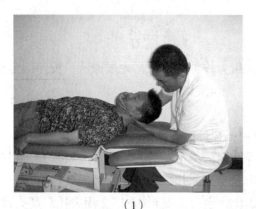
（1）

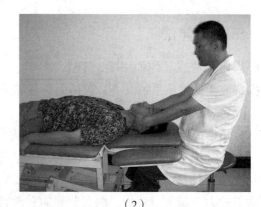
（2）

图8-102　颈椎仰卧位拔伸法

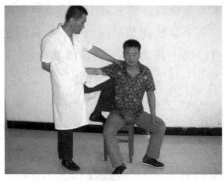
（1）正面

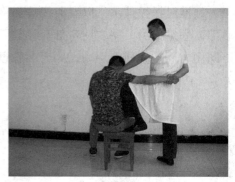
（2）背面

图8-103　肩关节坐位拔伸法

（2）仰卧位拔伸法　以左侧肩关节拔伸为例。受术者取仰卧位，左上肢外展60°~120°。医者立于其左侧，以右手按住其左肩前以固定，左手从自己身后绕过，紧握患者左手或左腕上部，然后身体向右缓缓扭转，按压左肩的右手同时加力按压其左肩，左手随身体扭转之力顺势用力牵拉拔伸其左肩，可持续或间歇拔伸（图8-104）。

3.肘关节拔伸法　以左侧为例。受术者取坐位或仰卧位，医者位于其左侧，将其左上肢前屈外展，一手握其上臂，另一手握其前臂下段进行拔伸（图8-105）。

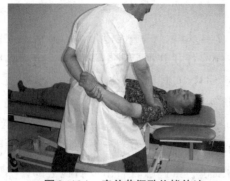
图8-104　肩关节仰卧位拔伸法

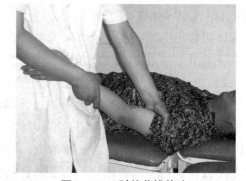
图8-105　肘关节拔伸法

4.腕关节拔伸法　以右侧为例。受术者取坐位或仰卧位，医者位于其右侧，以一手握住其右前臂中段，另一手握其右手掌，两手同时反向用力拔伸其腕关节，见图8-106（1）。也可双手握其大小鱼际进行拔伸，见图8-106（2）。

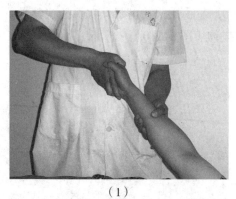

（1）

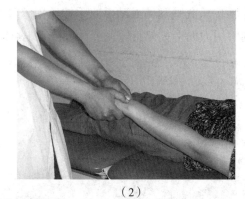

（2）

图8-106　腕关节拔伸法

5.腰椎拔伸法　受术者取俯卧位，双手抓住床头。助手两手从其腋下固定，医者双手分别握住其两足踝部，上肢伸直，身体后倾，腰背下肢蓄力用劲后伸，缓缓向其足端拔伸（图8-107）。

6.髋关节拔伸法　以左侧为例。受术者取仰卧位，左下肢屈髋屈膝，使左足跟尽可能靠近臀部。医者立于其右侧，以左手按压其髂前上棘，右上肢屈肘以前臂尺侧部按压于大腿前面，右手顺势握住其大腿以固定，右手、左手臂及身体协调同时按压，使其髋关节被动拔伸，见图8-108（1）。髋关节拔伸也可两手握其踝部，下肢伸直位拔伸，见图8-108（2）。

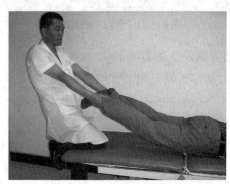

图8-107　腰椎拔伸法

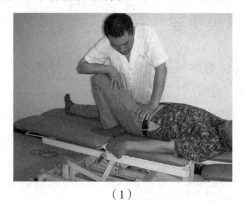

（1）

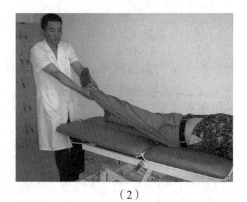

（2）

图8-108　髋关节拔伸法

7.膝关节拔伸法　以左侧为例。受术者取俯卧位，膝关节屈曲90°。医者以左膝按压其腘窝（或助手双手按压固定其腘窝），左、右手握住其踝部，同时用力向上拔伸（图

8-109）。

8.踝关节拔伸法 以左侧为例。受术者取俯卧位，左膝关节屈曲90°。医者立其左侧，以左膝按压其腘窝（或助手双手按压固定其腘窝），左手托扶其足跟，右手托扶其足背，两手同时用力向上拔伸其踝关节，可持续也可间歇拔伸（图8-110）。

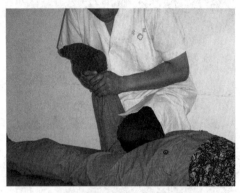

图8-109　膝关节拔伸法

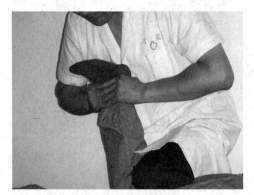

图8-110　踝关节拔伸法

【要领及注意事项】

1.动作宜稳，用力宜均，要掌握好拔伸的方向和力度。

2.在拔伸的开始阶段，用力要由小到大，逐渐加力。当拔伸到一定程度后，则需要一个稳定的持续牵引力。

3.拔伸禁止蛮力、暴力，以免造成牵拉损伤。

4.不可在痉挛、疼痛较重的情况下拔伸，以免增加患者痛苦或造成损伤。

【手法特点】以其拔伸牵引之力，使损伤跌错者得以扶正。

【适用部位】全身各关节。

【临床应用】用于骨折、关节脱位、各种软组织损伤性疾病。

第七节　复合类手法

复合类手法是指由两种或两种以上手法动作结合在一起完成的手法。其特点是手法构成成分比较复杂，操作难度相对较大，但临床适用范围广，应用频度较高。

常用的复合手法有按揉法、推摩法、拇指点揉法、勾点法、扫散法、捏脊法等。

一、按揉法

由按法与揉法动作相结合而成的复合手法，称按揉法。分为指按揉法、掌按揉法。

【手法操作】

1.**指按揉法** 虎口张开，用单手或双手拇指指腹着力于治疗部位，余指置于对侧或相应的位置以助力。拇指和前臂部主动施力，在做环形揉法动作过程中，环形推出时稍用力按压，环形回位时减力，形成节律性按压揉动的复合手法（图8-111）。

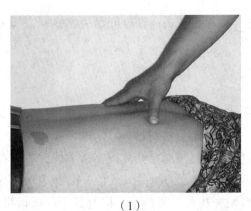
（1）

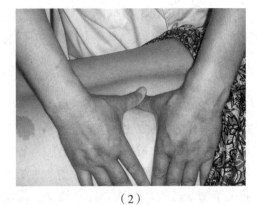
（2）

图8-111　指按揉法

2.掌按揉法　分为单掌按揉法、叠掌按揉法。

（1）单掌按揉法　以掌根部着力于治疗部位，余指自然放松，前臂与上臂主动用力，进行环形揉动，在做环形揉法动作过程中，环形推出时稍用力按压，环形回位时减力，形成节律性按压揉动的复合手法（图8-112）。

（2）叠掌按揉法　双掌重叠着力于治疗部位，以掌中部或掌根部着力，以下面的手掌主动做环形移动，叠加在上面的手掌在环形揉动过程中，环形推出时稍用力按压，环形回位时减力，形成节律性按压揉动的复合手法（图8-113）。

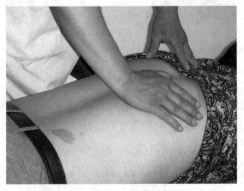
图8-112　单掌按揉法

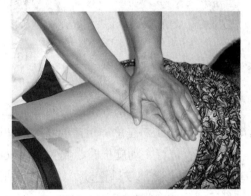
图8-113　双掌按揉法

【要领及注意事项】

1.按揉法是将按法节律性按压和揉法的环形揉动有机结合，因此要在环形揉动的过程中完成按法的节律性按压。

2.按压的力量要适度，不能因按压力大而致环形揉动困难。

3.按压和环形移动要协调，按压的节奏性要配合环形揉动的速度，因此揉动时不要过快，也不可过于缓慢，要使手法移动流畅、按压舒适。

【手法特点】轻重交替有节律性的按揉，舒适柔和，易于被人接受。

【适用部位】指按揉法适于颈项部、肩周、肩胛骨内侧缘及全身各部腧穴；单掌按揉法多用于肩周、上肢、脊柱两旁的膀胱经侧线；叠掌按揉法适于背部、腰部及下肢后侧。

【临床应用】常用于颈椎病、肩关节周围炎、腰背筋膜炎、腰椎间盘突出症、高血压、糖尿病、痛经、下颌关节炎、近视等多种病证。

二、推摩法

推摩法是由一指禅偏峰推法与指摩法结合而成，即一指偏峰推法操作的同时其余四指进行摩法操作，手法难度较高。

【手法操作】将拇指桡侧偏峰着力于治疗部位，其余四指自然并拢、微掌屈，将食指、中指、无名指、小指的四指指腹着力于相应的施术部位上，腕关节放松，前臂主动用力，使腕关节做旋转运动并同时左右摆动，带动拇指做一指禅偏峰推法，同时其余四指指腹在摆动力带动下在施术部位上做环形的摩动（图8-114）。

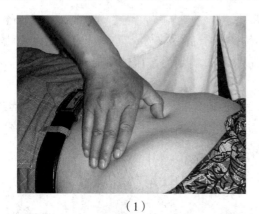

（1）　　　　　　　　　　　　　　　（2）

图8-114　推摩法

【要领及注意事项】

1.本法是做一指禅偏峰推法的同时，通过前臂的旋推和腕关节协调运动带动四指指腹进行摩法操作，因此要注意一指禅偏峰推法和四指摩法协同操作。

2.在前臂进行主动旋推时，腕关节要放松，在前臂的带动下做被动旋推和顺势摆动两种运动形式。如果腕部仅是摆动，则只能形成拇指的偏峰推同其余四指的擦动，在增加旋动的情形下才形成四指的摩动。

3.推摩的速度要均匀，用力宜适当，以手臂的自然压力进行操作。

4.要注意动作的连贯性，协调性。

【手法特点】巧推轻摩，旋中带摆。

【适用部位】胸腹部，胁肋部。

【临床应用】可用于咳嗽、脘腹胀满、消化不良、月经不调等病证。

三、拇指点揉法

拇指指端揉法操作过程中配合拇指端点法刺激的操作，即为拇指点揉法。

【手法操作】拇指指端着力于治疗部位，余四指轻置于相对位置以支撑助力，拇指及前臂部主动用力做环转运动，使拇指指端在治疗部位上做环旋揉动，点揉频率为每分钟120次

（图8-115）。

【要领及注意事项】

1.点揉法操作一般为边揉边移动。

2.头面部用力轻，以拇指用力为主；躯干及四肢用力重，前臂和拇指要协同用力。

3.点揉法操作时单手、双手均可。双手操作时双拇指可叠加在一起。

【手法特点】揉中寓点，刚柔相济。

【适用部位】适用于头面部及全身各部腧穴，小儿推拿也常用。

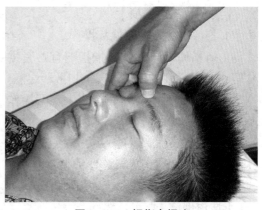

图8-115　拇指点揉法

【临床应用】常用于胃脘痛、便秘、泻泄、癃闭、头痛、软组织扭挫伤、颈椎病、骨折术后康复、小儿斜颈、小儿遗尿、近视等多种病证，亦可用于保健。

四、勾点法

用中指端或拇指端勾住治疗部位做点压，即为勾点法，由勾法和点法组成。

【手法操作】中指或拇指指间关节用力屈曲，形如勾状，以指端勾住治疗部位或穴位，掌指部主动用力，使指端在治疗部位上持续点按，点按方向应视治疗部位而定（图8-116）。

【要领及注意事项】

1.指间关节用力屈曲，指形如勾状。

2.勾点时施力的方向应视治疗部位而定，或上或下，或左或右。

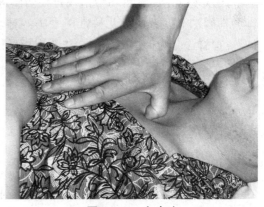

图8-116　勾点法

3.勾点法所施术的部位或穴位，多为直接点按不便或是某些特殊穴位，点按力量要适度。

【手法特点】屈指如勾，点穴方便。

【适用部位】天突、廉泉等穴位。

【临床应用】多用于舌强语蹇、口噤失语和喘、咳、喉痹等病证。

五、扫散法

用拇指桡侧缘和其余四指指端在颞、枕部做轻快的擦动，即为扫散法。

【手法操作】以右侧为例。受术者取坐位。医者面对而立，以左手轻轻扶按其右侧头颞部，右手拇指伸直，以桡侧面置于额角发际头维穴处，其余四指并拢、微屈，指端置于耳后高骨处，食指与耳上缘平齐。腕关节放松，前臂主动摆动，带动拇指桡侧缘在头颞部额角至耳上之间做轻快的擦动，其余四指同时在耳后至乳突范围内做擦动，左侧做完做右侧。（图8-117）。

【要领及注意事项】

1.扫散法必须在颞枕部操作。

2.拇指偏峰与其余四指指端宜贴紧皮肤，动作轻快，轻度刺激，要体现"扫散"之意。

3.对长发者，须将手指插入发间操作，以避免牵拉头发出现疼痛。

4.操作时要固定好头部，避免受术者头部随手法操作而出现晃动。

【手法特点】摆腕轻快，扫散舒适。

【适用部位】颞部、枕部。

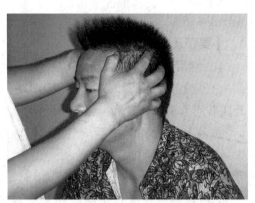

图8-117 扫散法

【临床应用】扫散胆经具有平肝潜阳、祛风止痛的作用，多作为治疗高血压、偏头痛、神经衰弱、外感等病证的辅助治疗手法。

六、捏脊法

用双手拇指、食指和中指在脊柱两侧进行捏、捻、提、推等多种手法组合的复合动作，即为捏脊法。捏脊法为儿科常用手法，对治疗"积滞"一类的病证有奇效，故又称"捏积法"。捏脊法分为拇指前位捏脊法、拇指后位捏脊法两种。

【手法操作】

1.**拇指前位捏脊法** 受术者取俯卧位，后背裸露，背部肌肉放松。医者双手半握空拳状，腕关节背伸，拇指在上，以双手拇指指腹和食指的桡侧缘相对分别将棘突两侧皮肤捏起，并轻轻提捻，边提捻边向上慢慢推进，在向上慢慢推进的捏脊过程中，双手要交替进行，见图8-118（1）。

2.**拇指后位捏脊法** 受术者取俯卧位，后背裸露，背部肌肉放松。医者两手拇指伸直在下，用两手拇指桡侧缘抵住棘突两侧皮肤，双拇指指腹与食指、中指指腹顺势将皮肤捏起，并轻轻提捻，边提捻边向上慢慢推进。在向上慢慢推进的捏脊过程中，双手要交替进行，两手拇指要前推，而食、中指则要交替前按，共同完成捏提捻前行，见图8-118（2）。

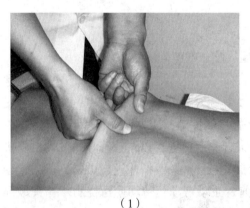

（1）   （2）

图8-118 捏脊法

捏脊法操作一般从龟尾穴开始，沿脊柱两侧向上终止于大椎穴为一遍，可连续操作3~5

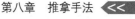

遍。为加强手法效应，常采用三捏一提法，即每捻移3次，便停止前行，双手同时用力向上捏提一次。

【要领及注意事项】

1.操作时捏起的皮肤多少要因人而异。捏提肌肤过多，则动作呆滞不易向前推动，过少则宜滑脱。一般体胖者要多捏，体瘦者宜少捏。

2.提拿用力大小要适当。用力过大宜疼痛；过小则刺激量不足，且不易捏提，易滑脱。

3.捏脊法包含了推、捏、捻、提等多种手法动作，操作时动作衔接宜灵活协调。

4.要用手指指腹着力，不可用指端挤捏，亦不可将肌肤拧转，以免产生不必要的疼痛。

5.捻动向前时，须作直线前进，不可歪斜。

【手法特点】成人体瘦者易操作，小儿推拿为治疳积之要法。

【适用部位】脊柱两侧。

【临床应用】捏脊法常应用于小儿积滞、疳证以及腹泻、便秘、夜啼、佝偻病等病证。捏脊法对于成人的胃肠道疾病、神经衰弱及妇科的月经不调、痛经等均有较好的治疗作用。

第八节　小儿推拿常用手法

小儿推拿手法与成人手法有所不同。由于小儿脏腑娇弱，肌肤柔嫩，且小儿穴位具有点、线、面三方面特点，因此小儿推拿手法特别强调轻快柔和，平稳着实，适达病所而止，不可竭力攻伐。另外小儿推拿手法操作时，常用滑石粉、薄荷汁、冬青膏等作为推拿介质，不仅可润滑肌肤，防止擦破皮肤，还有助于提高疗效。小儿推拿常用手法有推法、揉法、按法、摩法、掐法、运法、捣法。

一、推法

以拇指或食指、中指末节指腹部着力于治疗部位，做单向的直线、弧线或环形推动，称为推法。根据操作方向的不同，分为直推法、旋推法、分推法、合推法。

【手法操作】

1.**直推法**　用拇指指腹或桡侧面或食、中指指腹着力于治疗部位，腕关节放松，前臂主动前推，带动着力部在治疗部位做单向直线推动，频率约为每分钟200~300次（图8-119）。

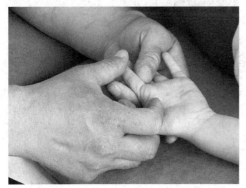
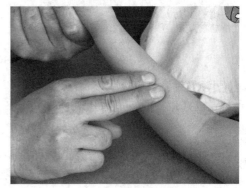

（1）拇指直推　　　　　　　　　　　（2）食、中指直推

图8-119　直推法

2.旋推法 以拇指指腹着力于治疗部位，拇指主动用力在治疗部位上做顺时针方向环形推动，频率约为每分钟200~300次（图8-120）。

3.分推法 用拇指指腹或桡侧缘或食、中指末节指腹或双掌着力于治疗部位中间，前臂主动用力，使两手着力部自治疗部位中间向两旁做直线或弧线推动（图8-121）。

4.合推法 用拇指末节指腹着力于治疗部位两旁，自治疗部位两旁向中间做直线或弧线推动（图8-122）。

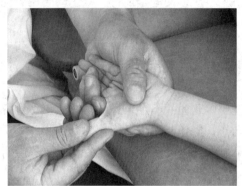

图8-120　旋推法

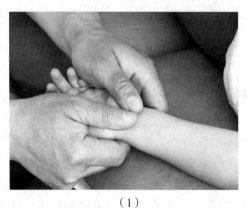

（1）

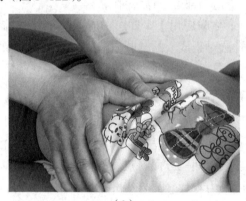

（2）

图8-121　分推法

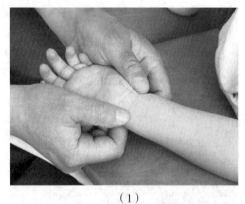

（1）

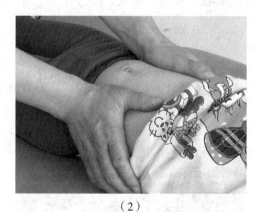

（2）

图8-122　合推法

【要领及注意事项】

1.直推法操作时宜作直线推动，不宜歪斜，推法操作不可推破皮肤，一般需要手蘸推拿介质操作，用力均匀。

2.旋推法类同摩法，仅在皮肤表面推动，不带动皮下组织。

3.分推法作分向推动时，两手用力要均匀一致，应从治疗部位中间做直线的"←→"形，也可做"∧"形，分向推动操作。

4.合推法操作方向与分推法相反，用力一般要均匀，轻快柔和，平稳着力于皮肤。

【手法特点】接触面小，操作灵活。

【适用部位】直推法适用于小儿特定穴的线状穴、五经穴等，多用于头面部、四肢部、脊柱部；旋推法主要用于手部五经穴、面状穴等部位；分推法多用于面状穴、线状穴及平面部位；合推法主要用于大横纹。

【临床应用】直推法有调阴阳、和脏腑、理脾胃等作用，常用来推三关、推大肠、推脾经、推肺经等。在五经穴上推动的方向与补泻有关。旋推法常用于旋推肺经、旋推肾经等。

分推法具有调阴阳、和脾胃、宣肺解表等作用，常用于分腹阴阳、分推大横纹、分推膻中、推坎宫、分推肩胛骨等。合推法主要用于大横纹的治疗，有行痰散结等作用。

二、揉法

以拇指或中指或掌根或大鱼际着力于治疗部位，做顺时针或逆时针方向的环形揉动，称揉法。根据操作着力部的不同，可分为指揉法、掌根揉法、鱼际揉法。

【手法操作】

1.指揉法　用拇指或中指指端或指腹或食、中、无名指三指指腹同时着力于治疗部位，做轻快的小幅度环形揉动，使治疗部位皮肤及皮下组织一起揉动，顺时针或逆时针均可（图8-123）。因着力部分的不同，可分别称为拇指揉法，中指揉法，食、中指揉法或食、中、无名指三指揉法。

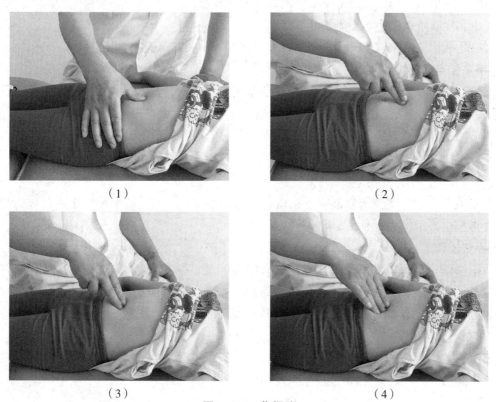

（1）　　　　　　　　　　　　（2）

（3）　　　　　　　　　　　　（4）

图8-123　指揉法

2.掌根揉法　用掌根部着力于治疗部位，腕关节放松，前臂主动用力，带动腕部及掌根做灵活柔和的小幅度环形揉动，使治疗部位皮肤及皮下组织一起揉动，顺时针或逆时针均可（图8-124）。

3.鱼际揉法　用大鱼际着力于治疗部位，腕关节放松，前臂主动用力，带动腕部及大鱼际做灵活柔和的小幅度环形揉动，使治疗部位皮肤及皮下组织一起揉动，顺时针或逆时针均可（图8-125）。

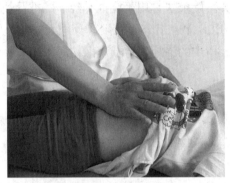 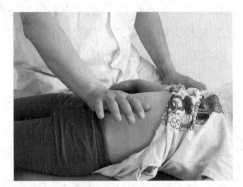

图8-124　掌根揉法　　　　　　　　　　图8-125　鱼际揉法

【要领及注意事项】

1.着力部一定要吸定，不能在皮肤上有摩擦移动，频率约为每分钟200~300次。

2.压力轻柔而均匀，着力部位不要离开接触的皮肤。

3.小儿皮肤娇嫩，注意不能揉破皮肤。

4.小儿推拿的揉法较成人揉法轻快，注意区别。

【手法特点】轻快柔和。

【适用部位】全身各部位或穴位。指揉法常用于点状穴，鱼际揉和掌揉法常用于面状穴。

【临床应用】本法能消肿止痛，祛风散热，亦可调和气血，理气消积。指揉法根据病情需要，可二指并揉或三指同揉，如揉二扇门以发汗解表，揉天枢以调理大肠。

三、按法

以指或掌在治疗部位上逐渐向下按压，可持续按压或一按一松节律性按压，称为按法。可分为指按法、掌按法。

【手法操作】

1.指按法　手握空拳，拇指伸直，以拇指指间关节贴在食指中节桡侧缘，用拇指指腹或指端着力于小儿治疗部位，垂直体表缓缓用力按压，可持续按压不松，也可缓缓一按一松反复操作，见图8-126（1）。指按法也可用中指指腹或指端着力，用力方式同拇指按法，见图8-126（2）。

2.掌按法　用掌或掌根着力于小儿治疗部位，垂直体表缓缓用力按压，可持续按压不松，也可缓缓一按一松反复操作（图8-127）。

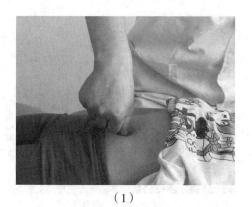
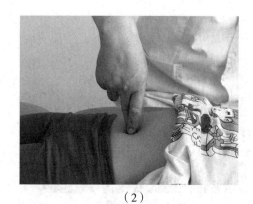

（1）　　　　　　　　　　　　　（2）

图8-126　指按法

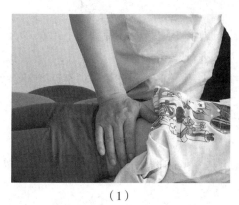
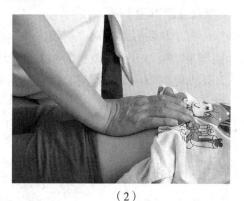

（1）　　　　　　　　　　　　　（2）

图8-127　掌按法

【要领及注意事项】

1.按压方向要垂直于体表，不可偏斜移动。

2.按压力量要由轻到重逐渐增加，放松时也要缓缓松力。

3.按压时切忌蛮力、猛然施力。

4.临床应用时常和揉法配合应用，称按揉法。

【手法特点】平稳按压，按而留之，缓缓松力。

【适用部位】指按法适用于全身各部，掌按法多用于胸腹部、腰背部。

【临床应用】本法多用于点状穴、面状穴等部位的操作，具有通经活络，祛寒止痛作用。

四、摩法

以掌面或食指、中指、无名指指腹在治疗部位做顺时针或逆时针方向环形移动摩擦，称摩法。可分为指摩法和掌摩法。

【手法操作】

1.**指摩法**　食、中、无名指及小指四指伸直并拢，以四指指腹着力于小儿治疗部位，腕关节放松，前臂主动用力，做顺时针或逆时针方向的环形运动，通过腕部带动四指指腹在体表做环形摩擦（图8-128）。

2.**掌摩法**　用掌面着力于小儿治疗部位，腕关节放松，前臂主动用力，做顺时针或逆时针方向的环形运动，通过腕部带动掌面在体表做环形摩擦（图8-129）。

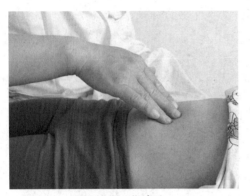

图8-128　指摩法

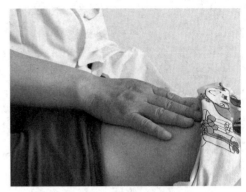

图8-129　掌摩法

【要领及注意事项】

1.操作时手法要轻柔，速度均匀，动作协调，压力大小适当，不带动皮下组织。

2.前臂主动用力，通过放松的腕关节带动着力部进行摩擦。

3.环形摩擦的方向、快慢与补泻有关，有"顺摩为泻，逆摩为补"和"缓摩为补，急摩为泻"之说。

【手法特点】环形摩擦，轻柔均匀，不带动皮下组织。

【适用部位】常用于小儿胸腹部。

【临床应用】本法多用于胸腹部面状穴，如摩中脘、摩腹以治疗肠胃疾患。

五、掐法

以拇指指甲端掐按穴位或治疗部位的方法，称掐法。

【手法操作】用拇指指甲端着力于治疗部位或穴位，余指对应放置或协助固定助力，前臂或指掌逐渐加力，使拇指指甲端以较重的压力刺激掐按治疗部位或穴位（图8-130）。

【要领及注意事项】

1.掐法刺激性较强，掐按时要求逐渐用力，达深透为止，注意不要掐破皮肤。

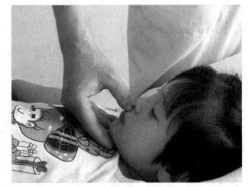

图8-130　掐法

2.临床上常与揉法配合应用，掐后轻揉局部，以缓解不适感。

【手法特点】刺激性较强，能开窍醒神。

【适用部位】适用于头面部、手足部。

【临床应用】常用于救治小儿急性惊证，如掐人中，掐十王等，具有定惊醒神、通关开窍的作用。

六、运法

以拇指、食指或中指指腹在小儿穴位上做轻柔缓慢的弧形或环形推动，称运法。

【**手法操作**】以小儿手掌运法为例。医者用一手托握小儿手背，另一手用拇指、食指或中指指腹轻按于小儿手掌穴位上，沿穴位做弧形或环形的缓缓移动（图8-131）。

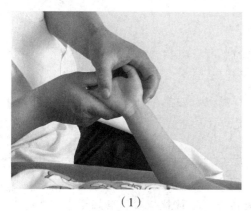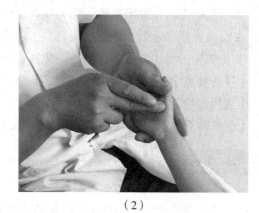

（1）　　　　　　　　　　　　　　　　　　（2）

图8-131　运法

【**要领及注意事项**】

1.运法宜轻不宜重，压力较推法轻，不带动皮下肌肉组织运动。

2.运法宜缓不宜急，速度较摩法、旋推法慢。

3.运法幅度较旋推法大。

【**手法特点**】弧线或环形推移，力轻而和缓，是小儿推拿手法中最轻的一种。

【**适用部位**】小儿头面、手部。

【**临床应用**】常用于弧线形穴、面状穴、线状穴等特定穴的操作。在某些穴位上运法的方向与补泻有关，使用时应根据不同部位与穴位而定。

七、捣法

用中指指端或食指、中指屈曲的指间关节，在治疗部位做有节奏的叩击操作，称捣法。

【**手法操作**】一手固定小儿操作部位，另一手指关节自然屈曲放松，用中指指端或屈曲的食指、中指第一指间关节背侧突起为叩击部位，腕关节主动屈伸用力，带动叩击部位在小儿穴位上做有节奏的弹性叩击（图8-132）。

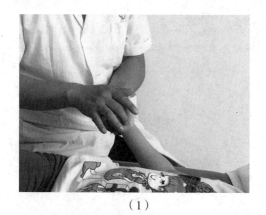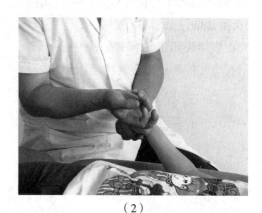

（1）　　　　　　　　　　　　　　　　　　（2）

图8-132　捣法

【要领及注意事项】

1.指间关节要自然放松，以腕关节主动屈伸用力。

2.反复捣击时位置要准确，用力要有弹性。

3.捣击力量要适当，不能用蛮力。

4.指端捣击要注意修剪指甲，以免划伤小儿皮肤。

【手法特点】 实为指端或指间关节叩击法。

【适用部位】 手部点状穴。

【临床应用】 本法常用于捣小天心等以安神宁志。

思政元素

冰冻三尺非一日之寒

手法练习非一日之功，必须持之以恒每天练习，可练就恒心、磨炼意志，才能在生活中克服种种困难，成为生活的强者。滴水穿石，不是因其力量，而是因其坚韧不拔、锲而不舍的精神。只有不断练习，坚持不懈，日积月累，多想多练，才能理解和掌握其精髓要领，达到手随心转，法从手出。

复习思考题

1.什么是推拿手法？

2.推拿手法的基本技术要求有哪些？应如何理解？

3.推拿手法分为哪几类？

4.如何理解㨰法的动作要领？

5.如何理解一指禅推法的动作要领？

6.拿法的动作要领有哪些？

7.拨法的动作要领有哪些？

8.擦法的动作要领有哪些？分为几种？

9.扳法的注意事项有哪些？

10.拔伸法的注意事项有哪些？

11.小儿推拿手法有何特点？

下篇
治疗篇

第九章 伤科疾病

第一节 脊柱躯干部病证

📍 要点导航

1.学习目的 掌握脊柱躯干病证的诊断与推拿治疗方法，熟悉和了解脊柱躯干病证的病因病机、注意事项。

2.学习要点 掌颈椎病、枕寰枢关节失稳、颈椎间盘突出症、落枕、项背肌筋膜炎、前斜角肌综合征、胸椎后关节紊乱、腰椎间盘突出症、急性腰肌损伤、慢性腰肌劳损、腰椎退行性脊柱炎、第三腰椎横突综合征、腰椎后关节紊乱、退行性腰椎滑脱症、强直性脊柱炎、髂腰韧带损伤、骶髂关节综合征、臀上皮神经损伤的病因病机、诊断、推拿治疗及注意事项。

一、颈椎病

颈椎病是指颈部遭受急性损伤、慢性劳损导致颈椎椎体、椎间盘、小关节及其周围软组织的退行性改变，进而导致颈椎内、外平衡失调，压迫或刺激颈部血管、神经、脊髓等组织，出现头、颈、肩、上肢的疼痛或麻木、功能失常等一系列症状的综合证候群，又称颈椎综合征、颈肩综合征等。近年来，本病的发病率较高，有明显低龄化趋势。本病属中医学"项痹病""眩晕""痿证"等范畴。

【解剖生理】颈椎由七个颈椎、六个椎间盘及所属的肌肉、韧带构成，七个颈椎中除第一、第二颈椎外，其他都与典型椎骨结构一致，由前方的椎体和后方的椎弓组成。椎体和椎弓围成椎孔，椎孔相连组成椎管，容纳脊髓和神经根。椎弓由四个关节突、二个横突、一个棘突构成。颈椎生理曲度不仅可以增加颈椎的弹性，起到一定的缓冲振荡作用，防止大脑的损伤，而且对颈部的脊髓、神经、血管等重要组织有保护作用。

【病因病机】

1.颈椎退行性改变 随着年龄增长，出现颈椎关节的退变等一系列退化演变。颈椎间盘由于脱水和逐渐失去弹性而萎缩，使椎间盘变薄，椎间隙变窄。随着椎间隙变窄，其附着的韧带、关节囊逐渐松弛，继而导致椎间关节不稳，不断发生病理性滑脱或轻微的创伤，久之则会出现反应性的椎体边缘、关节面的骨质增生。同时钩椎关节面也因间隙变小而易

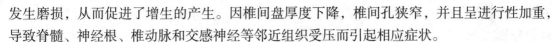

发生磨损，从而促进了增生的产生。因椎间盘厚度下降，椎间孔狭窄，并且呈进行性加重，导致脊髓、神经根、椎动脉和交感神经等邻近组织受压而引起相应症状。

2.颈椎慢性损伤 长期低头伏案、不合适的枕头、睡眠姿势及日常不良生活习性所造成的慢性损伤均是颈椎间盘变性和纤维环破裂的直接因素。可使颈椎间盘、韧带、后关节囊、钩椎关节等软组织产生不同程度的损伤，引起局部充血、水肿、渗出或纤维环破裂、髓核突出，从而破坏了颈椎的稳定性，促使颈椎发生代偿性骨质增生，刺激或压迫颈椎及其周围组织，出现颈椎病的一系列症状。颈椎解剖结构相对比较薄弱，活动度较大，负重亦多，特别是下颈椎更易受损伤。

3.颈椎急性损伤 各种急性损伤，如扭挫、跌仆等，均可造成韧带、后关节囊、椎间盘等软组织不同程度的损伤，从而使纤维环破裂，髓核突出，颈椎稳定性下降，直接或间接刺激、压迫脊髓、神经根、椎动脉和交感神经。

4.风寒湿邪侵袭 颈项部受风寒湿邪侵袭，气血运行不畅，经脉阻滞，不通则痛而发病。

【诊断】

1.临床表现

（1）颈型颈椎病

1）早期颈项、肩背部僵硬疼痛，颈部转侧不利或偏向一侧。

2）颈项部及肩背部酸痛，易疲劳，伏案工作加重，或感头痛、后枕部疼痛、胸痛和上肢无力。多有反复"落枕"史。

（2）神经根型颈椎病

1）疼痛 颈项、肩背、一侧或双侧上肢和手指疼痛，多为钝痛、酸痛、灼痛，或隐隐作痛，或放电样窜麻、疼痛。个别急性发作者，疼痛剧烈，以致患者坐卧不安，咳嗽、打喷嚏、深呼吸、大便以及颈部疲劳和枕头高低不当时均可使疼痛加重。颈项部的活动，或某种姿势和体位的改变，往往能加重或缓解疼痛，并可引起突然的窜痛，有的患者可有胸部和乳房部疼痛等。

2）麻木 麻木和疼痛部位往往相同，以手指和前臂麻木为多。轻者仅指尖部发胀、麻木，重者则手、前臂、上臂、肩背部和颈项部都可出现麻木感。有的患者上肢和手指因颈部活动或某一姿势时麻木加重，大部分患者夜间加重。

神经根型颈椎病多发部位依次为 C_{5-6}，C_{4-5}，C_{6-7}，C_7-T_1 和 C_{3-4}，依据发病部位的不同而疼痛、麻木部位各异。

（3）椎动脉型颈椎病

1）眩晕 常在头颈部转到某一方位或体位改变时，如仰头，突然转头或反复左右转头时发生眩晕或眩晕加重，再转回原位时症状减轻。多伴有视力减退、耳鸣、耳聋、恶心、呕吐、眼震等症状，发作时头重脚轻，站立不稳，好像自身和周围物体旋转；有的感到自身和地面有移动、侧斜及摇摆感。

2）猝倒 是椎动脉型颈椎病特有的症状，在眩晕剧烈或颈部活动时发生。可突然四肢麻木、软弱无力而跌倒，但神志清楚，不伴意识障碍，这种猝倒发作与头部突然活动姿势改变有关。

3）头痛　系椎—基底动脉供血不足引起侧支循环血管扩张而引起的一种血管性头痛。头痛呈发作性或持续性，持续数分钟或数小时，甚至数日。多在晨起，头部活动、颠簸时头痛出现或加重。疼痛部位多出现于枕部、枕顶部或颞部，多呈跳痛、灼痛或胀痛，可向耳后、面部、枕顶部，甚至向眼眶区和鼻根部放射，发作时可伴有恶心、呕吐、出汗、流涎、心慌、憋气以及血压改变等植物神经功能紊乱的症状。个别病例发作时有面部、硬腭、舌和咽部疼痛、麻木、刺痒或异物感等。

4）视觉障碍　由于大脑后动脉缺血，继发大脑视觉中枢缺血性病损，引起视力减退、视物模糊、复视、眼前闪光、暗点、一过性黑蒙，暂时性视野缺损，甚至失明等视力障碍。

（4）交感神经型颈椎病

1）眼睑无力，视物模糊，眼窝部胀痛，流泪，视野内冒金星，畏光，视力减退，瞳孔扩大或缩小。

2）头痛或偏头痛，头晕，面部烘热、充血、麻木等。

3）心慌，心律不齐，心前区疼痛，阵发性心律失常，血压异常波动。

4）血管痉挛引起肢体发凉，局部皮温下降，皮肤凉且有刺痒感，继而出现红肿或疼痛加重，或因血管扩张引起指端发热、发红，疼痛或痛觉过敏，肢体、头、颈、面部麻木。

5）局部肢体或半侧身体多汗或无汗，皮肤发绀、发凉、干燥、变薄、毛发过多或毛发干枯、脱落，指甲干燥无光泽，以及营养性皮肤溃疡等。

6）耳鸣，听力减退，甚至耳聋。鼻咽部不适、疼痛，鼻塞，或有异味感。咽喉部不适、发干、异物感，舌尖麻木。恶心，嗳气，胃脘不适，疼痛，闭经等。不少患者还有失眠、多梦、心情烦躁、易于冲动等情志症状。

（5）脊髓型颈椎病　早期患者常出现一侧上下肢或两侧上下肢运动、感觉障碍或两者同时存在，亦可为一侧上肢和对侧下肢感觉、运动障碍，所以脊髓型颈椎病的症状较为复杂。

1）脊髓单侧受压　临床比较少见，主要表现为一侧的脊髓前角、锥体束与脊髓丘脑束损害的症状，表现为病变水平以下同侧肢体呈不全性痉挛性瘫痪，肌张力增高，肌力减退，腱反射亢进，浅反射减弱，并出现病理反射；对侧肢体无运动障碍，但浅感觉减退，而且其上界也往往低于病变平面。另外，常常可见颈部和患侧肩部疼痛，上肢无力，但这种疼痛与神经根型颈椎病的根性痛不同，无放射感，咳嗽、打喷嚏不加重。

2）脊髓双侧受压　较单侧受压多见，主要表现为缓慢进行性双下肢麻木、发冷、疼痛和行走不稳，步态笨拙，发抖无力等。患者主诉如"踩棉花感""头重脚轻""欲倒"等。初期常呈间歇性，劳累、行走过多等可使症状加剧，少数患者偶尔可于猛烈仰头时感到全身麻木，双腿发软，甚至摔倒。症状可逐渐加剧并转为持续性，表现为上运动神经元或锥体束损害不完全痉挛性瘫痪，以至卧床不起，甚至呼吸困难。膀胱，直肠括约肌功能障碍也较常见，多表现为尿急、尿频、排尿无力、淋漓不尽和大便无力，个别患者有性功能障碍。少数患者有皮肤麻木、蚁行感或胸腰部有束带感，以至病人感到胸闷、嗳气等不适。脊髓型颈椎病多以下肢症状为主，上肢症状较轻，虽然可有上肢沉重无力，动作不灵活，肌肉萎缩等，但多无神经根疼痛。

（6）混合型颈椎病 临床上同时有两型或两型以上的症状、体征者，即可视为混合型颈椎病。混合型颈椎病在临床中较为常见，其主要原因是神经根、椎动脉、交感神经纤维、脊髓等组织在解剖上密切联系，当椎间盘向后侧突出时，常同时压迫两种或两种以上的组织，如同时压迫颈神经根和交感神经即为神经根型、交感型颈椎病，同时压迫颈脊髓和神经根即为脊髓神经根型颈椎病。因此，从解剖学和病理学上看，多种组织混合受累是绝对的，而单纯的神经根、椎动脉或脊髓受累是相对的。

2.检查

（1）颈型颈椎病

1）颈部肌肉紧张、痉挛，肌张力增高，颈项强直，活动受限。

2）颈项部有广泛压痛，压痛点多在斜方肌、冈上肌、菱形肌、大小圆肌等部位。可触及棘上韧带肿胀、压痛及棘突移位。

3）颈椎间孔挤压试验和臂丛神经牵拉试验多为阴性。

4）颈椎X线检查 颈椎生理曲度变直，反弓或成角，有轻度的骨质增生。

（2）神经根型颈椎病

1）颈项部肌肉痉挛，肌张力增高，颈项活动受限。

2）棘突偏歪，椎间隙不等宽。在病变相应的棘突旁、棘上韧带或患侧肩胛骨内缘相应区域有压痛点，并具有典型的上肢放射痛和麻木感，其范围与颈脊神经所支配的区域相一致。部分患者可触及条索状物或结节。

3）手和前臂部位的感觉减退，少数有感觉过敏。久病患者病变神经根支配的肌肉发生肌力减退，肌张力降低，手和上肢发冷以及肌肉萎缩。肱二头肌、肱三头肌反射和桡骨膜反射减弱或消失。

4）椎间孔挤压试验和臂丛神经牵拉试验等阳性。

5）颈椎X线检查 正位片可见颈椎侧弯，钩椎关节增生、棘突偏歪，椎间隙狭窄等；侧位片可见颈椎生理曲度变直、成角、反弓，椎间隙狭窄，椎体移位，椎体前、后缘增生过大可形成骨桥，项韧带钙化等；斜位片可见椎间孔变小，钩椎关节增生。

（3）椎动脉型颈椎病

1）后枕部触诊，患者棘突多有病理性移位，相应的关节囊部位肿胀、压痛。

2）颈部较大幅度的旋转、后伸活动时，可引起突然眩晕、四肢麻木、软弱无力而猝倒。

3）仰头或旋颈试验阳性。

4）颈椎X线检查 正位片可见颈椎侧弯，棘突偏歪，钩椎关节侧方增生；侧位片可见颈椎生理曲度变直、反弓，椎体增生，椎间隙变窄等；颈椎斜位片可见椎间孔变小，钩椎关节增生。

5）经颅多普勒超声（TCD）检查　椎—基底动脉血流速度降低，脑血流量减少（一部分为椎—基底动脉痉挛，流速加快）。

（4）交感神经型颈椎病

1）颈部肌肉痉挛、活动障碍，棘突旁压痛，棘突或横突偏移，棘突间隙变窄，项韧带钝厚等。

2）颈椎X线检查　正位片可见钩椎关节增生、变尖；侧位片可见颈椎生理曲度变直，椎体前、后缘骨质增生，椎间隙变窄，项韧带钙化；斜位片可见椎间孔变小。

（5）脊髓型颈椎病

1）肌张力增高，肌力减退，腱反射（肱二头肌、肱三头肌、跟腱、膝腱反射）亢进，浅反射（腹壁、提睾反射）减弱或消失。

2）病理反射（霍夫曼征、巴彬斯基征）阳性。

3）颈椎X线检查　颈椎生理曲度变直、成角，甚至反弓，颈椎椎体后缘骨质增生，椎间隙狭窄，椎间孔变小。

4）CT检查　能准确测量椎管狭窄程度，可见椎管变窄，椎体后缘骨质增生或椎间盘突出压迫脊髓。

5）颈椎MRI检查　椎间盘髓核及增生骨赘、黄韧带突入椎管内，压迫硬膜囊及脊髓。如病程较长，压迫过久，脊髓发生变性，影像上有相应变化。此外，硬膜外脂肪受压迫或中断，后纵韧带移位，椎间隙变窄、等宽或前窄后宽，神经根受压。

【鉴别诊断】

1.颈型颈椎病

（1）落枕　多因劳累过度、卧姿不良、枕头高低不当，外伤或复感风寒而致，表现为一侧胸锁乳突肌或菱形肌、斜方肌等痉挛、肿胀、疼痛，头部偏向患侧，下颌歪向健侧，头颈部活动受限，动则疼痛加剧。疼痛呈牵掣状，可涉及肩背部和上肢，患处有肌紧张和压痛，多于起床后突然发病，如治疗不及时、不彻底，可发展成为颈椎病。影像学可帮助诊断。

（2）颈肩背部肌筋膜炎　颈部与肩背部疼痛、僵硬、沉重，颈部活动受限等表现。与天气变化有关，如遇阴雨、潮湿、风寒等因素时症状加重，疲劳后加重，晨起较重，活动后好转。病变部位肌肉可发僵、发硬。压之酸痛，可触到条索状结节。应用抗风湿药物效果明显，影像学无异常。

2.神经根型颈椎病

（1）肩关节周围炎

1）肩关节周围炎和神经根型颈椎病虽然都有上肢疼痛，但肩关节周围炎没有上肢的放射性疼痛，疼痛不按神经走向分布，且与咳嗽、打喷嚏及颈部活动无关。

2）肩关节周围炎上肢可发生运动功能障碍，特别是主动运动与被动运动的上举、后伸等均受限，而神经根型颈椎病患者上肢运动受限，是主动运动受限，被动运动不受限。

3）肩关节周围炎的患者压痛点多在大结节、小结节、结节间沟等处，神经根型颈椎病患者压痛点在颈部棘突旁。肩关节周围炎患者臂丛神经牵拉试验、颈椎间孔挤压试验均呈阴性。

（2）胸廓出口综合征 胸廓出口综合征系指臂丛神经和锁骨下血管在锁骨与第1肋骨间隙中，由于胸廓上口发生异常改变而受到压迫所引起的一组临床症候群。通过本病的以下特点有助于和颈椎病相鉴别。

1）Adson试验阳性，即头转向患侧，抬高颈部并使颈部过伸，继而深吸气后闭气，如患肢脉搏减弱或消失即为阳性。

2）将患肢置于90°外展外旋位或上举位，该肢脉搏减弱或消失，并在锁骨下动脉听到血管杂音，说明血管有受压现象。

3）用力向下压迫患侧肩部，加剧或诱发该上肢疼痛，表示臂丛神经受压。

4）无颈椎旁压痛、活动受限，压颈试验阴性，而臂丛神经牵拉试验可呈阳性。

（3）臂丛神经痛 臂丛神经痛系综合征，包括炎症、外伤肿瘤或粘连等因素刺激或压迫了臂丛神经而引起的臂丛神经疼痛症状。通过本病的以下特点可与神经根型颈椎病相鉴别。

1）臂丛神经痛由炎症或外伤引起者发病较急骤，常有受凉病史，而臂丛神经损伤或肿物压迫时亦有相应的病史。

2）臂丛神经痛患者颈部一般无症状，在体征上，颈椎棘突位置多排列整齐，无明显移位和压痛。

3）臂丛神经痛患者在锁骨上、下及腋下有压痛。

4）臂丛神经痛患者颈部X线片多无异常。

3.椎动脉型颈椎病

（1）梅尼埃病 本病多突然发作，患者有眩晕、头痛、恶心、呕吐、耳鸣、面色苍白、出汗、水平性眼球震颤、听力减退等症状。感到四周物体和自身频频旋转或摇晃欲倒，严重者可以猝倒而摔伤。发作时多喜闭目卧床或扶物下蹲不敢翻身或行走。由于病变多为单侧，所以听力障碍和耳鸣也多为单侧性，每次发作后常使听力障碍程度加重。本病的发作时间和间隔常常没有规律，每次眩晕发作时间可从几秒钟到数日不等，发作期间歇也可从一周发作数次到数周、数月或数年发作一次不等。但不少患者在发作前常有耳鸣加剧、恶心、头昏、懊侬等先兆。发作一般与体位、颈部活动无关，无颈椎病的体征和X线体征，椎动脉造影、TCD、脑血流图等正常，而多有眼球震颤。

（2）良性发作性位置性眩晕 本病较常见，与头部外伤、耳病、老年人、噪音性损伤及链霉素中毒等造成内耳椭圆囊的耳石变性或前庭器官发生萎缩有关。变性的耳石由于地心引力作用而移位，于是发生眩晕和眼震。和椎动脉型颈椎病的鉴别点在于以下方面。

1）常见于50~60岁的女性。

2）睁眼做体位试验可有位置性眼球震颤。

3）眩晕具有周围性、位置性的特点。

4）令患者采取可以诱发出眩晕的体位，一般3~6秒出现眼震，此潜伏期具有特殊性，眼震为旋转性或水平旋转性和易疲劳性。

5）某一体位可造成眩晕，改变体位则眩晕停止为本病特征。

6）颈椎无影像学改变。

4. 脊髓型颈椎病

（1）脊髓空洞症　本病的以下特点有助于和脊髓型颈椎病相鉴别。

1）起病年龄较早，多为20~30岁，而脊髓型颈椎病多发于30岁以后。

2）一侧或双侧上肢乃至上胸部呈一致性的痛温觉丧失，而触觉和深感觉无改变，即呈长手套、半挂或全挂式脊髓节段型的分离性感觉障碍。脊髓的后角或前角联合损害，则温度觉丧失明显，因而易于造成上下肢的烫伤和其他损伤；而颈椎病的温觉丧失多不完全，因而可以辨别差别较大的温度。

3）常合并有脊柱后凸，环枕融合、颅底压迹、颈肋等先天畸形，无椎体增生及椎间隙陕窄等退行性改变。

4）下肢锥体束症状出现较晚，霍夫曼征多为阴性。

5）手部肌肉萎缩出现较早，可见魔爪状。

6）自主神经功能紊乱者以迷走神经功能障碍明显，多有胃酸缺乏。肌电图对于二者的鉴别诊断有重要价值。

（2）脊髓肿瘤　常为脊髓外硬膜下肿瘤，其次为硬膜外肿瘤，患者可有颈、肩、枕、臂、手部疼痛和麻木，疼痛较剧，呈针刺样或刀割样，并呈进行性加剧，极少有间歇期，与颈椎病时轻时重、反复发作不同。运动障碍上肢呈节段型弛缓性麻痹，下肢为传导束型痉挛性瘫痪。早期可有Brown Sequard综合征的表现，晚期可表现为脊髓横贯性损害。腰穿时可有阻塞现象，脑脊液呈黄色，易凝固，蛋白量增高，蛋白—细胞分离现象明显。脊髓碘油造影时可呈倒杯状影像。X线片上可有椎弓根距离增宽，椎弓破坏，椎间孔增大，椎体后缘环形压迹，骨质破坏等现象。

5. 交感神经型颈椎病

（1）肢端动脉痉挛症（雷诺病）　本病是一种以对称性肢端小动脉发作性痉挛而致疼痛、麻木及皮肤先后苍白、发绀、潮红为主要表现的自主神经—血管性疾病。常见于青年女性，受累部位以手指为常见，偶见于足趾、外耳及鼻尖部。寒冷、疲劳和情绪激动常可诱发。入夏可以缓解，可一日数次，或数日、数月发作一次，严重者可以造成肢端溃疡或坏疽。典型的发作过程是手指或足趾皮肤苍白、僵冷，局部出冷汗或有蚁行、麻木和疼痛的感觉，这是局部缺血所致。随之转变为局部缺氧的表现，如手指或足趾发绀、疼痛加剧。最后出现局部充血的表现，皮肤潮红，温度上升，疼痛减轻，发作逐渐渐消失。

（2）神经官能症　神经官能症是临床上常见的一种疾患。为多系统症状，如失眠、头晕、头痛、精神疲劳、神经过敏及焦虑等。一般颈部肌肉不紧张，颈项部体位改变不会引起临床症状的发生。影像学有助于鉴别诊断。

【治疗】

治则 舒筋活血、理筋整复、解痉止痛。

部位及取穴 头面部、颈项部、肩背部、患侧上下肢，风池、风府、颈夹脊、大椎、肩井、天宗、阿是穴、太阳、百会、印堂、睛明、四神聪、天鼎、肩中俞、缺盆、极泉、曲池、手三里、小海、外关、合谷、后溪、环跳、秩边、承扶、阳陵泉、委中、承山、梁丘、足三里、三阴交、昆仑、太溪、涌泉、心俞、鱼腰。

手法 㨰法、一指禅推法、拿法、按法、揉法、拔伸法、扳法、搓法、抖法、抹法、扫散法、按揉法。

操作

（1）基本操作 患者取坐位。用㨰法和一指禅推法施治于患者颈肩背部肌肉，时间约5分钟。用拿法拿颈项部约3分钟，重点拿颈项部肌肉痉挛部位。用拇指按揉颈部、肩背部及肩胛骨内缘痛点，时间约3分钟。用拇指按风池、风府、颈夹脊、大椎、肩井、天宗、阿是穴，时间约5分钟。

（2）辨证加减

1）颈型颈椎病 ①伴有颈椎棘突偏歪者，可施以颈椎旋转扳法。②伴有头痛者，重点用拇指按法施治于风府、风池、太阳、百会穴，时间约3分钟。③拿五经约3分钟。

2）神经根型颈椎病 ①有颈椎棘突偏歪者，可施以颈椎旋转扳法。②上肢有放射性疼痛和麻木者，用㨰法和一指禅推法施治于患侧上肢相应神经根节段，时间约2分钟。③用拇指按揉天鼎、肩中俞、缺盆、天宗、极泉、曲池、手三里、小海、外关、合谷、后溪穴约6分钟，按揉患侧上肢缺盆、极泉穴时，患侧上肢应有放射麻木感。④搓、抖上肢，拔伸手指关节，时间约3分钟。

3）椎动脉型颈椎病 ①用抹法施治于印堂穴至前发际，分抹鱼腰至太阳穴，时间约2分钟。②用拇指按揉风池、风府、睛明、印堂、百会、四神聪、太阳穴，每穴约1分钟。③用扫散法施治于头颞部足少阳胆经，时间约1分钟。④拿头五经，时间约1分钟。

4）脊髓型颈椎病 ①用㨰法、拿法施治于下肢部位，时间约3分钟。②用拇指按揉环跳、秩边、承扶、阳陵泉、委中、承山、梁丘、足三里、三阴交、昆仑、太溪、涌泉穴，每穴约半分钟。

5）交感神经型颈椎病 用按法和一指禅推法施治于风池、风府、四神聪、百会、心俞穴，每穴约1分钟。

【功能锻炼】

1.颈部前屈后伸法 在功能锻炼前进行深呼吸。吸气时使颈部尽量前屈，使下颌接近胸骨柄上缘，然后在呼气时使颈部后伸至最大限度，反复7~8次。

2.颈部侧屈法 在深呼吸下进行，吸气时头向左偏，呼气时头部还原位，然后吸气时头向右偏，呼气时头部还原位，反复7~8次。

3.颈部伸展法 在深吸气时，使头颈尽量伸向左前方，呼气时使头颈还原，然后在深吸气时，使头颈尽量伸向右前方，呼气时头颈还原，反复7~8次。

4.颈部旋转法 头部先向左侧旋转，继而向右侧旋转，反复2~3次，然后使头颈部作大回转动作，先向左侧大回转1次，再向右侧大回转1次。但椎动脉型颈椎病患者慎用。

5.意念牵引法 直立位，两足略宽于肩，两目平视，两手自然下垂，全身肌肉放松，思想排除杂念。然后两臂前伸上举，双手举过头顶呈十指互相交叉，翻掌缓缓上提，与此同时，随手臂上举，想象有一带子向上提拔头颈部，在意念中自觉颈部向上伸展、拉长，反复20次。

【注意事项】

1.疼痛较甚，颈项不易转动或脊髓型颈椎病，应选用颈托固定颈部或卧床休息。

2.平时加强颈部的功能锻炼，纠正日常生活中的不良姿势。

3.注意睡眠姿势，选用高低合适的枕头。

4.避免长期低头伏案工作，注意颈肩部的保暖。

5.推拿手法操作宜轻巧适度，切忌暴力，以免发生意外。

二、枕寰枢关节失稳

枕寰枢关节失稳是指由于寰枕关节和寰枢关节及其附近的韧带及肌肉等组织的位置异常，引起枕颈或寰枢椎之间的移位或松动，伴有神经压迫和/或关节功能障碍等一系列症状的一种病证。本病属于中医学"骨错缝"范畴。

【解剖生理】 寰椎为第1颈椎，由前、后弓和两个侧块组成。枢椎为第2颈椎，在椎体上有一向上的突起叫齿状突。寰枕关节由寰椎两侧侧块的上关节凹与枕骨髁构成，关节囊较松弛，关节周围有寰枕前、后膜加强关节稳定性，同时寰枕前、后膜封闭了囊枕间的腔隙。椎动脉穿过寰枕后膜入颅，第1颈神经也由此穿出。

寰枢关节是由四个小关节构成的复合关节，这四个小关节包括由寰椎前弓与齿状突形成的关节，寰椎横韧带与齿状突之间的关节和寰枢椎两侧关节突之间的关节。寰枢关节的关节面较为平坦，其活动幅度较大，且寰枢椎之间无椎间盘组织，因此，其稳定性主要由前纵韧带、后纵韧带、关节囊、寰枢前膜、寰枢后膜、齿突尖韧带、寰椎横韧带、翼状韧带来维持。

枕寰枢复合关节的屈伸活动主要由寰枕关节完成，旋转活动则主要由寰枢关节完成，活动范围较大，但寰枕关节和寰枢关节的稳定性均较差，因此，在外力和炎症等因素的影响下，很容易发生枕寰枢关节失稳。

【病因病机】

1.先天发育异常 齿状突发育畸形和附近韧带的发育缺陷是枕寰枢不稳的常见原因。由于关节面受力不均衡，使关节处于不稳定状态下，稍用力旋转头部即可发生枕寰枢关节失稳。

2.外伤 头颈部外伤可以直接造成横韧带、翼状韧带发生损伤，或引起滑囊、韧带的

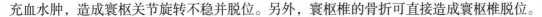

充血水肿，造成寰枢关节旋转不稳并脱位。另外，寰枢椎的骨折可直接造成寰枢椎脱位。

3.软组织劳损　长时间低头可使项枕部肌纤维、肌筋膜被过度牵拉而产生撕裂伤，局部充血、水肿、渗出，日久肌纤维及筋膜、韧带等组织出现变性、粘连，使得张力增大，从而导致寰枕关节、寰枢关节失稳、移位。

4.炎症　上呼吸道、颈部及鼻咽部的感染、类风湿性关节炎等因素常会累及寰枕、寰枢关节的滑膜，使滑液分泌量增加，从而导致关节囊与滑囊内压力增大，进而增加了关节的不稳定性。

【诊断】

1.临床表现

（1）一般多有头颈部外伤史或局部炎症。

（2）枕颈部疼痛，伴有头颈运动障碍。

（3）可出现头晕、头痛、恶心、呕吐、耳鸣、视力模糊等椎—基底动脉供血不足症状。

（4）下肢行走不稳，似有踩棉花感。

2.检查

（1）患者多呈强迫性体位，头向一侧偏歪，甚至用手托下颌。

（2）头颈部活动明显受限，尤以旋转为甚。

（3）枢椎棘突向左或右侧后偏歪，枕颈部压痛明显。

（4）四肢肌张力增高，腱反射亢进，下肢尤为明显；霍夫曼征多为阳性，有时巴彬斯基征亦为阳性。

（5）感觉障碍可出现四肢麻木、痛觉过敏或迟钝，多有位置及振动觉减退。

（6）X线检查　颈椎张口位片可见齿状突中线与寰椎中心线不重叠，齿状突与寰椎两侧块之间的间隙不对称或一侧关节间隙消失，齿状突偏向一侧。

【鉴别诊断】

1.落枕　落枕多在晨起或颈部猛然转动后出现，一般无外伤史，多伴有颈项部肌肉紧张，常可触及胸锁乳突肌及斜方肌的痉挛，受累肌肉有明显压痛点，颈椎牵拉试验阳性，X线检查或可见颈椎生理弯曲减弱或消失，一般无异常发现。

2.椎动脉型颈椎病　大多有伏案久坐史，颈项部疼痛常常反复发作，一般无强迫性体位，眩晕与头颈部位置改变关系密切，可出现猝倒。压痛点一般位于肩胛骨内上角及颈椎棘突旁，颈椎旋转试验阳性，神经系统查体无异常。X线检查可见钩椎关节增生。

【治疗】

治则　舒筋活血、理筋整复、松解痉挛。

部位及取穴　枕部、颈项部、肩部，风池、天柱、翳风、肩井、阿是穴。

手法　滚法、一指禅推法、按揉法、拿法、揉法、拔伸法、扳法。

操作　患者坐位。用轻柔的滚法和一指禅推法施治于枕部、颈项部及肩部，放松局部肌肉，时间约5分钟。用拇指按揉风池、天柱、翳风、肩井、阿是穴，每穴约1分钟。拿风池、肩井穴以及颈项部，时间约3分钟。用小鱼际或掌根揉法施治于颈项部，时间约3分钟。用颈椎拔伸牵引法和颈椎寰枢关节扳法治疗。

【功能锻炼】枕寰枢关节失稳患者在病情基本稳定之后即可开始进行颈部肌肉的功能锻炼，这有利于增强肌肉力量，提高关节稳定性。功能锻炼方法与颈椎病相同。

【注意事项】

1.施以扳法时动作要稳妥准确、轻巧灵活，忌用蛮力。

2.脊髓压迫征象较重的患者慎用手法复位。

3.患者可配合枕颌带式牵引，并使用颈托固定。

4.注意纠正平时的不良习惯姿势，平时戴颈围固护，立足于预防。

5.坚持科学锻炼，增强颈部肌肉力量。

三、颈椎间盘突出症

颈椎间盘突出症是指由于外部因素作用于已退变的颈椎间盘，导致其纤维环部分或完全破裂，髓核经破裂之处突出或脱出至椎管内，压迫相邻的脊神经根、硬膜囊或者脊髓所引起的以颈部疼痛、酸胀、活动受限，肩背部疼痛，上肢麻木胀痛，或者眩晕、头痛，甚至胸闷、心悸等为主要临床表现的病症。可因突出椎间盘位置及压迫程度的不同而表现出不同临床症状和体征。临床多见于20~40岁的青壮年，主要以长期保持固定姿势的人群，如办公室职员、会计、教师等多发。

【解剖生理】正常成人的颈椎具有生理性前凸，由7个颈椎、6个椎间盘及所附属的有关韧带构成。7个颈椎中除第1、2椎体之间无椎间盘外，其他都与典型椎骨的结构一致，从颈2至胸1共6个椎间盘。椎间盘对脊柱具有连接、稳定、增加活动及缓冲震荡等作用，由软骨板、纤维环及髓核三部分组成。

软骨板由透明软骨组成，覆盖于椎体上下骺环中间，平均厚度为1mm，有许多微孔，是髓核水份和代谢产物的通路。如果软骨板有破裂或缺损，髓核可突入椎体，在X线片上可显示椎体有压迹，称Schmorl结节。

纤维环分外中内三层，外1/3由纤维结缔组织组成，内2/3为纤维软骨。纤维环为较坚硬的组织，其前侧及两侧较厚，后侧较薄。前部有强大的前纵韧带加强，后部则有后纵韧带保护，由于后纵韧带较窄且薄，在暴力较大时，髓核易向后方特别是向后外方突出。

髓核是一种弹性胶状物质，位于椎间盘中心的稍后方，髓核中含有黏多蛋白的复合体、硫酸软骨素和大量的水，按年龄不同，水份的含量可占髓核总量的70%~90%。随年龄的增加，椎间盘逐渐退变，含水量随之减少，其弹性和张力减退，降低了抗负荷的能力，易受损伤。

【病因病机】

1.颈椎间盘退变　椎间盘是人体最早发生退行性改变的组织之一，随着年龄增长或在各种因素的作用下，椎间盘逐渐退化和变性，水分脱失、间盘变扁、弹性减低、脆性增加，遇有突然的外力作用极易造成纤维环破裂，髓核由破裂处突出，压迫临近的脊髓和神经根，

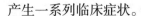

产生一系列临床症状。

2.急性外伤　急性的头颈部外伤在引起颈部软组织撕裂损伤的同时，往往还可造成颈部椎体的损伤，突然的暴力刺激可直接造成颈椎间盘纤维环的破裂乃至髓核突出，刺激脊髓、神经、血管出现相应的临床症状。

3.慢性劳损　长期保持某一不良姿势或处于某一特定体位时，可引起颈部肌肉张力增高、颈椎侧弯、生理曲度改变，久而久之，即可引发椎间盘变性、纤维环破裂及髓核突出，压迫临近软组织出现临床症状。

4.外感风寒　风寒之邪侵袭颈部，以致气血瘀滞、经脉不通而引起的一系列症状。

【诊断】

1.临床表现　患者常急性发病，多表现为颈肩部疼痛、上背部疼痛，可伴有上肢放射性神经痛，颈部不同程度的活动受限，少数患者可有眩晕，病情严重者可出现胸腹部束带感、心慌胸闷、下肢无力甚至二便障碍。根据髓核突出方向可分为以下三型。

（1）侧方突出型　轻者出现颈脊神经支配区（即患侧上肢）的麻木感，重者可出现受累神经节段支配区的剧烈疼痛，如刀割样或烧灼样疼痛，同时伴有针刺样或过电样窜麻感，疼痛症状可因咳嗽而加重。此外，尚有痛性斜颈、肌肉痉挛及颈部活动受限等表现，重者可出现上肢发沉、无力、握力减退、持物坠落等现象。

（2）旁中央突出型　除有侧方突出型的表现外，可出现不同程度的单侧脊髓受压的症状，表现为病变水平以下同侧肢体肌张力增加、肌力减弱、腱反射亢进、浅反射减弱，并出现病理反射，可出现触觉及深感觉障碍。

（3）中央突出型　早期症状以感觉障碍为主或以运动障碍为主，晚期则表现为不同程度的上运动神经元或神经束损害的不完全痉挛性瘫痪，如步态笨拙，活动不利，行走不稳，常有胸、腰部束带感，重者可卧床不起，甚至呼吸困难，二便失禁。

2.检查

（1）感觉异常，减低或消失。

（2）肱二头肌与肱三头肌的张力、肌力、纤颤以及肌腱反射的异常。

（3）颈椎X线片　①颈椎生理弧度减小或消失；②年轻者或急性外伤性间盘突出者，椎间隙可无明显异常，年龄较大者，受累椎间隙可有不同程度的退行性改变；③椎前软组织阴影在急性过伸性损伤所致的椎间盘突出中可见增宽；④颈椎动力摄片上有时可显示受累节段失稳。

（4）CT扫描　可显示椎间隙层面脊髓和神经根受椎间盘压迫的影像，有助于诊断本病。

（5）磁共振成像（MRI）　可直接显示颈椎间盘突出部位、类型及脊髓和神经根受损的程度，可明确诊断。

【鉴别诊断】

1.颈椎病　发病年龄一般在50岁以上，多无明显的外伤史，发病较为缓慢，一旦出现临床症状和体征，病情多逐渐加重，缓解间歇不够明显，影像学检查可显示颈椎骨质明显退变等。颈椎间盘突出症发病年龄偏低，以青壮年多见，多有明显的颈部外伤史，并且具有起病急、病情发展较快的特点，轻度的颈椎间盘突出可引起颈部不适或疼痛，很少压迫脊髓，即使有压迫脊髓，其症状多可缓解，影像学检查可显示单纯的颈椎间盘突出，很少有骨性压迫征象。

2.肩关节周围炎　以肩部局限疼痛为主，上肢主动和被动运动均受限，无上肢放射性疼痛及麻木。

3.颈椎管内肿瘤　无外伤史，多慢性发病，临床症状呈进行性加重趋势，影像学检查可明确肿瘤的位置及大小。

4.落枕　一般为晨起突发颈部疼痛，疼痛部位为肌肉损伤处，较为局限，多伴有病变部位肌肉痉挛，一般无上肢症状，若结合影像学检查则更容易鉴别。

【治疗】

治则　调和气血、疏筋通络、解痉止痛。

部位及取穴　颈项部、肩背部、上肢部，风池、风府、肩中俞、肩内俞、肩井、天宗、极泉、曲池、手三里、合谷、阿是穴等。

手法　滚法、一指禅推法、揉法、按揉法、拿法、拨法、拔伸法、擦法、扳法。

操作　患者取坐位。医者采用滚法、揉法、拿法和一指禅推法施治其颈、肩、背部，时间约5分钟。用拇指按揉风池、风府、肩中俞、肩内俞、肩井、天宗、曲池、手三里、合谷穴各约1分钟。用拨法施治于斜方肌、肩胛提肌、颈夹肌、压痛点等处，时间约3分钟。用揉法、拿法、一指禅推法施治于上肢部，时间约3分钟。拿极泉穴约1分钟。对颈椎错位导致脊髓及神经根受压者，可酌情采用颈椎拔伸法、斜扳法，纠正颈椎错位，以减轻受压，促进神经根和脊髓的功能恢复。用擦法擦肩背部，以透热为度。

【功能锻炼】颈椎间盘突出患者可采用间歇性颈椎活动，动作宜缓慢而柔和，可做颈部的前后左右及旋转运动，幅度不宜过大，时间以10分钟为限。纠正生活中的不良姿势，使颈项部、头部回到中立位。

【注意事项】

1.保持正确的睡眠体位及枕头的高度，不可过高或过低，以便睡眠时保持头颈段正常的生理曲线。

2.劳逸结合，避免颈部感受风寒。

3.在急性期乘车时应佩戴颈托，防止颈部剧烈震动和损伤。

4.推拿手法应刚柔结合，切忌粗暴，若病情允许施行扳法时，旋转角度不可过大，一般以斜扳法和脊柱微调法为主，尽量不作旋扳手法。

5.推拿手法治疗前可配合颈椎牵引治疗，但应注意角度、力量以及时间，角度要因人而异，力度不可过大，时间一般以15分钟为宜。

6.对于保守疗法效果不明显，或有严重脊髓和神经根受压者，以及病情较重影响工作及生活者，可建议手术治疗。

四、落枕

落枕又称失枕，是指因睡姿不良或枕头高低不当，使颈部某些肌肉痉挛、肌张力骤然增高所致的以颈项部疼痛、活动功能障碍为主要临床表现的病证。多累及胸锁乳突肌、斜方肌、肩胛提肌。本病极为常见，任何年龄均可发生，以晨起或颈部的猛然转动后出现。长期反复的落枕伴有颈椎退行性改变者，多为颈椎病的前期表现。

【解剖生理】胸锁乳突肌胸骨头起自胸骨上缘的前面，锁骨头起自锁骨内侧部，肌纤维斜向外上，止于乳突和上项线。

斜方肌位于项部和上背部，起自上项线、枕外隆凸、项韧带和全部胸椎的棘突，纤维向外，止于锁骨的肩峰端、肩峰及肩胛冈。

肩胛提肌肌束起自上位3、4颈椎横突，附着于肩胛骨内侧角及脊柱缘的最上部。

【病因病机】

1.静力性损伤　睡眠时姿势不良，或枕头高低不适，均使颈部胸锁乳突肌、斜方肌等肌肉的某一侧长时间处于高张力状态而引起拉伤，肌肉缺血痉挛、僵直，诱发疼痛，活动受限。

2.急性扭伤　突然转头或扛抬重物可使颈部肌肉及软组织发生急性损伤，引起颈部疼痛。

3.外感风寒　感受风寒之邪，以致局部气血运行不畅，经脉瘀阻，不通则痛而发病。

【诊断】

1.临床表现

（1）晨起后颈项强痛，颈部活动时疼痛明显，疼痛可在一侧颈部或双侧。

（2）颈部活动明显受限，颈项相对固定在某一体位，甚至以手扶持颈项部，当需转动颈部时，常借助身体转动来代偿，以减少颈部活动，缓解症状。

2.检查

（1）颈项部肌肉紧张，常可触及胸锁乳突肌、斜方肌或肩胛提肌痉挛。

（2）颈项部受累肌肉有明显压痛。若为胸锁乳突肌痉挛，触诊胸锁乳突肌时，可触及肌紧张感和压痛；若为斜方肌痉挛，在锁骨外1/3处或肩井穴处或肩胛骨内侧缘处可触及肌紧张感和压痛；若为肩胛提肌痉挛，在第2~4颈椎棘突旁和肩胛骨内上角处可触及肌紧张感和压痛。

（3）可触及棘突偏移，或有棘突间隙的改变。

（4）颈椎牵拉试验阳性，被动运动颈部时可诱发疼痛或使疼痛加剧。

（5）X线检查一般无异常或可见颈椎生理曲度减小。

【鉴别诊断】

1.神经根型颈椎病　除有颈部疼痛、活动受限等症状外，还伴有上肢放射性疼痛和麻木，椎间孔挤压试验和臂丛神经牵拉试验均为阳性。

2.**颈椎寰枢关节半脱位** 有明显的外伤史或肩部负重史,临床表现为颈项疼痛,颈椎旋转活动明显受限,颈椎张口位X线片可见齿状突与两侧间隙不对称。

3.**颈椎结核、肿瘤** 多有结核、肿瘤病史和全身体征,如低热、消瘦、盗汗、夜间痛甚及乏力等,颈椎正侧位X线片可显示结核或肿瘤的位置、大小及对骨质破坏的程度等。

【治疗】

治则 舒筋活血、温经通络、解痉止痛。

部位及取穴 颈项部、肩背部,风池、天柱、肩井、肩中俞、颈夹脊、天宗、落枕、阿是穴等。

手法 㨰法、一指禅推法、按揉法、拿法、扳法、拨法、擦法、关节的被动运动。

操作 患者坐位。用㨰法及一指禅推法施治于患侧颈项及肩部,同时配合颈项屈伸和侧屈被动运动,时间约5分钟。用拇指按揉风池、天柱、肩井、肩中俞、天宗、落枕、阿是各约1分钟。用拨法拨颈肩痉挛肌肉,以压痛点为重点,时间约3分钟。用拿法拿颈项部及风池、颈夹脊、肩井等穴,同时配合颈项屈伸运动,时间约3分钟。伴有棘突偏歪者可施以颈椎旋转定位扳法或颈椎斜扳法整复。用擦法擦颈项部及肩背部,以透热为度。

【功能锻炼】待患者颈部疼痛减轻后,可适当进行颈项部的功能锻炼。其方法是做颈项部的前屈、后伸、侧屈、旋转等活动,每个方向5~10次,活动的速度不宜过快,活动的幅度可由小逐渐加大,每日早晚各1次,每次10分钟以内。

【注意事项】

1.急性疼痛时应选用颈围固定颈部或卧床休息,治疗时可配合适度的颈椎牵引。

2.颈部肌肉损伤的早期可用冷敷减轻局部反应,后期局部可配合热敷以促进炎症消退。

3.避免长时间单一姿势伏案工作。卧枕以舒适为宜,并保持良好睡姿。

4.经常发生落枕的患者,睡卧时垫枕高低要适当,并注意颈项部的保暖,尽早采取有效措施进行治疗。

5.推拿治疗本病过程中,手法宜轻柔,切忌施用暴力、蛮力,防止发生意外。对于疼痛较甚,颈项不敢转动者,可先按揉患侧天宗、阿是穴2~3分钟,同时让患者轻微转动颈项,疼痛减轻后再按上述手法治疗。

五、项背肌筋膜炎

项背肌筋膜炎是指项背部筋膜、肌肉、肌腱和韧带等软组织的无菌性炎症,引起局部疼痛、僵硬、运动受限及软弱无力等症状的一种慢性病证。常累及斜方肌、菱形肌和肩胛提肌等肌肉的筋膜,多与寒冷、潮湿、慢性损伤及不良体位等因素有关。项背肌筋膜炎又称"背肌纤维组织炎"或"肌肉风湿症",属中医学"痹症"范畴。

【解剖生理】颈背部经常参与运动的肌肉有冈上肌、冈下肌、肩胛下肌、斜方肌、前锯肌、肩胛提肌、菱形肌等,这些肌肉被筋膜包绕,筋膜可以保护肌肉免受摩擦,同时还可以约束肌肉活动,分隔肌群或者肌群中的各个肌肉,从而保证肌群或各肌肉能够单独进行

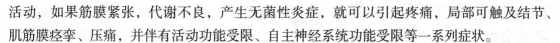

活动，如果筋膜紧张，代谢不良，产生无菌性炎症，就可以引起疼痛，局部可触及结节、肌筋膜痉挛、压痛，并伴有活动功能受限、自主神经系统功能受限等一系列症状。

【病因病机】

1.外伤劳损 长期从事低头伏案工作、日常生活姿势不良，使项背部在日常生活和劳动中长期处于不良体位，久而久之导致局部肌肉和肌筋膜的毛细血管及末梢神经受挤压，而引起"不通则痛"的症状。长时间的筋膜与肌肉纤维间的摩擦可产生纤维样组织增生结节，导致项背疼痛和功能障碍等症状。

2.感受寒湿 项背部感受寒湿，气行不畅，血运迟滞，瘀结不通，不通则痛而发本病。

【诊断】

1.临床表现

（1）多见于颈部长期不良姿势或受寒湿之邪侵袭者。

（2）项背部脊柱两侧弥漫性酸胀、疼痛不适，肌肉僵硬，并有重压感，疼痛与天气变化有关。

（3）晨起、受凉或遇劳累后疼痛加重，适当休息和活动可使疼痛减轻。

（4）急性期疼痛部位痉挛，项背部活动受限。

2.检查

（1）项背部、脊柱两侧肌肉部位、肩胛骨内缘及颈胸段棘突处压痛广泛。按压疼痛点时，邻近部位可有放射性疼痛感。

（2）项背肌肌张力增高，痛点可触及变性的肌筋膜及条索状纤维结节。

（3）X线检查 一般无异常影像。有时可见颈椎生理曲度改变，项韧带钙化。

【鉴别诊断】

1.颈椎病 可在神经根支配区有肌肉痉挛、压痛以及感觉和反射变化，常伴有背部、肩胛骨内缘及上肢症状，颈椎X线检查可以提供诊断依据。

2.冈上肌肌腱炎 可以引起项背部疼痛，但伴有冈上肌压痛、"疼痛弧"体征，肩外展试验阳性。

3.肩周炎 可引起项背部疼痛，肩部有压痛，肩关节主动和被动运动均可受限。

4.强直性脊柱炎 常见于16~30岁青年人，男性多见。早期常有下腰背痛、活动受限和晨起僵硬、活动后减轻等症状，并可伴有低热、乏力、食欲减退、消瘦等。HLA-B27阳性率高。骶髂关节影像学多能明确诊断。

【治疗】

治则 舒筋通络、行气活血、解痉止痛。

部位及取穴 项背部，项背夹脊穴、肩井、大杼、风门、肺俞、心俞、膈俞、阿是穴。

手法 𢱥法、按揉法、拨法、拿法、推法、拍法。

操作 患者取坐位。用𢱥法和掌按揉法施治于患者项背部，时间约5分钟。用拇指按揉项背夹脊穴、大杼、风门、肺俞、心俞、膈俞、阿是穴各约1分钟。用拨法拨项背部压痛点及条索状结节，时间约3分钟。用拿法拿肩井，时间约1分钟。用掌推法推患者项背部，时间约2分钟。用拍法拍击背部10~15次。

【功能锻炼】采用飞燕点水势练功方法进行背肌功能锻炼，或进行摇肩等增强背肌肌力的活动训练。

【注意事项】

1.加强项背肌锻炼，积极参加体育活动，改善项背部肌肉血液循环，增强项背部的肌力和身体素质。

2.注意劳逸结合，局部保暖，防止感受风寒。

3.避免长期伏案和颈肩部不良的单一姿势，预防颈肩部肌肉和肌筋膜的静力性收缩。

六、前斜角肌综合征

前斜角肌综合征是指锁骨上窝部臂丛神经和锁骨下动脉的血管神经束，受前斜角肌压迫而产生的一系列神经血管压迫症状。多因外伤、劳损、先天颈肋、高位肋骨等因素刺激前斜角肌，使前斜角肌痉挛、肥大、变性而引起。好发于30岁左右的女性，推拿治疗本病，效果显著。

【解剖生理】前斜角肌起于颈椎第3~6节横突前结节，肌纤维向前下方走行，止于第一肋骨上缘内侧和斜角肌结节。斜角肌受臂丛发出的颈5~8神经根所支配，有抬高第一肋骨辅助呼吸的作用，斜角肌的抵止部附近比较坚韧而缺少弹性，故该肌异常时，易压迫此处周围组织。前斜角肌抵止部的后侧与第一肋骨形成锐角，锁骨下动脉从该处通过，而锁骨下静脉则从前斜角肌抵止部的前方通过。颈神经根自椎间孔发出后，沿横突前侧斜向下走行于椎体前侧，至前斜角肌抵止部的后侧，即从前、中斜角肌与第一肋骨间隙中穿出，紧贴锁骨下动脉之后，呈水平位或稍向上方绕过第一肋骨。

【病因病机】当颈部处于后伸侧屈位时，头部突然向对侧和侧屈方向旋转，使对侧前斜角肌受到牵拉扭转而损伤，或斜角肌发生肥厚和纤维化时，可牵扯第一肋骨抬高而间接压迫臂丛和锁骨下动脉，引起神经血管压迫症状。先天畸形患者，如肩下垂、高位胸骨、高位第一肋骨或臂丛位置偏后等，可长期慢性刺激臂丛神经而引起前斜角肌痉挛或肥大。而痉挛又进一步抬高第一肋骨而加重对臂丛神经的刺激，形成恶性循环。另外，前、中斜角肌的肌腹，由于解剖变异而相互合并，神经血管束经过肌腹，或穿过前、中斜角肌某一肌腹，在这两种异常的情况下，神经血管束受痉挛的斜角肌的束缚，也可造成神经血管的压迫症状。

【诊断】

1.临床表现　前斜角肌局部疼痛，锁骨上窝稍显胀满，可触及肥大而坚韧的肌腹，患侧上肢有放射性疼痛和麻木触电感，以肩、上臂内侧、前臂和手部的尺侧及小指、无名指为明显，有的患处有麻木、蚁行、刺痒感等，高举患肢其症状可减轻并感觉舒适，如用力牵拉患肢则症状感觉明显加重，因此患者多以健手托住上肢，借以减轻下垂的重量，从而使疼痛减轻。少数病人可有交感神经症状，如瞳孔扩大、面部出汗、患肢皮温下降等，甚至出现霍纳综合征。前斜角肌综合征的早期由于血管痉挛，致使动脉供血不足而造成患肢温度降低，晚期可出现血管阻塞症状，如患肢发凉、肤色苍白、甚至患侧手指发生溃疡而坏死。神经长期受压，患侧小鱼际部肌肉萎缩，握力减退，持物困难，手部发胀及有笨拙感。

2.检查

（1）在颈前部可摸到紧张、肥大的前斜角肌肌腹，局部压痛明显，并向患侧上肢放射。

（2）高举患肢症状减轻，向下牵拉患肢症状加重。

（3）臂丛神经牵拉试验及艾迪森氏试验阳性。

（4）颈、胸段正侧位片，部分患者可见颈肋或颈7横突过长或高位胸肋。

【诊断与鉴别诊断】患者多有搬抬重物或牵拉性外伤史，本病好发于30岁以上的人，女性多于男性，除典型症状外，当与下列疾病鉴别：

1.颈肋　通过X线片可见明显的颈肋存在。

2.肋锁综合征　在锁骨上窝摸不到痉挛的斜角肌。

3.喙突胸小肌综合征　臂丛神经牵拉试验阴性。

【治疗】

治则　舒筋活络、解痉止痛。

取穴与部位　颈肩及上肢部。

手法　滚法、揉法、按揉法、擦法、拿法、叩法、牵抖法。

操作　患者正坐位，医者立于其旁，先用滚法在患侧颈肩部施术3~5分钟，接着用多指自上而下的拿颈部。双手多指自内向外提拿两肩，用拇指揉胸锁乳突肌下部及锁骨窝，硬结处为重点，拇指自内而外沿锁骨下反复按揉，双手同时揉上胸和肩部。用多指自上而下反复拿揉受累上肢，牵抖患臂，擦颈肩部，以热为度。最后用小指侧叩打两肩。

【注意事项】

1.不宜睡高枕，患部注意保暖。

2.避免肩扛重物或手提重物，以免加重病情。

3.配合扩胸锻炼，每日1~2次，可缓解症状。

七、胸椎后关节紊乱症

胸椎后关节紊乱症是指胸椎关节因突然的外力牵拉、体位变换不当、扭转及劳损等因素导致胸椎小关节的解剖位置发生改变，使胸段脊柱、胸廓的生理机能失常，出现胸背部疼痛和功能受限等一系列临床证候群。胸椎后关节紊乱症又称"胸椎后关节错缝"，属于中医学"骨错缝"范畴。本病常见于成年人，以体力劳动者好发，其好发部位在第3~7胸椎的后关节及肋椎关节处。

【解剖生理】胸廓由胸段脊柱、肋骨及胸骨所构成并维持其固有形态，保护胸腔内器官。肋椎关节由肋头关节和肋横突关节组成。胸椎椎间关节由上位椎骨的下关节突和下位椎骨的上关节突构成。胸段脊柱，由12个胸椎体、12个椎间盘及椎旁韧带所组成。前纵韧带及后纵韧带对椎间盘和椎体起保护作用，并约束脊柱的运动范围；棘上韧带可限制棘突的活动，保护各小关节在正常范围之内活动。肋间肌包括肋间外肌和肋间内肌。背部肌肉按其深浅分成两层，背部浅层肌为斜方肌、背阔肌、菱形肌和肩胛提肌；背部深层肌有骶棘肌和夹肌。这些肌肉共同来维持胸段脊柱的稳定。

【病因病机】

1.急性外伤 由于胸椎周围的软组织比较薄弱，如胸椎过度前屈或前屈姿势下，背部突然遭受外力的打击，或突然扭转等，均可使胸椎后关节发生错位，导致关节滑膜嵌顿，肌肉、韧带等受到牵拉而反射性地引起痉挛。另外，猛力地咳嗽、打喷嚏，或快速的转身，猛烈的扩胸动作也会造成胸椎小关节的移位或筋伤。

2.慢性劳损 在长期不良或不协调的姿势下作业、学习，使胸背部肌肉、韧带经常处于过度牵拉、扭转状态而发生慢性的积累性损伤，胸椎的内、外力学平衡失调，从而导致胸椎后关节紊乱而发生疼痛。

3.胸椎的退行性改变 随着年龄的增长，胸椎的间盘组织可发生退行性变化，椎间隙变窄，后关节的关节囊、韧带松弛，在一定外力的作用下，即可造成关节错缝，导致本病的发生。

【诊断】

1.临床表现

（1）多有突然外伤史、过度前屈或后伸肩背运动的扭伤史或胸背部慢性劳损史。

（2）急性损伤者，立即出现胸背疼痛，痛连胸前，初始时症状较轻，背部板滞酸痛，有背负重物之感，以后症状逐渐加重，坐卧不宁，行走、咳嗽、打喷嚏、深呼吸震动时，疼痛加剧，活动受限。常出现胆囊区、胃区、胁肋区的放射痛。

（3）慢性者与天气变化、过度疲劳有关。如伏案工作稍久，背部掣痛难忍，作挺胸后伸活动感到舒缓。

2.检查

（1）触诊时，患椎及其临近胸椎有压痛或深压痛，压痛在棘突表面或棘间韧带处。并可摸到患椎处有筋结或条索状物等异常改变，或发现患椎棘突高突、偏歪或棘突间距离改变。

（2）X线检查 部分患者有患椎棘突偏歪改变。X线检查虽不作为本病的诊断依据，但可排除胸椎的其他骨质疾病，有助于鉴别诊断。

【鉴别诊断】

1.胸椎间盘突出症 患者一般无外伤史，常有双下肢疼痛和感觉障碍以及内脏功能紊乱症状，查体可见病变部位以下的皮肤感觉减退，CT、MRI可以明确诊断。

2.肋间神经痛 多见于胸部挫伤后，表现为沿着肋间神经走行区域的针刺样、刀割样疼痛，多为窜痛，且时发时止。

【治疗】

治则　舒筋活络、解痉止痛、滑利关节、整复错位。

部位及取穴　背部，胸夹脊穴、背部脊柱两侧膀胱经第一侧线腧穴。

手法　滚法、推法、按揉法、按法、拨法、扳法、擦法、压法。

操作　患者俯卧位。用滚法施治于背部约3分钟。用掌推法从大杼穴开始沿膀胱经向下推至肝俞穴，反复操作约5分钟。用拨法拨脊柱两侧竖脊肌约3分钟。用拇指按揉背部两侧的膀胱经及夹脊穴，时间约5分钟。用拇指按或肘压背部的腧穴，从大杼穴开始逐一按压，时间约5分钟。用扳肩式胸椎扳法或扩胸扳法治疗。擦背部，以透热为度。

【功能锻炼】进行适度的腰背功能锻炼，如飞燕点水等动作。

【注意事项】

1.治疗后2~3周内避免劳累及做大幅度的胸背部动作，以预防复发形成慢性损伤。

2.注意保暖，避免遭受风寒之邪侵袭。

3.尽量减少长期单一性体位的劳作。

八、腰椎间盘突出症

腰椎间盘突出症是由于腰椎间盘退变，髓核从损伤的纤维环处膨出或突出，其突出部分及变性的纤维环压迫、刺激腰脊神经根、马尾神经，引起腰痛、下肢放射痛或有膀胱直肠功能障碍等症状的一种病征。该病多见于青壮年，以$L_{4/5}$、L_5/S_1为好发节段。

【病因病机】腰椎间盘突出症的发病原因分为内因和外因。内因有腰椎间盘退变、腰骶部先天性畸形，其中，腰椎间盘退变是本病的发病基础和直接病因。外因包括外伤、劳损、受寒等因素。腰椎间盘的退变一般开始于20岁以后，髓核水份减少，弹性下降，纤维环变薄变软或产生裂隙，当外力作用，髓核就从纤维环的薄弱处或破裂处突出，刺激或压迫神经根，出现腰痛或下肢放射痛，影响马尾神经则出现膀胱、直肠功能障碍的症状。

早期可使神经根充血水肿、感觉过敏，长期受压后，神经根会出现萎缩和变性。突出物可因水份吸收、体积缩小、无菌性炎症消退而减轻对神经根的刺激或压迫，也会因椎间隙发生改变、椎体间失稳、后关节位置变化、黄韧带变性肥厚、突出物钙化、继发性椎管狭窄等加重了对神经根的刺激，或造成神经功能的永久性损害。

【诊断】

1.临床表现

（1）腰痛伴下肢放射痛　疼痛呈刺痛、烧灼样痛或刀割样痛，下肢痛沿神经根分布区放射，一般沿臀部、大腿后侧放射至小腿或足部。腹压增高时（咳嗽、打喷嚏、大便等）、活动、劳累后疼痛加重，平卧休息后疼痛减轻，晨起较轻，午后较重。根据受累节段的不同，其症状表现如下：L3/4及以上疼痛放射至大腿前外侧或小腿前内侧；L4/5椎间盘突出疼痛多放射至小腿前外侧、足背或拇指；L5/S1椎间盘突出则放射至小腿后外侧、足跟或足背外侧。

（2）腰部活动困难 急性发作时腰部活动明显受限，跛行，严重者坐卧不安，呈"三屈"体位。

（3）下肢麻木、无力或有发凉等感觉。

（4）马尾神经受压症状 中央型或突出巨大者，可出现马尾神经受压症状，如马鞍区麻木、排便功能或性功能障碍。

2.检查

（1）视诊 腰椎生理弧度消失或后突，有侧弯畸形（肩上型脊柱向患侧凸，腋下型向健侧凸），肌张力增高或有痉挛，腰椎活动受限，跛行步态。

（2）压痛 腰椎间盘突出间隙相对应的棘突间旁有压痛，局部有叩击痛，并可引起或加重下肢放射痛。

（3）神经功能损害 受累一侧或两侧下肢有运动无力、感觉减退、肌肉萎缩、腱反射减弱等神经功能损害表现。

①运动 L3/4突出者，伸膝无力；L4/5突出者，常有伸拇肌力减弱；L5/S1突出者，足跖屈无力。

②感觉 早期皮肤感觉过敏，逐渐出现感觉减退或消失。L3/4突出者，小腿内侧感觉减退；L4/5突出者，小腿前外侧感觉减退；L5/S1突出者，常有小腿后外侧、足跟及足外侧感觉减退。

③肌肉萎缩 L3/4突出者出现股四头肌萎缩，L4/5、L5/S1突出者出现臀部、小腿部肌肉萎缩。

④反射 L3/4突出者，常有膝腱反射减弱或消失；L5/S1突出者，常有跟腱反射减弱或消失。

⑤中央型突出 马鞍区感觉减退，提肛反射和提睾反射等浅反射减弱或消失。

（4）特殊检查 直腿抬高试验阳性。直腿抬高加强试验阳性。健侧直腿抬高试验在突出物较大或游离性突出或中央型突出时为阳性。屈颈试验阳性。仰卧挺腹试验阳性。股神经牵拉试验阳性（患者取俯卧位，膝关节屈曲，足跟被动接近患侧臀部，如有腹股沟和大腿前方疼痛为阳性，提示股神经受压，见于L3/4以上的椎间盘突出）。

3.理化检查

（1）X线平片 可见腰椎生理弧度消失或后突，椎体骨质增生，腰椎侧弯，椎间隙狭窄，并有前宽后窄的征象。椎管脊髓造影可显示硬膜囊或神经根受压征象，并帮助手术定位。

（2）CT 可见突出物对神经根、硬膜囊的压迫，可以看到椎板、黄韧带、关节突关节、椎管及侧隐窝的情况。

（3）MRI 显示椎间盘突出、突出物是否脱垂及椎间盘、脊髓有无变性。MRI对腰椎间盘突出症的诊断具有明显优势，对软组织的分辨率高，整体观强，但对骨性组织显示不如CT。

（4）肌电图、肢体血流图、体感诱发电位也有相应的非典型的表现。

（5）血、尿常规，血沉，碱性磷酸酶测定等能起到鉴别诊断的作用。

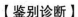

【鉴别诊断】

1.腰椎管狭窄症　以间歇性跛行为主，CT和MRI可显示椎管的大小。

2.腰椎结核　有低热、盗汗、消瘦等全身症状。血沉加快，X线检查可发现腰椎骨质破坏或椎旁脓肿。

3.椎管内肿瘤　疼痛呈节律性，CT和MRI可显示肿瘤的部位。

4.第三腰椎横突综合征　第三腰椎横突末端压痛，可触及条索状反应物。

5.腰椎骨关节炎　以腰痛为主，晨起时明显，稍活动后减轻，劳累后加重，X线可见腰椎骨关节增生明显，后关节突肥大，椎间隙变窄。

6.腰椎滑脱症　表现为腰痛、活动受限，可出现下肢坐骨神经痛，X线检查可见腰椎滑脱。

【治疗】

治则　活血通络、解痉止痛、理筋整复。

部位及取穴　腰部、下肢部，腰阳关、大肠俞、关元俞、阿是穴、环跳、承扶、委中、承山、背部两侧膀胱经及华佗夹脊穴。

手法　滚法、按揉法、拨法、扳法、擦法。

操作　患者取俯卧位，施滚法于两侧腰部膀胱经及臀部、下肢后侧，时间约5分钟，以腰部为重点。以拇指拨两侧腰椎横突外缘、髂嵴上缘、髂腰三角等骶棘肌附着区域3~5次。用拇指按揉腰阳关、大肠俞、关元俞、环跳、承扶、委中、承山、阿是穴，每穴约1分钟。用掌按揉腰部，时间约1分钟。患者取侧卧位，施滚法于下肢外侧约2分钟，施腰部斜扳法，左右各1次。患者取俯卧位或坐位，用小鱼际擦法直擦背部两侧膀胱经及华佗夹脊穴，以透热为度。

【功能锻炼】

1.飞燕式　患者取俯卧位，双下肢伸直，两手贴在身体两旁，下半身不动，抬头时上半身向后背伸，每日3组，每组做10次。经过一段时间的锻炼，改为抬头后伸及双下肢直腿后伸，同时进行腰部尽量背伸，形似燕子双飞，每日5组，每组20次。

2.支撑式　患者取仰卧位，两腿屈膝成90°，足底放在床上，以头后部及双肘支持上半身，双足支持下半身，成半拱桥形，当挺起躯干架桥时，膝部稍向两旁分开，停留3~5秒。每日3组，每组10次。经过一段时间的锻炼，可增加至每日5组，每组20次。

【注意事项】

1.急性期推拿手法时间不宜太长，手法刺激不宜太重，避免使用较大幅度的被动整复类手法。恢复期宜加强腰背肌和胸腹部肌肉功能锻炼。

2.急性期患者宜硬板床休息1~2周，尽量减少下地活动。

3.以腰围固定，限制腰椎活动，防止再次损伤。

4.应避免过度劳累，房事宜适度。

5.避免久居阴冷潮湿之地，宜穿软底平跟鞋，注意足部保暖。

九、急性腰肌损伤

急性腰肌损伤是指腰部两侧的肌肉、筋膜、韧带、关节囊及滑膜等软组织的急性损伤，从而引起腰部疼痛及活动功能障碍的一种病证。本病俗称"闪腰岔气"，是腰痛疾病中最常见的一种。多发于青壮年体力劳动者，长期从事弯腰工作和平时缺乏锻炼，肌肉不发达者，易患此病。

【解剖生理】腰部肌肉由浅至深为竖脊肌、横突棘肌和深层短肌。竖脊肌为强大的伸肌，主要作用是后伸躯干和维持直立，一侧竖脊肌收缩也可侧屈躯干。深层短肌协同横突棘肌维持躯干的姿势。腰背部深肌收缩还可使躯干屈、伸、侧屈和回旋。背筋膜分浅、深两层包绕在竖脊肌周围。腰背筋膜对竖脊肌有保护和支持作用。

【病因病机】

1.腰部用力姿势不当 如在膝部伸直弯腰提取重物时，重心距离躯干中轴较远，因杠杆作用，增加了肌肉的承受力，容易引起腰部肌肉的急性损伤。或突然弯腰、改变体位，甚至打喷嚏，也可发生腰部肌肉的损伤

2.行走失足 如行走在不平坦的道路上或下楼梯时不慎滑倒，腰部前屈，下肢处于伸直位时，亦易造成腰肌筋膜的损伤或撕裂。

3.动作失调 如两人搬抬重物，动作失于协调，身体失去平衡，重心突然偏移，或失去控制，致使腰部在肌肉无准备情况下，骤然强力收缩，引起急性腰扭伤。

【诊断】

1.临床表现

（1）腰部疼痛 腰部因损伤部位和性质不同，可有刺痛、胀痛或牵扯样痛。疼痛一般较剧烈，部位较局限，且有局部肿胀，常牵掣臀部及大腿部疼痛。

（2）活动受限 腰不能挺直，活动困难，严重者不能翻身起床、站立或行走，咳嗽或深呼吸时疼痛加重。

2.检查

（1）视诊 腰椎活动受限，常呈轻度前屈位，腰椎侧弯，肌肉痉挛。

（2）压痛点一般为局部性，患部叩击无放射痛。

【鉴别诊断】

1.棘上、棘间韧带断裂 有外伤史，脊柱正中部位疼痛、压痛，损伤处可触及凹陷、断端隆起。

2.棘突、关节突、横突骨折及椎体压缩骨折 常有严重的外伤史，疼痛剧烈，活动受限，X线显示骨折发生部位。

3.腰椎间盘突出症 以腰痛伴下肢放射性疼痛为主要表现，腹压增高时症状加重，并出现运动无力、浅感觉减退、腱反射减弱等神经根受压体征。

【治疗】

治则 舒筋通络、活血散瘀、消肿止痛。

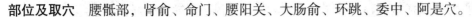

部位及取穴 腰骶部，肾俞、命门、腰阳关、大肠俞、环跳、委中、阿是穴。

手法 滚法、点法、点压、按揉法、擦法。

操作 患者取俯卧位。以滚法施于患侧腰部，时间约5分钟。用拇指点或压肾俞、命门、腰阳关、大肠俞、环跳、委中、阿是穴，每穴约1分钟，点压穴位后时加以按揉。直擦腰部两侧膀胱经，横擦腰骶部，以透热为度。

【功能锻炼】疼痛缓解后适当行腰背肌功能锻炼，功能锻炼方法见腰椎间盘突出症。

【注意事项】

1.损伤早期要减少腰部活动，卧板床休息，以利损伤组织的修复。

2.治疗时应根据患者的具体情况，选择适宜的手法，以免加重损伤。

3.注意局部保暖，病情缓解后，逐步加强腰背肌肉锻炼。

十、慢性腰肌劳损

慢性腰肌劳损又称"腰肌筋膜炎"。主要指腰部肌肉、筋膜、韧带等软组织的慢性损伤，导致局部无菌性炎症，从而引起腰部一侧或两侧的弥漫性疼痛的一种病证，是慢性腰痛中常见的疾病之一，多见于青壮年，发病与职业和工作环境有一定关系。

【解剖生理】腰背部肌肉尤其是腰背部伸肌群具有等张收缩和等长收缩的双重作用，前者产生或控制脊柱的运动，后者在任何位置（舒适站立和运动极限除外）均要拮抗中立的牵拉而维持躯干的姿势和脊柱正常的曲度。

【病因病机】

1.慢性劳损 在日常生活和工作中，长期维持某种不平衡的体位，如长时间的弯腰工作，或由于习惯性姿势不良，或由于长时间处于某一固定体位，致使肌肉、筋膜及韧带持续牵拉，使肌肉内的压力增加，血供受阻，这样肌纤维在收缩时消耗的能源得不到补充，产生大量乳酸，加之代谢产物得不到及时清除，积聚过多，而引起炎症、粘连。如此反复，日久即可导致组织变性，增厚及挛缩，并刺激相应的神经而引起慢性腰痛。

2.失治和反复损伤 急性损伤之后失治，或治疗不彻底，或反复多次损伤，使受伤的腰肌筋膜不能完全修复，局部存在慢性无菌性炎症，受损的肌纤维变性或疤痕化，刺激或压迫神经末梢而引起慢性腰痛。

3.先天性畸形 可造成结构上的不稳定，如腰骶椎隐性裂使部分肌肉和韧带失去附着点，从而减弱了腰骶关节的稳定性；一侧腰椎骶化或骶椎腰化，两侧腰椎间小关节不对称使两侧腰背肌运动不一致，造成部分腰背肌代偿性劳损。

4.风寒湿邪侵袭 可造成局部气血运行不畅，使腰部肌肉、筋膜和韧带紧张痉挛而变性，从而引起腰痛。

【诊断】

1.临床表现

（1）腰部疼痛反复发作，呈钝性胀痛或酸痛不适，时轻时重，休息、适当活动或经常改变体位姿势可使症状减轻。劳累、阴雨天气、受风寒湿影响则症状加重。

（2）腰部活动基本正常，不耐久坐久站，弯腰时间长后即感腰背僵硬。

（3）急性发作时，症状明显加重，可有明显的肌痉挛，甚至出现腰脊柱侧弯，下肢牵掣作痛等症状。

2.检查

（1）腰部压痛范围较广泛，压痛点多在竖脊肌、髂嵴后部、骶骨背面和腰椎横突等处。轻者压痛多不明显，重者伴随压痛可有一侧或双侧竖脊肌痉挛僵硬。

（2）X线检查　除少数可发现腰骶椎先天性畸形和老年患者椎体骨质增生外，多无异常发现。

【鉴别诊断】

1.腰椎退行性关节炎　腰痛主要表现为休息痛，即夜间、清晨腰痛明显，而起床活动后腰痛减轻，劳累后加重。脊柱可有叩击痛。X线检查可见腰椎骨关节增生明显，后关节突肥大，椎间隙变窄。

2.陈旧性腰椎骨折　有外伤史和不同程度的腰部功能障碍。X线检查可发现椎体压缩或附近骨折。

3.腰椎结核　有低热、盗汗、消瘦等全身症状。血沉加快，X线检查可发现腰椎骨质破坏或椎旁脓肿。

【治疗】

治则　舒筋通络、温经活血、解痉止痛。

部位及取穴　腰部、骶部，三焦俞、肾俞、志室、气海俞、大肠俞、关元俞、膀胱俞、秩边。

手法　滚法、按揉法、拨法、擦法、拍法。

操作　患者俯卧位。用滚法沿腰部两侧足太阳膀胱经从上向下施术约5分钟。用拨法拨痉挛的竖脊肌3~5遍。用掌根在痛点周围按揉约2分钟。以双手拇指依次按揉两侧三焦俞、肾俞、气海俞、大肠俞、关元俞、膀胱俞、志室、秩边穴，每穴约1分钟。用掌擦法直擦腰背两侧膀胱经，横擦腰骶部，均以透热为度。用虚掌拍击腰骶部10次。

【功能锻炼】加强腰背肌功能锻炼，坚持行飞燕式和五点支撑式锻炼。

【注意事项】

1.在日常生活和工作中，注意姿势正确，尽可能变换体位，勿使过度疲劳。

2.宜睡硬板床。

3.加强腰背肌肉锻炼，注意局部保暖，节制房事。

十一、腰椎退行性关节炎

腰椎退行性关节炎是指腰椎椎体边缘唇样增生和小关节增生肥大为主要病理改变的骨关节炎，以慢性腰腿痛为主要临床表现的一种病证。本病好发于中年以后，男性多于女性，体形肥胖、运动员、体力劳动者易患此病。

【解剖生理】腰椎椎体的横径及矢径自腰1~4逐渐增大，与椎体负重自上而下逐渐增加相一致。但在第5腰椎椎体下部负荷小于上部，所以第5腰椎下部横、矢径与腰4椎体相应部位相比变小。腰椎椎体前缘高度自腰1~5逐渐递增，而后缘高度则逐渐递减。腰椎椎体由纵向及横向略呈弧形的骨小梁构成，交织成网，以抵抗压应力及抗应力，随着年龄的增长，椎间盘逐渐发生退变，椎体边缘出现骨质增生。

【病因病机】

1.内因　退行性变是本病发生的主要原因。椎间盘对脊柱具有连接、稳定、增加活动及缓冲震荡等作用，腰椎间盘承重较大，在日常生活和劳动中受到损伤的机会较其他组织为多，加之椎间盘缺乏直接的血液供应，故损伤、退变后修复较慢。椎间盘退变后，失去其固有的弹性和韧性，厚度变薄，椎间隙变窄，从而减弱了椎体对压力的抵抗，椎体和小关节不断受到冲击和磨损，因而渐渐产生了骨质增生，引发本病。

2.外因　损伤和劳损是导致本病的外部因素。由于腰部长期负重和过度活动，损伤和劳损机会增多，进一步加速椎间盘退变，弹性减弱，同时引起周围韧带松弛，关节不稳定，椎体不断受到创伤刺激，日久形成骨质增生，引发本病。

【诊断】

1.临床表现

（1）患者多为40岁以上的体质肥胖者，有长期从事弯腰劳动和负重的工作史或有外伤史，起病缓慢。

（2）腰部酸痛不适，僵硬不适，不能久坐久站，晨起或久坐起立时症状较重，稍加活动后减轻，但过度活动或劳累后加重。

（3）腰部活动不利，晨起时明显。

（4）急性发作时，腰痛较剧，且可牵掣到臀部及大腿，若增生的骨赘压迫或刺激马尾神经时，可出现下肢麻木无力、感觉障碍等症状。

2.检查

（1）视诊　腰椎生理曲度减小或消失，甚至出现反弓，局部肌肉痉挛。

（2）可触及轻度压痛，一般无放射痛。

（3）下肢后伸试验常呈阳性。直腿抬高可受限，但直腿抬高加强试验阴性。

（4）X线检查　可见椎体边缘有不同程度骨质增生或有骨桥形成，或有椎间隙变窄，生理弧度改变，关节突模糊不清等。

【鉴别诊断】强直性脊柱炎　腰背部晨僵，胸廓及腰椎活动受限，X线检查早期可见骶髂关节炎性改变，晚期脊柱呈竹节样改变、驼背畸形。

【治疗】

治则　舒筋通络，活血散瘀。

部位及取穴　腰部，阿是穴、腰阳关、大肠俞、委中。

手法　滚法、按揉法、擦法、扳法、腰部的被动运动。

操作　患者取俯卧位。施滚法于腰脊及两侧夹脊部、竖脊肌，时间约5分钟，待肌肉略放松后，边施滚法边行腰椎后伸被动运动。用拇指按揉患部阿是穴、腰阳关、大肠俞、委中穴和肌痉挛处，用掌按揉腰部，时间约5分钟。患者取侧卧位，施腰椎斜扳法。患者取仰卧位，行屈膝屈髋被动运动。患者取坐位，施擦法于腰椎及两侧，以透热为度。

【功能锻炼】同腰椎间盘突出症。

【注意事项】

1.晨起行颈腰部活动5~10分钟。

2.推拿治疗时被动运动幅度宜小，应在生理范围内进行。

3.睡卧硬板床，腰部避寒保暖。

十二、第三腰椎横突综合征

第三腰椎横突综合征是以第三腰椎横突部明显压痛为主要特征的一种疾患，又称第三腰椎横突周围炎。本病多发生在青壮年体力劳动者。

【解剖生理】第三腰椎位于腰椎生理前凸的顶点，为5个腰椎的活动中心，横突最长。腰椎横突上附着大小不等的肌肉，两侧横突所对称的肌肉相互拮抗或协同作用，以维持人体重心的相对稳定。由于第三腰椎横突最长，它承受的杠杆作用力最大，其附着的软组织承受拉力亦大，当腰部活动时，第三腰椎横突遭受外力和牵拉力超过其承受的限度时，就会引起损伤。

【病因病机】

1.**外伤**　腰部在前屈或侧屈活动时，因外力牵拉，使附着于第三腰椎横突上的肌肉、筋膜超过其承受力量，造成损伤。

2.**劳损**　因横突过长，持续牵拉导致慢性积累性损伤。

3.**风湿和局部受寒**　一侧腰肌因风湿或受寒而致紧张痉挛，引起对侧或同侧肌肉在牵拉的作用与反作用力的影响下损伤。

其病理表现为第三腰椎横突附着肌或筋膜拉伤后由于纤维撕裂出现水肿血肿.刺激周围神经，引起疼痛和肌肉痉挛。

【诊断】

1.**临床表现**

（1）好发于从事体力劳动的青壮年。

（2）一侧腰三横突部疼痛并影响到同侧臀部、内收肌和大腿前侧。咳嗽、打喷嚏时无影响。对侧腰部也可有牵掣痛。

（3）腰活动障碍，腰部健侧侧屈或腰部旋转活动时受限明显。

2.**检查**

（1）腰部健侧侧屈或腰部旋转活动时受限，早期可见局部肿胀，横突末端部隆起。

（2）患侧内收肌张力增高，髋关节外展受限。

（3）在患侧第三腰椎横突尖端部有明显压痛，并可触及条索状硬块。对侧亦有压痛。

【鉴别诊断】

1.慢性腰肌劳损 腰部疼痛、压痛部位广泛，有时可触到条索状物，有劳损和受风寒湿病史。

2.梨状肌综合征 多有臀部急、慢性损伤史或受凉史。疼痛从臀部开始，可沿坐骨神经分布区域出现下肢放射痛，患者自觉患侧下肢缩短，步履跛行。压痛点局限在臀部梨状肌体表投影区，存在梨状肌痛弧（直腿抬高试验在60°以下疼痛明显，超过60°反而减轻），梨状肌紧张试验阳性。

3.棘上或棘间韧带损伤 多有明显的外伤史，腰部功能受限，脊柱正中部位疼痛，压痛点多局限在棘上或棘突间，且指触摸有波动或阶梯状，疼痛部位较固定，多无肌紧张。X线片无异常。

【治疗】

治则 舒筋通络、活血散瘀、消肿止痛。

部位及取穴 第三腰椎横突处、竖脊肌部、大腿内收肌，肾俞、气海俞。

手法 按揉法、拨法、揉法、㨰法、擦法、下肢的被动运动。

操作 患者取俯卧位，在第三腰椎横突处及气海俞、肾俞穴施以按揉法约3分钟。沿条索状物垂直方向施予拨法3~5遍，手法要柔和，拨法结束后在局部以揉法缓解拨法应用后的不适感觉。沿竖脊肌部施以㨰法，待肌肉放松后，配合下肢后伸和外展被动运动，时间约5分钟。患者取仰卧位，按揉大腿内收肌，接着施㨰法于大腿内收肌，结合"4"字形被动运动。患者取坐位，沿竖脊肌方向施行擦法，以透热为度。

【功能锻炼】可行"4"字形被动运动。

【注意事项】

1.治疗期间，要避免腰部作屈伸、侧屈和旋转活动。

2.注意局部保暖。

3.坚持功能锻炼。

十三、腰椎后关节紊乱

腰椎后关节紊乱是指因腰椎小关节的解剖位置异常改变，而导致脊柱机能失常引起以腰痛、活动障碍为主要表现的一种疾患。又称为"腰椎小关节错位""腰椎后关节半脱位""关节突综合征"，多见于青壮年，男性多于女性。

【解剖生理】腰椎后关节是微动关节，由上椎体的下关节突和下椎体的上关节突及关节囊所组成，具有稳定脊柱、引导脊柱运动方向的功能，其关节面除第五腰椎与第一骶椎之间呈冠状位外，其余多呈矢状位。关节囊外层为纤维层、内层为滑膜层，滑膜层有丰富的感觉和运动神经纤维，对刺激和炎症反应极敏感，后关节囊受脊神经后支之内侧支发出的关节支支配。上述解剖特点决定了脊柱过度前屈时，腰椎后关节相对位移最大。若改变体位、突然转体、过久从事弯腰劳作等，使关节突关节面受力不均匀，极易发生错位或半脱位。

【病因病机】因姿势不良或突然改变体位引起腰背肌肉捩伤或脊柱小关节错位，滑膜嵌顿从而破坏了脊柱的力学平衡和脊柱运动的协调性。同时，各种损伤可刺激感觉神经末梢而引起疼痛并反射性地引起肌肉痉挛，进而可引起关节解剖位置的改变，发生交锁或扭转。长期的交锁及各种炎性反应的刺激均可导致小关节粘连而影响其功能。

【诊断】

1.临床表现

（1）患者大都有腰部扭挫、闪伤的病史。伤后即发生难以忍耐的剧烈腰痛，表情痛苦，不敢活动，轻轻移动下肢则疼痛无法忍受，甚至生活不能自理。

（2）腰肌处于紧张僵硬状态，腰部活动功能几乎完全丧失。

2.检查

（1）患者腰部呈僵硬屈曲位，后伸活动明显受限，损伤的关节突关节及其同节段上的棘突偏歪，并伴有压痛。严重疼痛者可出现保护性脊柱侧凸体征。

（2）X线检查　可见腰椎后关节排列方向不对称，腰椎侧弯和后突，椎间隙左右宽窄不等。

【鉴别诊断】急性腰肌扭伤　有腰部扭伤史，腰部疼痛仅局限于损伤部，病变部压痛明显，其周围都或另一侧腰肌症状不明显。

【治疗】

治则　舒筋通络、滑利关节、整复嵌顿。

部位及取穴　腰骶部，腰阳关、大肠俞、委中、照海。

手法　滚法、按揉法、擦法、扳法、背法。

操作　患者取俯卧位，施滚法、按揉法于腰骶关节部及两侧腰肌，时间约5分钟。用拇指按揉腰阳关、大肠俞、委中、照海穴，每穴约1分钟。患者取侧卧位，行腰椎斜扳法。或用背法，利用患者自身重量牵引，进行摇晃抖动，以解除后关节紊乱。患者取俯卧位，在局部施以擦法，以透热为度。

【功能锻炼】疼痛缓解后坚持做五点支撑和飞燕式锻炼。

【注意事项】

1.施行斜扳法和背法解除后关节紊乱前，应先施松解手法使痉挛肌肉缓解，以利斜扳法或背法的成功。

2.睡硬板床，局部注意保暖。

十四、退行性腰椎滑脱症

退行性腰椎滑脱症是指由于腰椎退变而引起的椎弓完整的腰椎向前、向后或向侧方的移位。较常见的为腰椎向前滑脱，多见于中老年人，女性为男性的4~6倍。滑脱部位以第4腰椎多见，其次为第3和第5腰椎，是临床产生腰腿痛的一个常见原因。

【解剖生理】椎骨之间以前方的椎间盘和两侧的关节突关节组成复合关节，各椎骨靠椎间关节相连接，并有韧带加强和保持其稳定性。正常椎间盘能保持一定高度，使关节突关节保持一定间距、椎间孔维持一定大小，随着年龄的增加，椎间盘退变产生形态和功能上的紊乱。腰椎关节面与水平面呈90°，与冠状面呈45°，便于腰椎的屈伸运动。关节突关节在直立位要承担10%~20%的重力，50%的前移分力和主要的扭转力，椎间复合关节的任何一个损伤将影响其他两个关节应力的重分配，继而导致结构退变。

【病因病机】

1.腰椎间盘退变 由于腰椎间盘退变，髓核水分减少，纤维环松弛，弹性下降，椎间盘变薄，缓冲作用减弱。下腰椎旋转由髓核移至小关节，同时小关节韧带松弛，过度活动和受载荷，尤其是前屈旋转应力增加，关节面重新塑形，关节咬合面更加矢状位，形成滑脱。

2.腰椎结构改变 第5腰椎有强大肌肉和韧带支持，相对较稳定。第四腰椎位于腰椎前凸的顶点，活动范围较大，所受压力集中。第4腰椎通常高于两髂嵴连线，缺少骨盆及软组织支持，腰椎前屈时小关节阻挡第4腰椎前滑力小，易于滑脱。

3.其他 女性腰椎关节面稳定性较男性差，月经期或绝经后内分泌改变，导致韧带松弛、骨质疏松，易发生腰椎滑脱。

【诊断】

1.临床表现

（1）多见于50岁以上肥胖女性，有慢性腰腿痛病史。

（2）腰痛、臀部及大腿后疼痛，劳累及活动后加重，卧床休息减轻或缓解。

（3）严重者可伴有间歇性跛行、下肢放射痛及麻木，甚至有会阴部麻木和小便障碍。

2.检查

（1）视诊 腰椎活动受限，腰部屈伸活动时症状可加重。腰椎生理曲度增大，胸腰段略后突，臀部后凸。

（2）可触及滑脱椎体棘突间及旁压痛，有叩击痛。

（3）下腰部棘突处可触及小凹陷或台阶感。

（4）部分病人可出现脊神经根或马尾神经受压体征。

（5）X线检查 腰椎侧位片可见椎体向前滑脱，滑脱多发生在L4和L5椎体，根据Meyerding's分度法，将滑脱腰椎下一椎体的上面纵分为四等分，移动距离在1/4之内为I度，1/4~1/2为II度，以下类推。斜位片排除椎弓根峡部断裂造成的脊椎滑脱。

【鉴别诊断】

1.腰椎退行性骨关节炎 慢性腰痛，轻者可见晨起或休息后腰部僵硬不适，活动后减轻，活动过多又可见疼痛加重。重者可出现不同程度的腰背疼痛、脊柱变形、活动受限及功能丧失。体格检查可见腰部保护性体位，屈伸受限，腰椎前凸变平，时有侧凸，主诉疼痛区可触及较深的压痛点。X线可见腰椎骨关节增生明显，后关节突肥大，椎间隙变窄。

2.腰椎管狭窄症 间歇性跛行为本病主要症状。体格检查常和主诉症状不相称，轻者直腿抬高可阴性，无明显肌肉萎缩，重者可有直腿抬高受限，但疼痛程度不如椎间盘突出明显。影像学检查可见腰椎管狭窄征象。

【治疗】

治则 疼痛发作期以活血化瘀、通络止痛为主；症状缓解期以整复滑脱、调整平衡为主；稳定期（恢复期）以功能锻炼为主。

部位及取穴 腰部、下肢部，肾俞、大肠俞、气海俞、关元俞、居髎、环跳、委中、承山、昆仑、阿是穴。

手法 㨰法、按揉法、拨法、点法、按法、点揉法、擦法。

操作 患者取俯卧位，在腰部施㨰法约5分钟。用拇指按揉患侧腰部棘突旁阿是穴、肾俞、大肠俞、气海俞、关元俞，每穴约1分钟。用拇指拨两侧腰椎横突外缘、髂嵴上缘、髂腰三角等竖脊肌附着区域3~5次，然后在局部应用双掌重叠按揉法约1分钟；点或按居髎、环跳穴各约2分钟；点揉委中、承山、昆仑穴各约1分钟。患者取仰卧位，屈膝屈髋。医者将枕头对折后压住开口一头，助手抬起患者臀部，使枕头呈45°楔形垫入患者臀部下方；再嘱助手用手顶住患者臀部下枕头，医者站在床头，双手以向前、向下的冲力按压患者腰骶部1分钟。再令患者在屈膝屈髋抱膝位留枕仰卧20~30分钟，使患者滑脱之腰椎在前屈状态下受后部肌肉和韧带的牵拉力及腰椎重力作用，向后整复。患者取俯卧位，直擦患者腰部膀胱经，横擦腰部，均以透热为度。

【功能锻炼】 可行滚腰功、爬行功、弓步压髋功等。

【注意事项】

1.疼痛严重者卧床休息，腰围固定。

2.症状缓解或轻症者可加强腰腹肌锻炼。

3.避免弯腰搬重物，腰部保暖避寒。

4.推拿治疗Ⅰ度以内的腰椎滑脱效果比较明显，治疗应和腰腹肌功能锻炼相结合，手法操作时应避免强力推扳腰椎。

十五、强直性脊柱炎

强直性脊柱炎为脊柱各关节，包括骶髂关节、关节突关节、肋椎关节及关节周围组织的侵袭性炎症。至后期，各关节发生骨性融合，韧带钙化，脊柱呈强直状态。本病在我国北方较南方为多见，男性发病率远高于女性，约占90%，好发年龄为15~30岁。

【解剖生理】 脊柱由24块椎骨、1块骶骨和1块尾骨，借椎间盘、韧带和关节紧密连结而成。脊柱的运动范围各部不同，以颈部较大，其次是腰部，以胸部及骶部为最小。脊柱可作前屈、后伸、侧屈、旋转和环转等运动。

【病因病机】 强直性脊柱炎的发病原因迄今未明，可能与以下因素有关：遗传因素、感染因素（与泌尿生殖系统或盆腔慢性感染有关）、损伤、寒冷。其病理变化最早出现于骶髂关节，致关节间隙破坏、模糊、变窄和软骨下骨硬化，渐进性向上蔓延，腰骶关节、腰椎、胸椎和下段颈椎依次受累。病变主要表现为慢性炎性浸润，关节软骨增生、骨化；韧带钙化和骨化；椎间盘的软骨板和纤维环外层炎症引起软骨内骨化，并与前纵韧带形成的韧带赘融合成骨桥，使整个脊柱最终发生强直。

【诊断】

1.临床表现

（1）隐匿期（早期）有反复发作的腰背酸痛，腰骶不适感，不能久坐，夜间或长时间静止后疼痛加剧。或伴有轻度间歇性或两侧交替出现的坐骨神经痛。

（2）腰部活动受限，早期腰部僵硬、活动不利，尤其是脊柱侧弯、下蹲运动受限，晨起明显，稍动则缓。

（3）强直期（分为纤维性强直期、骨性强直期）脊柱活动度逐渐减少，可出现屈曲畸形，患者不能直腰，不能抬头平视。肋椎关节强直则胸廓的扩张运动受限，胸腔容积缩小，心肺功能受到影响。

2.检查

（1）视诊 患者消瘦、疲乏面容，胸部和腰部明显平坦或见脊柱两侧骶棘肌显著痉挛，脊柱僵硬，呼吸运动时胸部扩张受限，颈腰椎活动受限，胸椎后凸增加和颈椎向前屈曲，形成"驼背"畸形，强直期腰背肌明显萎缩。

（2）触诊 可触及腰背肌僵硬，一侧或两侧骶髂关节及腰部有明显压痛和叩击痛。

（3）实验室检查 早期血沉增快，抗"O"正常，类风湿因子多为阴性，HLA-B27多为阳性。

（4）X线检查 隐匿期（早期）可见骶髂关节骨质疏松，腰椎小关节模糊；进展期关节间隙变窄，软骨下骨质呈锯齿状破坏；强直期（分为纤维性强直期、骨性强直期）关节发生骨性强直，小关节融合，关节囊及韧带钙化、骨化，脊柱间有骨桥形成。

（5）肺功能检查 肺活量显著减少。

【鉴别诊断】

1.类风湿性关节炎 女性多见，小关节肿痛反复发作，20%出现皮下结节，类风湿因子多为阳性，极少侵犯骶髂关节。

2.致密性髂骨炎 强直性脊椎炎隐匿期，病变局限于骶髂关节时尤应与本病鉴别。本病髂骨的耳状关节部分骨质密度增高，且多见于经产妇女。病变只侵犯髂骨，多为单侧，致密带整齐，界限清楚，关节间隙清晰。不发生任何关节强直。

3.骶髂关节结核 一般是单侧关节受累，以关节破坏为主，骨质硬化不明显，疼痛局限于臀部。进行期可有全身症状，如低烧、盗汗、食欲减退和消瘦等。

【治疗】

治则 隐匿期以和营通络、活血止痛为主；强直期以舒筋通络、滑利关节为主。

部位及取穴 颈项部、腰背部、骶部，夹脊穴、背部脊柱两侧膀胱经腧穴、髀关、风市、伏兔、血海、梁丘、膝眼、犊鼻、鹤顶、阳陵泉、足三里、昆仑、解溪。

手法 擦法、按揉法、按法、压法、擦法、脊柱的被动运动

操作 患者取俯卧位，上胸部垫枕（用于弓形背）。用擦法施于背部两侧膀胱经和督脉，自上而下，往返5遍。自上而下用掌按压脊柱3~5次，按压时嘱患者呼气放松。用拇指按揉背部两侧膀胱经腧穴，时间约8分钟。患者仰卧位。用拇指按揉髀关、伏兔、血海、梁丘、风市、膝眼、犊鼻、鹤顶、阳陵泉、足三里、昆仑、解溪穴，时间约5分钟。患者取坐位，用擦法施于其颈项两侧及肩胛部的斜方肌，并酌情配合颈部左右旋转与仰俯被动运动，时间约3分钟。用拇指按揉两侧颈夹脊、项韧带及斜方肌，时间约2分钟。嘱患者两肘屈曲，抱于后脑枕部，两手五指交叉握紧，医者站于其背后，以膝部抵住患者脊背，双手分别扶住患者两肘，做外展、内收5~10次。先以小鱼际直擦法，分别擦热腰背两侧膀胱经和督脉，再以全掌横擦腰骶部，均以透热为宜。

【功能锻炼】重点做颈椎、腰骶关节、髋关节、膝关节的功能锻炼及扩张胸廓的锻炼。

1.床上伸展运动 患者取仰卧位，双臂上伸过头，向手指、脚趾两个方向伸展，伸展至满意后放松；伸展双腿，足跟下伸，足背向膝方向屈，至满意后放松。可反复做3~5次。

2.膝胸运动 患者取仰卧位，双足着床板，屈膝。抬起一膝慢慢向胸部方向屈曲，双手抱膝拉向胸前，到满意为止，回原双足位置，另膝做上述运动。双膝各重复3~5次。

3.转体运动 患者取坐位。屈臂平举，双手交叉，转体向右，目视右肘，坚持5秒后复原。反之转体向左，目视左肘。每侧重复5次。

4.扩胸运动 伸展上胸、肩部肌肉以维持或改善胸、背姿态。双足与肩等宽，面对墙角而站，双手平肩支撑两面墙上，行深呼吸。双肩向前并伸展头及上背，坚持5秒。恢复原位，重复3~5次。

【注意事项】

1.尽可能坚持正常的生活和工作，不宜长期卧床休息。

2.注意脊柱姿势正确，睡硬板床，并采取仰卧低枕以助脊柱伸直。

3.需积极配合锻炼，如深呼吸、扩胸、下蹲、脊柱运动等。锻炼应持之以恒，但不宜过度疲劳。

4.注意心理疏导，鼓励患者树立战胜疾病的信心。

5.手法治疗时应柔和，按压时切忌粗暴用力。

十六、髂腰韧带损伤

髂腰韧带损伤是以腰骶部疼痛为主要表现的一种软组织损伤病证。

【解剖生理】髂腰韧带位于骶棘肌的深层，经髂嵴后部的内侧面至第4、5腰椎横突，呈向内下斜行。该韧带坚韧而肥厚，有限制第5腰椎过度前屈，保护椎间盘的作用。该韧带的急性损伤多见于腰部过度前屈时的突然扭转；慢性损伤多因姿势不正或长时间弯腰工作所致。

【病因病机】

1.急性损伤 当腰椎在前屈位时突然扭转，可使一侧髂腰韧带损伤而出现剧烈的疼痛。严重者，可合并骨折、脱位等。

2.慢性劳损 长时间的腰椎前屈等不良体姿所致的异常应力负荷可使髂腰韧带受到牵拉紧张，出现疼痛、转筋及关节活动不利等慢性积累性劳损症状。

3.先天变异 一侧的腰椎骶化或骶椎腰化现象可使髂腰韧带的位置发生改变，稳定性失衡，从而易于发生损伤。

临床上，髂腰韧带损伤以慢性劳损多见。

【诊断】

1.临床表现

（1）一侧或两侧的髂腰部疼痛，急性损伤时疼痛剧烈，可呈持续性钝痛或牵扯样痛，慢性劳损多呈酸痛，久坐、久站及晨起或过劳后加重。

（2）腰部前屈或向健侧侧屈时疼痛可加重，部分患者疼痛可放射至腹股沟内侧、大腿内上侧及同侧下腹部。

2.检查

（1）局部压痛明显，急性损伤者多可触及到痉挛的韧带。

（2）腰部活动受限，尤以前屈受限为多见。

（3）按压痛点时或可引起下肢放射痛。

【鉴别诊断】

1.棘上或棘间韧带损伤 多有明显的外伤史，腰部局限性疼痛，压痛点多局限于棘上或棘突间。

2.急性腰肌损伤 多在两侧骶棘肌有广泛压痛，肌肉痉挛较明显。与本病不易鉴别，常合并存在。

3.慢性腰肌劳损 多有长期腰痛史，且迁延不愈，腰部活动正常，压痛范围较广泛，常因劳累或着凉而诱发。

【治疗】

治则 舒筋通络、活血止痛。

部位及取穴 腰骶部，阿是穴、腰阳关、肾俞、大肠俞、气海俞、关元俞。

手法 滚法、按揉法、点法、压法、拨法、擦法。

操作

（1）患者取俯卧位，医者于其腰骶部施予柔和而渗透的滚法3~5分钟，然后施掌根按揉法3~5分钟，用力由轻到重，逐渐深透，以达舒筋通络之效。

（2）以拇指点压阿是穴2~3分钟，点压腰阳关、肾俞、大肠俞、气海俞、关元俞各1分钟，以酸胀为度；以与髂腰韧带成垂直的方向施予拨法2~3分钟，以达止痛之效。

（3）沿髂腰韧带纤维方向与骶棘肌纤维方向施予擦法，以局部透热为度，以达舒筋活血之功效。

【功能锻炼】慢性损伤患者可练站姿八段锦导引法中的"两手攀足固肾腰"功法或飞燕点水、仰卧架桥等，每次5~10分钟。

【注意事项】

1.急性损伤治疗期间应注意休息，治愈后1~2个月内要避免过多腰部负重和活动。

2.局部保暖，避免感受风寒湿邪。

十七、骶髂关节综合征

骶髂关节综合征又称为"骶髂关节错缝"或"骶髂关节脱位"，是指骶骨与髂骨的耳状关节在外力或其他因素的作用下发生位移的改变，造成韧带或肌肉损伤，局部出现充血、水肿、粘连等无菌性炎症，从而引起疼痛和功能障碍等一系列临床症状。本病好发于青壮年女性。

【解剖生理】骶髂关节位于骶骨和髂骨之间，由骶骨和髂骨的耳状面构成。耳状面凹凸不平呈螺旋状，是一个前宽后窄、上宽下窄的三维立体结构。骶髂关节的生物力学稳定系统包括骨盆及其内部结构的静力性稳定和骶髂关节周围韧带、筋膜的动力性稳定。一般情况下，骶髂关节具有较高的稳定性，当巨大的外力或不当体姿或体质虚弱等原因导致骶髂关节发生错位时，周围的关节囊、韧带紧张，发生紧张、痉挛，致使出现关节滑膜充血、水肿、炎性介质渗出等病理现象。

本病多见于已婚有分娩史青年女性，可能与内分泌的紊乱有关。亦可见于年老、肥胖、活动量较少、长期久坐的正常人。

【病因病机】

1.急性损伤 多见于外力作用如突然滑倒，单侧臀部着地或弯腰负重时突然扭闪，使骶髂关节发生错位，骶髂骨间韧带损伤；或产妇自然分娩时胎儿过大，分娩时腹直肌、腹外斜肌强力收缩，牵拉耻骨造成错位。

2.慢性劳损 习惯性的单侧下肢负重，长期弯腰工作或抬举重物，可使骶髂关节退变加速，久之发生劳损。

【诊断】

1.临床表现

（1）一侧腰臀部局限性疼痛，呈持续性钝痛，活动及受寒冷时疼痛加重，可伴有同侧下肢牵涉痛。

（2）腰部活动受限，患侧下肢不能负重，严重者疼痛可向股外侧及大腿内侧牵涉。

（3）负重困难，步履蹒跚，行动缓慢，髋关节外展和外旋活动不利。

2.检查

（1）患侧骶髂关节部位压痛明显，耻骨联合处压痛，甚至可触及痛性筋结。

（2）"4"字试验阳性，骨盆分离和挤压试验阳性，床边试验阳性，直腿抬高试验轻度受限，足跟叩击试验阳性，对抗性髋外展试验阳性。

（3）X线片可发现骶髂关节面模糊或退行性改变，两侧关节间隙不对称，闭孔大小、形

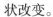

状改变。

【治疗】

治则 舒筋通络、理筋整复、活血止痛。

部位及取穴 患侧骶棘肌、骶髂关节部、臀部，八髎、秩边、环跳。

手法 㨰法、按揉法、擦法、骶髂关节整复手法。

操作

（1）骶髂关节扭伤治法 患者取俯卧位，医者于患侧骶棘肌、骶髂关节及臀部施予柔和而渗透的㨰法2~3分钟。按揉八髎、环跳、秩边等穴各约1~2分钟，以酸胀为度，以达解痉止痛之功。下肢疼痛者，于下肢部施予㨰法2~3分钟。擦患处，以透热为度。

（2）骶髂关节错位

1）前错位整复手法 ①患者取健侧卧位，健侧下肢伸直，患侧屈膝屈髋。医者一手按住患肩向后以固定其躯体，另一手按住患膝向前下做最大限度屈膝屈髋，促使骶髂关节错动而复位。②患者取仰卧位，医者立于患侧，医者施予髋膝关节屈曲至最大限度按压，反复3~5次。

2）后错位整复手法 ①患者取健侧卧位，健侧下肢伸直，患侧屈髋屈膝。医者立在身后，一手向前抵住患侧骶髂关节，另一手握住患侧膝部，向后拉至最大限度的同时两手做相反方向的推拉。②患者取俯卧位。医者立于患侧，一手向下压住患侧骶髂部，另一手托起患侧下肢，两手对称用力，使患侧下肢后伸至最大限度，然后两手同时用力做相反方向的骤然按压与扳动。

【功能锻炼】 患者取健侧卧位，患肢行前屈、后伸、外展功能锻炼各10~20次；患者立位，双手固定两侧髂棘，行前屈、后伸等功能锻炼10~20次。

【注意事项】

1.妇女产后不宜过早下床行走。

2.关节整复正常后尽量卧床休息，不宜从事重体力工作或长时间站立工作，以免出现习惯性脱位。

3.避免不良的坐姿。

十八、臀上皮神经损伤

臀上皮神经损伤又称"臀上皮神经卡压综合征""臀上皮神经疼痛综合征""臀上皮神经炎""臀上皮神经综合征"，是指臀上皮神经在其解剖行程中因局部生物力学失衡而受到肌肉或其他软组织长期的压迫、牵拉或炎性刺激，导致腰臀部出现持续性、弥漫性疼痛或感觉异常的临床病症，是临床常见的腰腿痛病症之一。属中医学"筋伤""筋出槽"范畴。

【解剖生理】 臀上皮神经由腰神经1、2、3的后支的外侧支构成，主司感觉功能。其走行部位经过椎间孔、横突间隙、竖脊肌筋膜深层，穿过骶棘肌的平面，经腰背筋膜深层，跨越髂嵴处的骨纤维管道，入臀最终行于臀部皮下脂肪组织中。

【病因病机】

1.各种急性外力因素如碰撞、挤压、扭转、牵拉等导致腰臀部肌肉软组织的生物力学平衡破坏，局部解剖结构发生细微变化，这些微小变化导致臀上皮神经在出入椎间孔、肌点、筋膜点等狭窄部位时易于受到压迫而产生损伤，并反射性的传回大脑皮层产生疼痛；各种外力也会直接导致局部的肌肉、筋膜、皮下组织等损伤，继发局部的出血、水肿等炎性改变，在臀上皮神经走行的狭窄部位形成神经嵌压。

2.长期体力劳动或姿势不正确导致脊柱内稳态的破坏或腰骶及髂嵴的结构改变，局部骨性结构失稳导致腰臀部肌肉应力失衡，容易出现单侧肌肉长期紧张痉挛，长期的挤压、旋转、牵引的形变，久之则对臀上皮神经形成慢性损害。

3.患者先天骨骼发育异常，腰椎先天有扭转、侧弯畸形或髂嵴较一般高且外翻，使臀上皮神经在穿过椎间孔或越过髂嵴时受到挤压或牵张刺激。中年以上肥胖女性因脂肪含量较高，易在臀上皮神经走行区域形成骶髂筋膜脂肪疝，引起神经卡压症状。

4.感受风寒，导致局部血运降低，肌肉等软组织失于濡养，在外力作用下极易出现局部软组织损伤，进而水肿、钙化，形成神经嵌压症状。

【诊断】

1.临床表现

（1）有腰臀急性闪挫扭伤史或长期慢性劳损史。

（2）腰臀部疼痛或感觉异常　疼痛为刺痛、酸痛或者撕裂样弥漫性疼痛，一般为持续性发作，部位较深，无准确定位；大腿后外侧可有牵涉痛，一般痛不过膝。

（3）活动受限　患者弯腰、旋转以及站立、下蹲时疼痛可有加重，表现为起坐困难、俯身弯腰活动受限。

2.检查

（1）体格检查可在髂嵴最高点内侧2~3cm处触及"条索样"组织，重按弹拨疼痛剧烈。

（2）臀部髂嵴区域及以下多有固定的压痛点，按压时可伴有麻木、胀痛感。

（2）直腿抬高试验多为阴性，部分出现阳性患者多为急性期损伤患者。

（3）患者双膝下蹲时无法并拢，即双膝下蹲试验阳性。

（4）X线、CT、MRI等影像学检查局部多无结构异常改变，可伴有腰椎侧弯或旋转移位。

【鉴别诊断】

1.腰椎间盘突出症　两病均有腰痛的症状，区别在于腰椎间盘突出症伴有同侧神经根受压症状及同侧下肢神经放射痛，疼痛可累及小腿后外侧和足背，而臀上皮神经损伤只有臀腿部的牵涉痛，且一般痛不过膝，并无神经根受压症状。

2.腰椎管狭窄症　本病与臀上皮神经损伤主要区别在于患者有典型的间歇性跛行，由于机械性压迫与血供障碍导致双下肢出现麻木疼痛等症状，身体前屈、坐、卧后，腰腿疼痛症状可明显减轻或消失。

3.梨状肌综合征　本病腰部一般无压痛，主要以臀部疼痛为主，疼痛部位深在且确定，并向下肢放射，可伴有小腿及足部的麻木、臀肌萎缩。患者护痛常迫于直腰侧屈、屈髋、

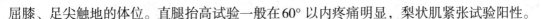

屈膝、足尖触地的体位。直腿抬高试验一般在60°以内疼痛明显，梨状肌紧张试验阳性。

【治疗】

治则 舒筋散结、滑利关节、活血通络。

部位及取穴 腰骶部、臀部、大腿后侧部，肾俞、大肠俞、八髎、秩边、环跳、承扶、殷门、风市、委中、局部阿是穴。

手法 推法、滚法、按揉法、点法、按法、拨法、擦法、抖法、拍法、摇法。

操作 患者取俯卧位。医者用推法、滚法、按揉法施治于腰骶部、臀部直至大腿后侧，时间约5~10分钟。用拇指或肘点按肾俞、大肠俞、八髎、秩边、环跳、承扶、殷门、风市、委中等穴，每穴约1分钟，以患者出现酸麻胀痛为度。叠指弹拨髂嵴处条索样痛点及局部的腰臀部肌肉3~5分钟。嘱患者仰卧位，患侧屈髋屈膝，以患侧髋关节为轴心，在生理活动范围内行髋关节摇法，顺逆时针各摇动5~10次。双手握住患者患侧踝关节，令患侧下肢离开床面，髋关节处于牵引状态，行抖法约1分钟。嘱患者取俯卧位，用滚法、按揉法施于腰臀部约3分钟。用拍法拍打腰臀部约2分钟。最后在腰骶部及患侧臀部行擦法，以患者耐受和透热为度。

【功能锻炼】 恢复期患者可适当活动腰部，并结合下肢的屈伸及牵拉锻炼，加快局部功能的恢复，并减少复发可能性。

【注意事项】

1.手法宜轻不宜重，以患者能耐受为度，以防造成新的损伤。

2.治疗期间，患者应当多卧床休息，以硬板床为宜，切勿进行重体力劳动，加重腰臀部负担。

3.疼痛症状较重时，可配合封闭疗法对症治疗。

4.治疗及恢复期间，切勿感受风寒，以防症状反复。

第二节 上肢部病证

要点导航

1.**学习目的** 掌握上肢部病证的推拿治疗方法，熟悉上肢部病证的诊断、功能锻炼、注意事项，了解上肢部病证的病因病机。

2.**学习要点** 肩关节周围炎、肱二头肌长头肌腱腱鞘炎、肱二头肌短头肌腱损伤、冈上肌肌腱炎、肩峰下滑囊炎、尺骨鹰嘴滑囊炎、肱骨外上髁炎、肱骨内上髁炎、桡侧伸腕肌腱周围炎、桡骨茎突部狭窄性腱鞘炎、桡尺远侧关节损伤、腕管综合征、指部腱鞘炎、指间关节软组织损伤的病因病机、诊断、推拿治疗方法、功能锻炼、注意事项。

一、肩关节周围炎

肩关节周围炎是指肩关节的关节囊及其周围滑囊、韧带、肌腱、腱鞘等软组织损伤、退变而产生的局部无菌性炎症，引起肩关节周围疼痛、活动功能障碍为主要症状的病症。简称肩周炎，又称为"五十肩""冻结肩""肩凝症""漏肩风"等。一般常发生于单侧肩部，发病年龄多在50岁左右，女性多于男性。本病属中医"肩痹"范畴。

西医学认为本病是由于肩部外伤或退行性病变导致肩周围组织非特异性炎症反应所产生的综合征。

【解剖生理】肩关节是由胸锁关节、肩锁关节、肩胛胸关节和盂肱关节等组成，属球窝关节，由肩胛骨关节盂和肱骨头构成。关节盂周缘有纤维软骨环构成的盂缘附着，加深了关节窝。肩关节是上肢最大、最灵活的关节，它可做前屈、后伸、内收、外展、内旋、外旋及环转等运动。其稳定性则依靠周围的肌肉、肌腱、韧带等组织来维系。但由于缺乏良好的骨性制约，因此肩关节的运动功能与关节稳定，在不同状态与姿势下，是依靠不同的肌肉、肌腱、韧带等组织来维持。

【病因病机】

1.年龄因素 肩关节是人体活动范围最广的关节，其关节囊相对松弛。其维持关节的稳定性，主要依靠周围肌腱与韧带的力量。而随着年龄的增长，人体会出现肝肾亏损，气血不足的征象。中医学认为，五旬之人，肾气不足，气血渐亏，气血运行不畅、血虚不能荣筋，久之则肩部筋脉拘急不用，肩关节功能活动障碍。

2.风湿寒邪侵袭 久居湿地，风雨露宿或贪凉露肩夜睡，以致风、寒、湿邪侵袭肩部，肩部血运迟滞，脉络不通，不通则痛而发病。中医学认为"风寒湿三气杂至，合而为痹"（《素问·痹论》）。

3.肩部急慢性损伤 在日常生活中，肩部软组织经常受到上肢重力和肩关节大范围运动的影响，其周围的肌肉、肌腱、韧带、关节囊容易受到牵拉、扭转等损伤。尤其是肩关节肌肉、肌腱的附着点或狭窄处的肌腱与腱鞘更容易受损，每次细小的损伤都会引起局部充血、水肿、渗出、增生、纤维化、粘连等一系列创伤性炎症反应。久之，则可发生肩关节软组织的粘连，甚至肌肉和肌腱的钙化，导致肩周炎的发生。

4.肩部活动减少 外伤或手术以后的制动，是肩周炎的诱发因素。肩部或上臂骨折，或前臂、腕部骨折后应用颈腕吊带悬吊，减少了肩关节的活动，引起肩部筋脉不利，气血运行不畅，气滞血瘀，筋脉阻滞而发病。

5.神经损伤因素 患偏瘫、神经麻痹等疾病的患者肩周炎发生率较高，这与肌肉力量降低、运动减少有关。

6.其他因素 如糖尿病、甲状腺功能亢进或甲状腺功能减退等内分泌系统疾病也与肩周炎关系密切。

总之，肩周炎早期的病理改变主要是肌纤维、关节囊无菌性炎症，关节软组织水肿、肿胀。中期出现肩关节周围软组织广泛性粘连，肌肉、韧带、关节囊的新陈代谢下降，组

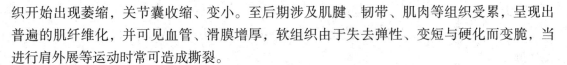

织开始出现萎缩，关节囊收缩、变小。至后期涉及肌腱、韧带、肌肉等组织受累，呈现出普遍的肌纤维化，并可见血管、滑膜增厚，软组织由于失去弹性、变短与硬化而变脆，当进行肩外展等运动时常可造成撕裂。

【诊断】

1.临床表现

（1）疼痛期　也称急性期，是发病初期。日常生活和工作中，肩部常有外伤、劳损或感受风寒湿邪等，可引起肩部前上方、肱二头肌短头附着点、结节间沟及肩峰下方的三角肌附着点等多处出现疼痛。初起疼痛为阵发性，逐渐变为持续性，并逐渐加重，表现为肩周广泛刺痛、冷痛、酸痛，夜间加重，甚至夜不能寐。肩关节功能活动正常或轻度受限。

（2）粘连期　也称冻结期。此期疼痛略减轻，局部肌肉僵硬，关节功能活动严重受限，尤以外展、内收、内旋及后伸功能受限为主，病程越长受限越明显。特别是当肩关节外展时，可出现典型的"扛肩"现象。甚至梳头、洗脸、穿衣、举臂托物、向后在腰部做结带等动作均难以完成，严重影响日常生活。日久可发生三角肌等肌肉的失用性萎缩。本期可持续数月乃至一年。

（3）恢复期　疼痛逐渐消减，肩关节活动度逐渐增加，最终大部分患者肩关节功能可恢复正常或接近正常。

2.检查

（1）肩关节周围　可找到相应的压痛点。常见于喙突、喙肱韧带、肩峰下、冈上肌、肱二头肌长头腱、三角肌附着处等部位。

（2）肩关节功能　活动受限。

（3）影像学检查　X线检查一般无异常，久病者可见骨质疏松、关节间隙变窄或增宽，肌肉或肌腱出现钙化点，大结节处有密度增高的阴影。MRI检查部分无任何异常；部分可出现两个典型征象，即关节囊增厚并水肿、喙肱韧带处纤维组织增生。

【鉴别诊断】

1.冈上肌肌腱炎　疼痛多在肩前方和肩峰下间隙及大结节近侧，尤以肩外侧冈上肌肌腱止点处最为明显。且可触及肌腱增粗、变硬等。患肩外展60°~120°时疼痛加剧，当小于或大于这一范围，则无疼痛，即疼痛弧试验阳性。

2.肱二头肌长头腱鞘炎　疼痛主要位于肩关节前面，以肱骨结节间沟处疼痛明显，疼痛向上臂及前臂放射，夜间或活动后疼痛加重，患肢为减轻疼痛常保持在体侧垂直位与内旋位。少数患者可触及条索状物。肩关节内旋试验及抗阻力试验阳性。

3.肩峰下滑囊炎　疼痛、运动受限和局限性压痛是肩峰下滑囊炎的主要症状。疼痛为逐渐加重，夜间痛较著，运动时疼痛加重，尤其在外展和外旋时（挤压滑囊）。疼痛部位在肩外侧深部，并向三角肌止点放射。X线摄片可发现冈上肌的钙盐沉着。

【治疗】

治则　舒筋活血、通络止痛、松解粘连、滑利关节。

部位及取穴　肩部，阿是穴、中府、缺盆、极泉、肩髃、肩髎、肩内陵、肩贞、曲池、肩井、天宗。

手法 一指禅推法、滚法、按揉法、拿法、揉法、点法、搓法、扳法、抖法、摇法。

操作

（1）疼痛期手法操作 以舒筋活血、通络止痛手法为主。患者取坐位，在肩的前、后及外侧方充分施以滚法或一指禅推法，以压痛点的部位为重点治疗部位，时间约5分钟。若患者怕痛，肩臂肌肉紧张，不能放松，或患者体质虚弱者，则可采取仰卧位及侧卧位进行治疗。再用拇指按揉法或点法在中府、缺盆、极泉、肩髃、肩髎、肩内陵、肩贞、肩井、天宗、曲池穴处操作，每穴约1分钟。拿肩部约5分钟。用掌揉肩部约3分钟。用搓法搓肩部及上肢约1分钟。

（2）粘连期手法操作 以松解粘连、滑利关节手法为主。患者坐位。用滚法、一指禅推法、按揉法在肩关节周围操作约10分钟。依据病情选用握手摇肩法、托肘摇肩法、大幅度摇肩法操作约5分钟。做摇法时，幅度要由小到大。对肩关节功能活动障碍者，用肩关节各方向的扳法治疗，如肩关节上举扳法、肩关节内收扳法、肩关节后伸扳法、肩关节外展扳法等，操作时间约5分钟，切忌动作粗暴，以免引起剧烈疼痛。用搓法搓患侧肩臂约2分钟。用抖法抖患侧上肢约1分钟。

（3）恢复期手法操作 可参照疼痛期手法操作。

【功能锻炼】

1.爬墙运动法 面对墙壁站立，高举患手，患手沿墙壁缓缓向上爬动，使患手尽量高举，然后放下，反复10余次。

2.内收托肩法 患者站立或坐位，患侧肘关节屈曲内收放于胸腹前，紧贴胸壁，另一侧手掌托住肘部，缓慢向健肩方向用力，以患肩痛能耐受为度，维持20~30秒，然后慢慢放回，如此反复3~5次。

3.背后拉手法 患者两腿分开站立，与肩同宽，双上肢后伸于腰背部，掌心向后，用健侧手握住患侧手腕，缓慢向健肩方向牵拉，以患肩微痛且能耐受为度，维持10~15秒，然后慢慢放下，如此反复3~5次。

4.环转运动法 患者两腿直立，两肘关节屈曲，两手分别搭于同侧肩部，以肩关节为轴，两上肢由前上向后下绕环10~15次，然后以同样动作，由后上向前下绕环10~15次。

5.抱颈收展法 患者站位或坐位，两肘关节屈曲，双手十指在枕骨后交叉相扣，两臂先用力内收夹紧，然后再用力向外向后展开，如此重复10~20次。

6.外旋运动法 患者背部紧靠墙壁，两腿分开站立，与肩同宽，患侧或双侧肘关节屈曲呈90°，握拳，拳眼向上，做上臂带动肩关节的逐渐外旋动作，尽量使拳背碰到墙壁并有肩部被牵拉紧张的感觉，而后还原再反复练习，重复30次，早晚各做1遍。本法适用于肩关节外旋功能障碍者。

【注意事项】

1.注意肩部保暖，避免风寒刺激。

2.初期患肩应减少活动量，以免炎性渗出增多。

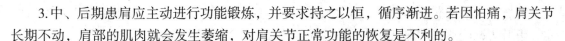

3.中、后期患肩应主动进行功能锻炼，并要求持之以恒，循序渐进。若因怕痛，肩关节长期不动，肩部的肌肉就会发生萎缩，对肩关节正常功能的恢复是不利的。

4.高龄、体质弱、耐受力差与重度骨质疏松患者慎用重手法。

二、肱二头肌长头肌腱腱鞘炎

肱二头肌长头肌腱腱鞘炎又称"肱二头肌长头肌腱炎"，是指肱二头肌长头肌腱因长期的摩擦或过度的活动引起腱鞘充血、水肿、增厚，造成腱鞘滑膜层急性水肿或慢性损伤性炎症，从而导致局部疼痛和活动功能障碍的一种疾病。本病属中医学"肩痛病"范畴，发病年龄多在40岁以上，临床上主要以肱骨结节间沟部疼痛，伴有肩关节活动受限为主要表现，若不及时治疗可以发展成肩周炎。

【解剖生理】肱二头肌长头肌腱起于肩胛骨盂上结节，向下越过肱骨头，穿过肱骨横韧带和肱二头肌腱鞘的伸展部，进入结节间沟。沟的前侧受肩横韧带保护，可防止肌腱滑脱；沟的内侧为肩胛下肌；沟的外侧的上部为冈上肌和喙肱韧带，下部为胸大肌覆盖。关节囊伸入结节间沟，肌腱受滑膜包围，关节活动时肌腱在沟内滑动，尤以外展、外旋时滑动范围最大。肱二头肌长头肌腱的最大特点在于它跨越了肩、肘两个关节，肩、肘及腕关节运动状态的改变都会对肱二头肌张力产生影响。肱二头肌长头肌腱近端血供来自于旋肱动脉分支，深面血供较差。肱二头肌长头肌腱由交感神经网络支配，这可能是肩关节疼痛的病因学基础。

【病因病机】

1.急性外伤　肩关节受急性外伤或上臂用力不当，造成肱二头肌长头肌腱充血、水肿，甚至发生粘连形成本病。肘关节的过度屈伸活动，使肱二头肌长头肌腱在结节间沟的骨质上反复摩擦，致使腱鞘水肿、增厚产生本病。

2.慢性劳损　长期从事肩部体力劳动或过度运动，均可引起肱二头肌长头肌腱的慢性损伤，亦可由急性损伤失治后转变而成。损伤后可致局部气血瘀滞、充血、水肿，使肌腱与鞘膜增厚，两者之间摩擦增强，使纤维管腔变窄，肌腱在管腔内滑动困难而产生症状。甚至局部发生粘连，影响关节的活动功能，从而继发肩关节周围炎。

3.感受风寒湿邪　肩部感受风寒湿邪，致使局部血运障碍、筋脉失养、肌肉拘紧挛急，从而引起本病。

4.退行性改变　这是本病发生的主要原因。日常生活和工作中，由于肩关节的过度运动和肱二头肌的反复活动，使肌腱在肱骨结节间沟内长期受到磨损，导致结节间沟底部粗糙或骨质增生，且肌腱血供逐渐变差，随着年龄增长而发生退行性改变。

【诊断】

1.临床表现

（1）有急慢性外伤史　常因投掷活动或肩关节外展或前屈及上举动作而发病。慢性发病者，病程较长，活动稍多或受轻微外伤后症状加重，呈急性发作。

（2）肩前部疼痛　疼痛主要位于肩关节前面，以肱骨结节间沟处疼痛明显，可因劳累、受寒或肱二头肌的收缩而加重，昼轻夜重。疼痛向上臂及前臂放射，夜间或活动后疼痛加重，患肢为减轻疼痛常保持在体侧垂直位与内旋位。主动或被动牵拉肱二头肌长头肌腱时均可产生疼痛。患侧肱二头肌肌力比健侧减弱。

（3）肩关节活动　早期可无明显障碍，后期肩关节前屈、外展、外旋及肘关节屈伸活动受限。

2.检查

（1）压痛　肱骨结节间沟及其上下方的肱二头肌长头肌腱压痛是本病的主要特征。

（2）肱二头肌抗阻力试验阳性，肩关节内旋试验阳性。

（3）X线检查　多无异常发现。部分患者结节间沟可见变窄、变浅，沟底或沟边有骨赘形成。

【鉴别诊断】

1.肩关节周围炎　肩关节周围炎是以肩关节周围疼痛和活动功能障碍为主要症状的病症。本病的好发年龄在50岁左右，女性发病率略高于男性，多见于体力劳动者。肩关节可有广泛压痛，常见于喙突、喙肱韧带、肩峰下、冈上肌、肱二头肌长头腱等部位，并向颈部及肘部放射，还可出现不同程度的三角肌的萎缩。

2.肱二头肌长头腱断裂　有急性损伤史，多见于青壮年人。表现为肩内侧有剧烈疼痛，并由上臂前侧放射至肘部，如肌腱联合部不完全断裂，可摸到裂隙；如结节间沟部及肌腱联合部完全断裂，在上臂内侧下1/3处可见隆起的肌腹肿块，特别在屈肘时肿块更为明显，屈肘无力。

【治疗】

治则　疏通经络、活血止痛、松解粘连、滑利关节。

部位及取穴　患侧肩前部、上肢，肩髃、肩髎、天府、尺泽、曲池、阿是穴。

手法　滚法、按揉法、拨法、按法、擦法、拿法、点法、搓法、抖法、摇法、肩肘关节的被动运动。

操作　患者取坐位。医者用滚法或掌按揉法在患侧肩前部操作3~5分钟，同时配合肩关节的外展外旋活动。点按阿是穴、肩髃、肩髎、天府、尺泽、曲池穴各约1分钟，用力以患者能耐受为度。用拨法拨痛点约1分钟。拿肩部及上臂约5分钟。用肩关节摇法摇动肩关节6~8次，然后做肘关节被动屈伸6~8次，运动幅度由小到大。用搓法搓患侧上肢约1分钟。用抖法抖患侧上肢约1分钟。一手握住上臂下端并使肩关节外旋，另一手在痛处施用擦法，以透热为度。

【功能锻炼】症状减轻后，即可逐渐加强患肢功能锻炼，练习以肩关节前屈、上举活动为主。可选择前后摆臂法进行锻炼，其具体方法为：两腿分开站立，与肩同宽，弯腰，患侧上肢放松，肘关节伸直，由前屈位向后伸位方向来回摆动，或两臂同时做方向相反的前屈后伸交替摆动，幅度由小到大，速度由慢到快，重复动作10~20次。

【注意事项】

1.疼痛较剧者，施手法时应注意轻柔，治疗后应减少臂部活动。

2.注意局部保暖，防止受风着凉。

3.症状缓解后加强功能锻炼。

三、肱二头肌短头肌腱损伤

肱二头肌短头肌腱损伤，又称肱二头肌短头肌腱炎，是指由于各种急、慢性损伤及退变等，引起肱二头肌短头肌腱及喙肱肌局部的无菌性炎症，主要表现为肩前（喙突及周边）局部疼痛、肿胀、部分肩功能障碍等的一种病证，治疗不及时或治疗不当常可诱发肩关节粘连。本病属中医学"肩部伤筋"范畴。

【解剖生理】肱二头肌短头起于肩胛骨的喙突，与喙肱肌并列，但肱二头肌短头靠外，向下与外侧肱二头肌长头相合成一个肌腹，向下延续成肌腱，经肘关节前面，大部分止于桡骨近端之桡骨结节，内侧部分移行于前臂深筋膜，称二头肌腱膜。肱二头肌受到臂丛神经的支配，其主要作用是屈肘和屈肩关节，短头又有使上肢内收的作用。肱二头肌还有使前臂旋后的作用，当肩关节外展和后伸时，肱二头肌短头被拉紧，并易与大小结节滚滑磨擦，而发生损伤、劳损退变，若再遭受外力则易造成损伤。喙突、盂上结节和二肌腹交点构成一个三角形，肱二头肌短头和长头肌腹各成为其中的一条边。当上臂后伸外展时，肱二头肌短头肌腹为锐角三角形的长边，其所承受的舒缩力大于长头，同时短头无沟槽、韧带和腱鞘等结构的保护，在频繁活动中更易遭受损伤。人类的肱二头肌短头较长头其实更为重要，长头肌腱断裂的病人，肩关节活动仍然可以接近正常，而短头断裂的病人，则患臂不能上举，肩关节的功能受到明显影响。

【病因病机】

1.急性外伤　当肘关节处于屈曲位时，肱二头肌处于紧张状态，若外力将屈曲的上肢过度外展或后伸，肱二头肌短头附着于喙突部位就可能发生撕裂损伤。伤后组织液渗出与喙肱肌粘连，使肱二头肌短头和喙肱肌产生无菌性炎症，引起肩痛和功能障碍。

2.慢性劳损　40岁以上中年人，由于肌腱退行性改变及短头附着点附近经常受到牵拉和大小结节周围反复摩擦，更易发生损伤性炎症。短头肌腱损伤后，由于局部组织肿胀、变硬、挛缩等，使肩关节外展、后伸受限。

中医学认为人到中年，肾气虚衰，肝血不足，筋脉失于濡养，复加外力，肌筋易受伤，或复感风寒湿邪，血行受阻，筋脉凝涩不通，则拘紧挛急，发为本病。如不及时治疗，日久可诱发冻结肩。

【诊断】

1.临床表现

（1）患者有急、慢性肩部损伤史或感受风寒病史。

（2）患者肩前喙突部疼痛，肩关节做上举、外展、外旋、后伸时疼痛加重。急性损伤者局部疼痛明显，呈撕裂样或针刺样疼痛，肩关节活动受限明显；慢性损伤者局部酸痛、胀痛或钝痛，夜间疼痛加重，劳累、受凉可加重症状。

2.检查

（1）肩前部肌肉僵硬，在喙突部可摸到肿胀或粘连的肱二头肌短头，并找到相应的压痛点。有少数患者可见三角肌或肩前饱满。

（2）被动运动患肩，尤其在肩关节前屈、外展、外旋、后伸等活动时，可使肩前喙突局部疼痛加重。

（3）肩关节抗阻力前屈内收、肘关节抗阻力屈曲、前臂抗阻力旋前试验阳性。

（4）X线检查多数患者无异常所见。少数病程长、病情重者，可见肱二头肌短头肌腱密度增高并有点状钙化影。

【鉴别诊断】

1.肱二头肌长头肌腱炎 肱二头肌长头肌腱炎患者压痛部位在结节间沟，而不是喙突；收缩肱二头肌可在患者结节间沟摸到轻微摩擦感；肱二头肌长头肌腱炎患者多为外展、外旋屈肘伸肩功能障碍，而肱二头肌短头腱腱鞘炎患者多有内旋、外展上举屈肘伸肩功能障碍。

2.喙突胸小肌综合征 喙突胸小肌综合征患者喙突也有明显压痛，但本病好发于肌肉发达、矮胖、颈粗的青年人，可出现手与手指胀满感、前臂与手指有麻木及麻刺感等临床表现，尤其在做超外展动作时，也称为超外展试验阳性，是因为喙突与胸小肌的后方通过到上肢的神经血管束受压，神经血管束被拉紧同时又受胸小肌的压迫所致。受压的部位在锁骨下动脉过渡到腋动脉的部分。这些独特的表现肱二头肌短头肌腱炎患者是没有的。

3.喙肱肌损伤 喙肱肌起自肩胛骨喙突止于肱骨小结节下部，其作用是使肩屈、水平屈曲（内收）。喙肱肌损伤患者多会出现肩关节活动受限，尤其是水平内收。查体时，可触及上臂上端前内侧纵型条索，压痛明显。

【治疗】

治则 舒筋通络、活血止痛、松解粘连、滑利关节。初期以止痛为主；后期以改善功能障碍为主。

部位及取穴 肩前部，缺盆、云门、中府、肩内陵、肩髃、肩髎、臂臑、尺泽、曲池、手三里、外关、合谷、阿是穴等。

手法 点法、按法、擦法、滚法、按揉法、拨法、摇法、搓法、抖法。

操作

（1）急性期

①用点法或按法点按局部痛点及缺盆、云门、中府、肩内陵、肩髃、肩髎、臂臑、尺泽、曲池、手三里、外关、合谷等穴，各约1分钟。

②用掌擦法擦肩前方，以透热为度，并配合局部热敷。

（2）慢性期

①用滚法或按揉法在肩前部操作3~5分钟，同时配合肩关节的前屈、外展、外旋和后伸活动。

②用拇指端点法或屈拇指点法点按喙突部压痛点及缺盆、云门、中府、肩内陵、肩髃、

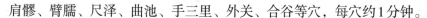

肩髎、臂臑、尺泽、曲池、手三里、外关、合谷等穴，每穴约1分钟。

③用拨法拨肩前痛点，约1分钟。

④用肩关节摇法摇患侧肩关节，约5~10次。幅度由小渐大，以患者能忍受为度。

⑤用搓法搓患侧上肢，约3~5遍。

⑥用抖法抖动患侧上肢，约1分钟。

⑦用擦法擦肩前部，以透热为度。

【功能锻炼】急性期病人应肩部制动，慢性期病人应加强自我肩部前屈、外展、外旋和后伸功能活动，可选用环转运动法进行锻炼，其具体方法为：患者取直立位或端坐位，双侧肘关节屈曲，两手分别搭于同侧肩上，以肩为轴，双上肢由前上向后下环绕10~15次，然后反方向环绕10~15次。或用健侧的手辅助患侧肩、肘关节进行各方向活动，预防肩关节的粘连。

【注意事项】

1.注意局部保暖，防止受风受凉。

2.急性期治疗手法宜轻柔，必要时可配合封闭或热敷疗法；慢性期治疗手法可稍重。

3.急性损伤者，减少肩关节的被动运动手法；损伤时间较长，局部有粘连者，要适当加强功能锻炼，有助于本病的恢复。

4.治疗及康复期间，患者避免做剧烈的肩部外展外旋、提重物等活动。

四、冈上肌肌腱炎

冈上肌肌腱炎又称冈上肌综合征、外展综合征。主要指劳损和轻微外伤或受寒后逐渐引起的冈上肌肌腱退行性改变，属无菌性炎症，以疼痛、功能障碍为主要临床表现的疾患。多见于中青年及以上体力劳动者、家庭主妇、运动员等。

【解剖生理】冈上肌起于肩胛骨冈上窝，肌腱在喙肩韧带及肩峰下滑液囊下，肩关节囊之上通过，止于肱骨大结节。其形状如马蹄形，其作用为固定肱骨于肩胛盂中，并与三角肌协同动作使上肢外展，由于活动频繁又是肩部肌肉收缩力量的交汇点故易损伤，冈上肌由肩胛上神经支配，是肩胛切迹处易受损伤的嵌压点，为人体局部解剖的一个薄弱点，冈上肌肌纤维细长且跨度大，运动中易受损。

【病因病机】

1.慢性劳损和反复损伤　在上肢外展上举运动中冈上肌腱在肩峰至喙突形成的肩喙穹与肱骨头之间隙中滑动容易受到肩峰喙突的摩擦及在肩喙穹下间隙内受肱骨头肩峰喙突间的撞击、夹挤造成冈上肌腱慢性劳损，或因冈上肌的力臂较短，完成上肢外展上举运动中所做的功又较大，且又随年龄增大长期反复受累造成冈上肌腱本身的退行性变化，由于冈上肌腱表面与肩峰之间为肩峰下滑囊，所以冈上肌肌腱炎、肩峰下滑囊炎二者往往同时并存且相互影响，多数肩峰下滑囊炎继发于冈上肌腱病变。

2.风寒湿邪侵袭　冈上肌肌腱炎属中医"痹证"范畴，由感受风寒湿邪、劳损、外伤作用所致，引起气血凝滞，脉络痹阻，不通则痛。

【诊断】

1.临床表现

（1）以肩峰大结节处为主的疼痛，并可向颈、肩和上肢放射。肩外展时疼痛尤著，因而病人常避免这一动作。

（2）肩关节活动受限，活动受限以肩关节外展至60°~120°时，可引起明显疼痛为主要特征，当大于或小于这一范围及肩关节其他活动不受限制，亦无疼痛。

（3）压痛在冈上肌肌腱的止点，即肱骨大结节之顶部和肩峰下滑囊区、三角肌的止端。

2.检查

（1）急性期或慢性肩痛急性发作者，肩部有剧烈的疼痛，肩部活动、用力、受寒时尤其加重。疼痛部位一般在肩外侧、大结节处，并可放射到三角肌止点或手指处。

（2）肩关节活动受限及压痛明显。当肩关节外展至60°~120°时引起明显疼痛而致活动受限，发展至急性期，压痛在冈上肌肌腱的止点，并可触及该肌腱增粗、变硬等。病程长者，患侧冈上肌、三角肌可萎缩。

（3）X线检查　偶见冈上肌肌腱钙化，骨质疏松，为组织变性后的一种晚期变化。

【鉴别诊断】

1.肩关节周围炎　疼痛弧不仅限于中间范围，而且从开始活动到整个运动幅度内均有疼痛及局部压痛。

2.粘连性肩关节滑囊炎　活动开始时不痛，外展70°以上出现疼痛，超外展则疼痛明显加重。

3.肩袖断裂　多因投掷运动等外伤所致，肩前方疼痛伴大结节近侧或肩峰下区域压痛，主动外展困难，将患肢被动地外展上举到水平位后，不能主动地维持此种肢位，或外展60°~120°阳性疼痛弧征。

【治疗】

治则　舒筋通络、活血止痛。

部位及取穴　患肩及上臂，肩井、巨骨、肩髃、肩髎、肩贞、曲池、阿是穴等。

手法　滚法、拿法、摇法、点法、压法、弹拨法、按揉法、擦法、搓法、抖法、肩关节的被动运动。

操作　患者取坐位。医者站于患侧，滚法施术于肩外侧部、肩前部及肩后部，同时配合肩关节的外展、内收及内旋运动，然后用拿法施术于患肩及上臂，时间3~5分钟。用拇指点压或按揉肩井、巨骨、肩髃、肩髎、肩贞、曲池等穴各约1分钟。用拇指弹拨冈上肌循行部位及病变处约5分钟。先搓揉再牵抖患肩及患肢3~5遍。用小幅度摇法摇患肩，在肩关节周围施擦法，时间3~5分钟。

【功能锻炼】多休息，避免患肩再次受伤，可以做侧身摇肩、爬墙等锻炼。

【注意事项】

1.运动损伤者宜多休息该肌肉或更换运动项目。

2.长期伏案工作者，每小时应休息5~10分钟，做一些简单的办公室伸展操，以避免因

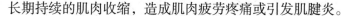

长期持续的肌肉收缩，造成肌肉疲劳疼痛或引发肌腱炎。

3.局部保暖，避免感受风寒。

五、肩峰下滑囊炎

肩峰下滑囊炎系由于肩部的急性、慢性损伤，导致肩峰下滑囊局部无菌性炎症、充血、水肿及粘连等，从而引起肩部疼痛和活动功能障碍为主症的一种病症。本病又称"三角肌下滑囊炎"，主要的临床症状是肩外侧深部疼痛，肩关节外展、外旋受限等。属中医学"肩痹"范畴。

【解剖生理】肩峰下滑囊亦称三角肌下滑囊，是全身中最大的滑囊之一。位于肩峰和喙肩韧带的下方，肩袖和肱骨大结节的上方。肩峰下滑囊有双重特性：其一，与其它关节部滑囊一样属于一种关节活动的缓冲组织；其二，附属于肩关节中的功能性关节结构，对肩关节的运动十分重要，故有第二肩关节（或肩五关节）之称。该滑囊作用于肩肱关节，功能使之滑利，减少组织间的磨损和压迫。

【病因病机】

1.**急性挫伤** 因直接外力的作用使滑囊壁受伤而发生急性创伤性滑囊炎。

2.**慢性劳损** 由于肩关节不断地不协调活动，损伤经络，而致气血运行不畅，筋失所养，从而发生肩关节疼痛、活动受限，由于活动受限，则产生经筋粘连等病理改变，从而发生本病。

3.**冈上肌腱退行性变** 滑膜囊组织夹于肩峰和肱骨之间，长期反复摩擦可致损伤。冈上肌腱发生炎性改变时，易累及滑膜囊组织而发生炎性渗出、肿胀等改变。炎性改变迁延日久，不断刺激滑膜囊组织，使之肥厚，相互粘连，尤以囊内为著。如此降低了肱骨大结节与肩峰软组织之间的活动性，影响了肩关节的外展、上举及旋转活动。

4.**其他疾病** 肩峰下滑囊炎主要继发于其囊底结构的病理变化，即冈上肌腱的病变，亦有因风湿病所致者。

5.**风寒湿邪侵袭** 肩峰下滑囊炎属中医的"肩部伤筋""痹证"范畴，风寒湿邪侵袭肩部，引起气血瘀滞经脉，运行不畅，不通则痛，而导致肩外侧痛，活动不利。

【诊断】

1.**临床表现**

（1）常有肩部急、慢性损伤或劳损史。

（2）典型症状是肩关节疼痛、运动受限和局限性压痛。急性发病时，肩部广泛疼痛，并逐渐增剧，夜间常痛醒，运动时加重，尤以上臂外展和旋外时为著，可向肩胛部和颈、手等处放射，肩关节、肩峰下、大结节等处有压痛点。急性外伤所致的三角肌下滑囊炎，往往在伤后数日才出现急性滑囊炎症状。如合并冈上肌肌腱炎时则出现外展"中间疼痛弧征"。

（3）慢性发病者，疼痛多不明显，且疼痛多不在肩关节，而在三角肌止点处，肩关节外展内旋时疼痛加重，夜间痛甚则影响睡眠。肩关节主动活动受限，肩外展外旋时明显。

2.检查

（1）压痛　肩关节外侧肩峰下和大结节处有明显的局限性压痛。

（2）肿胀　急性由于滑囊的充血、水肿，在肩关节前方可触及肿胀的滑囊。慢性期患者肩峰外侧可触及大小不等结节状物。

（3）功能障碍　以上臂外展和旋外时为著。

（4）肌肉萎缩　早期出现冈上、下肌萎缩，晚期出现三角肌萎缩。

（5）X线片　一般无异常改变，有时见肩峰下密度增高圆形阴影。

（6）MRI检查　提示肩峰下滑囊增厚，另外核磁共振可排除有没有肩袖损伤。

（7）骨肌系统超声　肩关节骨肌系统超声也可提示肩峰下滑囊增厚。

【鉴别诊断】

1.肩关节结核　肩关节酸痛，肩部肌肉明显萎缩，肩关节功能活动各方向均受限，并且常伴有盗汗。肩关节X线片示骨质破坏、关节间隙变窄。化验示血沉增快。

2.冈上肌肌腱炎　有急慢性损伤史，疼痛部位在肩外侧冈上肌止痛处，肩关节外展活动受限，以肩关节外展60°~120°时疼痛加剧，超过此疼痛弧，疼痛减轻。

3.肱二头肌长头肌腱炎　有长期慢性劳损史，结节间沟处疼痛，并向三角肌放射，肩关节活动受限，肩部结节间沟处压痛明显，肩关节抗阻力试验阳性。

【治疗】

治则　急性期以活血化瘀、消肿止痛为主，慢性期以舒筋通络、剥离粘连、滑利关节、恢复关节功能为主。

部位及取穴　肩背部、上肢，肩井、天宗、曲垣、曲池、手三里。

手法　揉法、滚法、拿法、按揉法、擦法、摇法、搓法、按法、拔法、弹拨法、抖法、肩关节的被动运动。

操作

（1）急性期　局部采用轻柔的揉法、滚法约6分钟。拿肩井、上肢约5分钟。按揉天宗、曲垣、曲池、手三里穴各约1分钟。摇肩关节1~2分钟，幅度由小到大。搓肩及上肢1~2分钟。在三角肌及周围以轻柔的擦法治疗，以透热为度。

（2）慢性期　滚肩部及背部，同时配合肩关节的内收、外展、旋转等活动，约6分钟。在肩部作深沉而又缓和的拿、按、揉手法，约8分钟。上臂略外展，在肩峰下及三角肌处作轻柔而深沉的弹拨法约3分钟。搓、摇、抖上肢约3分钟。

【功能锻炼】急性期患者随着疼痛的缓解逐渐增加肩关节的活动，慢性期患者应加强肩关节适当锻炼，以防止粘连。

【注意事项】

1.急性损伤初期，手法宜轻柔，以消肿、止痛为主。慢性期手法可适当加重，以通经活络、剥离粘连为主。并嘱患者在恢复期加强功能锻炼，以免引起肩关节粘连，继发肩关节周围炎。

2.局部注意保暖，以免感受寒凉，做好肩关节保护，避免频繁负重状态下活动肩关节，

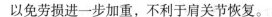

以免劳损进一步加重，不利于肩关节恢复。

3.患者不可过分强调制动，急性期可作适当的轻度活动，慢性期则应进行肩关节的功能锻炼。

六、尺骨鹰嘴滑囊炎

尺骨鹰嘴滑囊炎是指在尺骨鹰嘴滑囊部发生创伤及累积性损伤作用下的炎性改变，临床以局部疼痛与囊性肿物为主要表现的病证。又称"矿工肘"，属中医"肘劳"范畴。

【解剖生理】尺骨鹰嘴是尺骨上端最为坚硬的部分，肱三头肌肌腱附着在尺骨鹰嘴处，尺骨鹰嘴部有两个滑囊，一个位于肱骨头肌腱与尺骨鹰嘴尖上端的骨面之间，称为肱骨三头肌下滑囊；另一个位于尺骨鹰嘴突背面与皮肤之间，称为鹰嘴皮下滑囊。两个囊腔一深一浅，囊腔之间有时可相互沟通，有缓冲局部摩擦、机械冲击及润滑肌腱等作用。尺骨鹰嘴滑囊炎多发生鹰嘴皮下滑囊。

【病因病机】尺骨鹰嘴滑囊炎有急性与慢性之分，以后者为多见。急性者多在直接暴力作用下出现，为创伤性炎症反应，使滑囊充血、水肿、渗出。滑膜囊内容物多为血性积液，渐转为黄色，至慢性期则多为正常黏液。慢性者，尺骨鹰嘴部受到长期反复的机械性刺激，如压迫、摩擦等，致使局部产生无菌性炎症，滑膜壁充血、水肿、渗出及增生，在尺骨鹰嘴部出现特异性的囊性肿胀物。继而囊壁水肿，肥厚或纤维化，滑膜增生，从而在囊底或肌腱内有钙质沉着。

【诊断】

1.临床表现

（1）肘后部有明显的急性外伤史或反复支撑用力的劳损史。

（2）肘后鹰嘴处局部肿胀，可见囊性肿物，急性损伤或伴有感染者可见局部肿物、皮肤发红。

（3）肘后鹰嘴处肿物可有不同程度的疼痛及触压痛。

（4）肘关节活动可有轻度受限，若为急性损伤发病者，肘部常处于半伸肘位。

2.检查

（1）肘后部可见半球状隆起，屈肘时明显。

（2）囊肿质地柔软，表面光滑，边缘比较清晰，按之有轻度波动感，可有明显的压痛。大小多在2~4cm之间。

（3）肘关节屈曲和前臂旋转等活动可轻度受限。

（4）局部囊肿施行穿刺术可抽出无色清亮黏液或血性、脓血性液体。

（5）X线检查 肘关节骨质无异常病变，个别可有钙化阴影。

【鉴别诊断】

1.**尺骨鹰嘴突骨折** 肘部有外伤史，肘关节疼痛剧烈难以忍受，局部皮肤青紫、肿胀明显，肘关节正常活动功能明显受限。可有肘部外观畸形、骨摩擦音和异常活动。X线检查可明确诊断。

2.**肱三头肌肌腱断裂**　肘部有外伤史，可触及尺骨鹰嘴突上方空虚，主动的伸肘或抗阻力的伸肘受限。X线检查可见尺骨鹰嘴突处有骨片撕脱影。

【治疗】

治则　软坚散结、松解粘连。

部位及取穴　尺骨鹰嘴部，曲池、肘髎、四渎、天井。

手法　点法、按法、按揉法、摩法、肘关节的被动运动。

操作　患者取坐位，屈肘。医者位于患侧。在尺骨鹰嘴部轻柔按揉，并以囊肿高点为中心，由里向外进行螺旋圆形摩动，时间约5分钟。点按天井、曲池、肘髎、四渎、尺骨鹰嘴部，以酸胀为度，时间约5分钟。用一手托肘，另一手握住患者前臂的下端，做肘关节的被动屈伸运动30余次。

【注意事项】

1.避免肘部支撑用力等不良外力对肘后部的刺激。

2.急性损伤期或伴有全身症状时，暂不予推拿治疗，待病情稳定后把握时机及时治疗。

3.积液较多时可考虑囊内穿刺吸取内容物，并予加压包扎，或行局部封闭治疗。

七、肱骨外上髁炎

肱骨外上髁炎是指因急、慢性损伤而致的肱骨外上髁处骨膜或周围软组织的无菌性炎症。以肘关节外侧疼痛、旋前功能受限为主要临床表现。本病为劳损性疾病，与职业有密切关系，因网球运动员多发本病，故又名"网球肘"。亦可见于木工、钳工、泥瓦工等反复前臂旋前、用力伸腕作业者。本病属于中医学"伤筋""肘痛"范畴。

临床上，常将与本病病因、临床表现及治疗方法无明显差异的一些疾病也归于本病范畴，如前臂伸肌总腱炎、肱桡关节滑囊炎、桡侧伸腕肌与环状韧带纤维组织炎、桡侧伸腕肌起点损伤等。

【解剖生理】肘关节由肱骨下端和尺桡骨上端构成，主要依靠肱尺关节的屈伸活动，前臂旋前、旋后活动来满足生活和工作的需要。肱骨外上髁处骨膜与深筋膜结合紧密，附着的肌肉包括桡侧腕长伸肌、桡侧腕短伸肌、指总伸肌、小指固有伸肌、尺侧腕伸肌、肘肌共6块前臂后群肌肉及伸肌总腱。这些肌肉均受桡神经支配，主要功能为伸腕、伸指，还参与伸肘、内收及外展腕关节。

【病因病理】

1.**急性损伤**　急性扭伤或拉伤，使前臂桡侧伸腕肌强烈收缩，造成起点处的骨膜撕裂，引起骨膜下充血，形成小血肿及血肿钙化、骨化，发生创伤性炎症反应，造成肱骨外上髁骨质增生或前臂伸肌总腱下滑囊炎而发生本病。

2.**慢性劳损**　由于长期从事前臂旋前位的工作，使前臂桡侧腕长、短伸肌经常处于紧张状态，牵拉周围软组织，若应力过大或者过于频繁，伸肌总腱及局部骨膜就会受损，引起疼痛而发生本病。

中医学认为，本病多由气血虚弱，血不养筋，肌肉筋骨失于温煦濡养，加上前臂伸肌总腱在肱骨外上髁处长期反复牵拉刺激所致。损伤后气血运行不畅，或瘀血留滞不去，经络不通，则屈伸旋转失利而发生本病。

【诊断】

1.临床表现

（1）有肘部急、慢性损伤史。

（2）肘关节桡侧疼痛，常牵涉前臂桡侧酸胀不适或疼痛。轻者疼痛为阵发性；重者则为持续性，反复发作。

（3）前臂旋转、腕背伸动作加剧疼痛，影响拧衣、扫地、端水壶等日常生活活动。

2.检查

（1）压痛点 肱骨外上髁处压痛，为桡侧腕短伸肌损伤；肱骨外上髁上方压痛，为桡侧腕长伸肌损伤；肱桡关节处压痛，为肱桡关节滑囊损伤；桡骨小头处压痛，可能为环状韧带或桡侧副韧带损伤。还可伴有前臂桡侧伸腕肌群痉挛、压痛。

（2）肿胀 肱骨外上髁局部肿胀，少数患者可触及小滑液囊。

（3）前臂旋前用力时，肱骨外上髁处疼痛明显。

（4）腕背伸抗阻力试验阳性，网球肘试验（Mills征）阳性。

（5）X线片检查一般无异常改变，可排除骨性病变。偶见肱骨外上髁处粗糙或钙化阴影。

【鉴别诊断】

1.肘关节外伤性骨化性肌炎 以肘关节活动障碍为主要症状，可有局部压痛及肿胀，X线片见肌间隙有钙化阴影。

2.肱骨内上髁炎 疼痛部位在肱骨内上髁部。

【治疗】

治则 舒筋活血、通络止痛。

部位及取穴 肱骨外上髁、前臂桡侧肌群，曲池、曲泽、手三里、合谷。

手法 㨰法、一指禅推法、揉法、按法、捏法、拿法、拨法、拔伸法、擦法。

操作 患者坐位或仰卧位，将前臂旋前屈肘放于软枕上。医者站或坐于其患侧，用轻柔的㨰法及揉法，从肘部桡侧至前臂外侧往返治疗，可配合捏法、拿法操作，时间3~5分钟。在肱骨外上髁部位用一指禅推法及拨法交替治疗，指揉曲池、手三里、曲泽、合谷等穴位，手法宜缓和，时间3~5分钟。医者一手拇指按压肱骨外上髁处，其余四指握住肘关节内侧部，另一手握住其腕部做对抗牵引，持续拔伸肘关节片刻，然后从肘关节完全屈曲位开始，前臂边旋前边逐渐拉直肘关节，旋前至最大幅度时，快速拉直肘关节，连续操作3次。在肱骨外上髁部作擦法，以透热为度。

【注意事项】

1.若痛点疼痛剧烈，手法宜轻柔缓和，以免造成新的损伤。

2.治疗期间尽量避免拧衣服、腕部用力背伸等动作。

3.注意局部保暖，可配合局部湿热敷。

4.保守治疗无效时，可局部封闭或小针刀治疗。

八、肱骨内上髁炎

肱骨内上髁炎又称"高尔夫球肘"。主要是指前臂屈肌及旋前圆肌肌腱因反复紧张牵拉造成的肌腱在肱骨内上髁附着点上的退行性改变和炎症性病灶，临床表现以肘关节内侧局限性疼痛和压痛为主的一种病证。本病好发于40~50岁的中年女性。

【解剖生理】肱骨内上髁是构成肘关节的肱骨的下端凸起，是前臂屈肌及旋前圆肌肌腱附着处。

【病因病机】肱骨内上髁炎的病因尚未完全确定，一般认为是屈肌总腱反复紧张牵拉造成的肌腱退行性改变和炎症性病灶，它的病理改变有内上髁屈肌旋前肌起点处胶原纤维退变和血管成纤维细胞的增生，肌腱的破碎和撕裂，血管肉芽组织的积聚和肌腱坏死，同时伴有继发性的炎症反应。高尔夫球、举重、射箭等运动员及木工、屠夫等相关职业人员频繁及反复用力抓握，前臂旋前和屈腕容易导致肱骨内上髁炎。

【诊断】

1.临床表现

（1）肘关节内侧疼痛、压痛，有时可放射至前臂和手腕。

（2）晨起疼痛感明显。用力反复抓握、投掷、屈腕和前臂旋前疼痛加重，休息后可缓解。

2.检查

（1）肘部内侧有明显压痛，压痛点最明显是在肱骨内上髁远端5~10mm。前臂抗阻力旋前和屈腕时疼痛加重。肘关节肿胀，抓握力量下降。

（2）X线片检查一般无异常。

【鉴别诊断】

1.肘关节尺侧副韧带损伤　外展、外旋应力常伤及本韧带的前束及后束，合并滑膜损伤，关节肿胀，内侧间隙压痛，伸肘、屈肘、外翻痛阳性，X线片检查间隙增大。

2.颈椎病　神经根型颈椎病可表现为上肢疼痛，容易和本病相混淆。神经根型颈椎病的上肢疼痛为放射性痛，手及前臂有感觉障碍区，无局限性压痛，可与本病相鉴别。

【治疗】

治则　舒筋活血、通络止痛。

部位及取穴　前臂尺侧，小海、少海、青灵、阿是穴。

手法　㨰法、按揉法、拿法、弹拨法、擦法。

操作　患者取坐位或仰卧位。医者坐于患侧，用㨰法从肘部沿前臂尺侧治疗，往返10次左右。用拇指按揉肘部内侧的少海、小海、青灵、阿是穴，以局部酸胀为度。用拿法沿腕屈肌往返提拿10次。将前臂旋后位，放置桌上，肘下垫物。医者用拇指从肱骨内上髁部弹拨屈腕肌腱，反复10次，弹拨范围可上下移动。用擦法沿腕屈肌腱治疗，以透热为度。

【功能锻炼】在医生指导下可进行肘关节的功能康复锻炼，尤其是屈腕肌牵拉练习，可根据康复情况逐渐恢复抗阻训练、运动或工作。

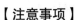

【注意事项】

1.注意监测有无手指感觉异常，因为肱骨内上髁炎可能合并尺神经卡压，需早期确诊与干预。

2.日常生活中避免反复用力屈腕、旋前和抓握动作，注意保暖。

3.对于体育运动和职业相关人群，改善运动器械和工作工具，减少屈肌—旋前肌群的负荷。

九、桡侧伸腕肌腱周围炎

桡侧伸腕肌腱周围炎是由于经常性的腕部伸屈活动，使前臂桡侧伸腕肌腱劳损，而导致桡侧伸肌群肌腱周围组织的腱膜产生充血、渗出等无菌性炎症，出现前臂远端背侧疼痛、肿胀，腕关节活动受限为主要临床表现的病症。多见于中年，发病与运动方式和习惯有关。

【解剖生理】前臂桡侧肌群主要有桡侧腕长伸肌、桡侧腕短伸肌、拇长展肌、拇短伸肌。桡侧腕长伸肌和桡侧腕短伸肌，有强力的伸腕作用。拇长展肌、拇短伸肌主要完成外展拇指动作，在前臂背侧中、下1/3处的拇长展肌和拇短伸肌从桡侧腕长伸肌、桡侧腕短伸肌之上斜行穿过，该处没有腱鞘保护，仅有一层薄弱的腱膜覆盖。拇指的内收外展运动和腕关节长时间保持伸腕动作，使腕伸肌肌腱间相互摩擦增多，易引起肌腱周围组织的损伤而出现炎症。

【病因病机】

1.急性外伤　腕部外伤牵拉或局部扭挫伤，导致桡侧腕伸肌腱及其周围组织充血、肿胀产生症状。

2.慢性劳损　频繁的腕关节伸屈活动，或拇指内收外展运动时保持伸腕状态，如长时间握鼠标或用键盘打字，使桡侧腕伸肌腱发生广泛的炎性渗出而出现炎症和肿胀，纤维变性，局部出现明显肿胀和疼痛。

【诊断】

1.临床表现

（1）有明显外伤史或慢性劳损史。

（2）前臂中下段背面桡侧肿胀、疼痛或局部有灼热感。握拳或伸展拇指时疼痛加剧，腕关节活动无力。

2.检查

（1）前臂中、下1/3处桡骨背侧明显压痛。

（2）桡侧伸腕肌腱处可触摸到肿胀或条索状物。

（3）屈伸腕关节或握拳时，腕和前臂背侧有摩擦音。

【鉴别诊断】

1.桡骨茎突部狭窄性腱鞘炎　多有腕关节劳损史，桡骨茎突部疼痛、压痛明显，疼痛可放射至手，或向上放射至肘或肩部，握拳试验阳性。

2.肱骨外上髁炎　肱骨外上髁处疼痛，网球肘试验阳性。

【治疗】

治则　活血化瘀、消肿止痛。

部位及取穴　桡侧伸腕肌群，曲池、尺泽、手三里、列缺、阿是穴。

手法　推法、按揉法、点法、按法、拨法、拿法、擦法。

操作　患者取坐位。医者用拇指推法沿桡侧腕伸肌腱疼痛区域由腕向肘方向操作约2分钟，以有轻度酸胀不适感为度。用按揉法沿腕向肘部按揉桡侧腕伸肌腱约2分钟。用拇指点或按曲池、尺泽、手三里、列缺、阿是穴，每穴1~2分钟。对有肿胀感的腕伸肌腱用拨法做垂直方向的轻柔拨动，同时配合拿法，时间约6分钟。用大鱼际擦前臂背侧疼痛区域，以透热为度。

【功能锻炼】急性期避免前臂活动，当桡侧肿胀疼痛症状缓解后可适当做腕关节的屈伸运动锻炼。

【注意事项】

1.急性期前臂固定制动。

2.治疗期间避免指腕前臂部的过度用力。

3.避免寒冷刺激，注意局部保暖。

十、桡骨茎突部狭窄性腱鞘炎

桡骨茎突部狭窄性腱鞘炎，是指由于腕指经常活动或短期内活动过度，引起桡骨茎突部肌腱、腱鞘损伤性炎症的一种病证，又称德奎尔韦恩（De Quervain）病。本病多见于中青年，女性多于男性，长期从事家务劳动、包装和理发等腕指活动工作者，易患本病。

【解剖生理】在桡骨下端，拇长展肌和拇短伸肌有一个共同的腱鞘，这个腱鞘所在处的位置在近腕部的桡骨茎突部。肌腱受腱鞘的保护，腱鞘套在肌腱表面的鞘管，从解剖结构上有内外两层，内层与肌腱紧密相连，外层通过滑液腔与内层分开，内外两层之间分泌一定滑液，能减少肌腱活动时的摩擦。拇长展肌及拇短伸肌腱鞘长约7~8cm，两条肌腱共同通过此腱鞘。两肌腱位置表浅，在通过桡骨茎突到达第1掌骨时，形成一定角度。该肌腱外覆腕背侧韧带，其深面为桡骨茎突部纵沟。其沟浅且窄，表面粗糙不平，故肌腱通过时易发生摩擦而受损伤。

【病因病机】

1.慢性劳损　拇指屈伸活动过多，劳伤筋脉。在日常生活中，如果经常用拇指用力捏持操作，尤其是拇指内收和腕关节尺偏或桡偏时，拇长展肌和拇短伸肌的肌腱在狭窄的腱鞘内不断地运动摩擦，日久则可以引起肌腱、腱鞘的损伤性炎症。其主要病理变化是肌腱和腱鞘发生炎症、水肿，腱鞘内、外层逐渐增厚，而使腔道更狭窄，以致肌腱和腱鞘之间轻度粘连，当肌腱肿胀、鞘内的张力增高时产生疼痛和功能障碍。

2.急性损伤后遗　各种急性软组织损伤或者骨折损伤后治疗不及时，或治疗不当延误病情而出现继发性的桡骨茎突部肌腱、腱鞘损伤。

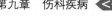

3.外邪侵袭　风寒湿邪侵袭，气血痹阻经络，血不荣筋而发病。

【诊断】

1.临床表现

（1）病史　起病多较缓慢，一般无明显外伤史，发病与腕指活动或固定姿势导致的局部劳损有关。

（2）疼痛　初期症状明显，持物时乏力，在桡骨茎突处局部肿胀、疼痛，腕部和拇指周围亦可有疼痛，甚者疼痛向手部和前臂放射，局部酸痛、乏力，转为慢性时有挤压感，腕尺侧活动受限。病久者感觉拇指活动无力，大鱼际可有轻度萎缩。

（3）功能障碍　无法顺利地完成拇指参与的握持活动。拇指活动时，局部有摩擦感或摩擦音。拇指主动内收、外展，均可引起疼痛。如让患者拇指内收屈曲置掌心面握拳，再使腕部向尺侧倾斜，常引起狭窄部剧烈疼痛。

2.检查

（1）在桡骨茎突部有明显压痛点或轻度肿胀。后期局部皮下有时可触及豆大结节，质硬与软骨相似，是为增厚的腱鞘形成。

（2）理化检查和X线检查无异常。

【鉴别诊断】

1.腕关节结核　早期滑膜结核，仅腕部酸痛，但腕关节有明显肿胀。晚期有骨质破坏，可因脱位而致腕关节畸形，活动受限。

2.急性化脓性腱鞘炎　发病急，有剧烈疼痛、红肿，拇指腱鞘与前臂深部相通，故有时脓液可向上蔓延至前臂。

3.手舟骨骨折　腕桡侧深部疼痛，鼻咽窝部肿胀和压痛，第一、第二掌骨远端叩击，出现腕部疼痛。外展位X线检查常可早期明确诊断。

4.腕关节扭伤　桡腕关节桡侧偏斜出现疼痛，腕背外观无畸形，活动无力，伤部压痛。

5.前臂伸肌腱周围炎　有外伤史，受损部位在前臂伸肌群比较广泛，局部发红，有灼烧感，触摸有捻发感，前臂抗阻力伸腕试验阳性。

【治疗】

治则　急性期活血、消肿、止痛；慢性期散瘀、松解粘连。

部位及取穴　桡骨茎突部，阿是穴、列缺、手三里、阳溪、偏历。

手法　点法、按法、揉法、弹拨法、捏揉法、拔伸法、擦法、腕关节和拇指的被动活动。

操作　用拇指沿患者桡骨茎突上下进行揉法，同时配合患者腕关节屈曲被动活动，时间3~5分钟。拇指点按列缺、手三里、阳溪、偏历、阿是穴等各30秒左右。捏揉前臂和第一掌骨背侧5分钟，重点在桡骨茎突部。捏揉桡骨茎突部肌腱2分钟，并弹拨15次。拔伸腕关节并配合腕关节屈伸、侧偏约1分钟。大鱼际擦法擦第一掌骨至前臂背侧。如疼痛严重放射到全手，甚至夜不能寐者，加用轻快柔和的弹拨法沿前臂拇长展肌和拇短伸肌到第一掌骨背侧操作，上下往返治疗4~5次，重点在桡骨茎突部；医者一手夹持患者拇指近侧节，另一手握住患部，相对用力做拇指拔伸，握腕的一手拇指在拔伸的同时按揉阳溪穴，夹持拇指的一手在拔伸时做拇指外展、内收被动活动。

【功能锻炼】平时加强腕关节的功能锻炼，如韦驮献杵、太极推手等。

【注意事项】

1.治疗期间，腕部应避免过度用力活动，以防加重损伤。局部注意保暖，应尽量减少接触冷水，避免寒凉刺激。

2.炎症反应明显者慎用热敷，手法亦应轻柔，以免加重肿胀而加剧症状。

3.严重狭窄且粘连患者可考虑采用小针刀或手术切开，剥离粘连。

十一、桡尺远侧关节损伤

桡尺远侧关节损伤是指由于外力的作用，直接或间接导致腕三角纤维软骨撕裂及其周围软组织损伤、桡尺远端关节间距增加，以腕关节疼痛、握力减弱和活动功能障碍为主要临床表现的病症，又称"下桡尺关节损伤""下尺桡关节分离症"。本病多发生于青壮年，属于中医"伤筋"范畴。

【解剖生理】桡尺远侧关节由桡骨远端半月切迹和尺骨小头的桡侧半球形关节面组成。关节间隙范围为0.5~2cm，前臂的旋转运动是由桡尺近侧关节、桡尺远侧关节和前臂骨间膜三者共同完成。正常情况下，尺骨近端固定不动至肱骨，与肱骨组成肱尺骨节，是上臂运动的基本。尺骨环形关节面与桡骨远端尺骨切迹相接组成桡尺远侧关节。

【病因病机】大多数患者有明显的外伤史，长期使用前臂旋转活动而使腕部韧带产生慢性劳损者，易遭受损伤，而发本病。

1.急性损伤 在前臂主动或被动旋转运动过程中，力量及范围过大，可引起关节韧带损伤，桡尺远侧关节松动；如旋转过大、冲击暴力，可造成三角软骨盘的损伤破裂，造成桡尺远侧关节分离。

多数患者可单纯发生三角软骨盘损伤，造成桡尺远侧关节分离，而部分患者可并发桡骨远端撕脱骨折、尺骨茎突基底部撕脱骨折或桡尺远侧关节脱位。

2.慢性劳损 长期进行前臂旋转活动而使腕部韧带产生慢性劳损者，易发本病。少数三角软骨盘先天发育不全者，自幼就前臂的桡尺远侧分离，活动超过正常范围，腕关节松弛，易造成桡尺远侧关节损伤。

【诊断】

1.临床表现

（1）有腕部明显过度用力或外伤史。以腕关节在背伸位遭受扭转暴力或向前跌倒手掌撑地、前臂在旋前和旋后活动时用力过猛为常见。

（2）急性期桡尺远侧关节背侧肿胀，患者腕部疼痛、乏力，疼痛以尺侧最为突出。前臂旋前、旋后活动受限，动则疼痛加剧。

（3）严重者，腕部尺背侧持续疼痛乏力，握力减退，不能端举重物或用力做腕部旋转活动。

2.检查

（1）桡尺远侧关节的背侧或掌侧有明显压痛。如从尺骨小头推向掌侧或背侧时，出现疼痛及"咯吱"响声。

（2）被动旋转腕关节时，疼痛加重，可出现清脆的响声或交锁现象。

（3）部分患者下桡尺关节松弛，尺骨茎突较正常隆起，容易前后推动，且有松动感。

（4）腕三角软骨盘挤压试验阳性，即将手腕极度的掌屈、旋前、尺侧偏，并加上挤压旋转的力量，则桡侧远端关节处疼痛。

（5）X线片检查 腕部正位片，可无明显异常或可见桡尺远侧关节分离和尺骨头滑脱。

【鉴别诊断】

本病有明显外伤史，肿痛局限于腕背尺侧，压痛、活动功能受限明显，结合X线片检查，一般不难确诊。

1.腕关节软组织损伤 腕部肿胀，疼痛点及压痛点偏向桡腕关节间隙处，腕关节活动障碍以屈伸受限为主。X线检查多无异常发现。

2.桡骨远端骨折 有明显跌倒时手掌触地外伤史，局部肿痛严重，腕关节活动明显受限，可见"枪刺"或"餐叉"样畸形。X线检查可见桡骨远端骨折。

3.舟状骨骨折 有外伤史，鼻咽窝处肿胀且有明显压痛，桡偏腕关节或叩击第2、3掌骨，腕部剧烈疼痛。腕关节X线检查斜位片可明确诊断。

4.腕月状骨无菌性坏死 有外伤史或慢性劳损史，腕背稍肿，腕背正中月骨处有明显压痛，腕关节背伸受限明显。X线表现为早期密度增高或囊性改变，但轮廓无明显改变，中期可见月骨变形或碎裂，晚其有腕关节的伤性关节炎。

【治疗】

治疗原则 活血舒筋、理筋整复。

取穴与部位 桡尺远侧关节，外关、内关、阳池、阳谷、腕骨、神门。

手法 一指禅推法、点法、按揉法、摇法、擦法、腕关节和拇指的被动活动。

操作

（1）急性期 医者用桡尺远侧关节复位法，即医者双手拿住尺骨、桡骨远端，上臂与胸壁夹紧患肢上臂，并与拿桡尺骨远端的双手相对用力牵引，持续约1分钟，双手同时前后被动活动桡尺远侧关节数次，在此状态下，医者使患者前臂旋后，最大限度地屈肘数次，患者手指能触到肩部为最佳，可听到腕关节或桡尺远侧关节的复位声或局部关节的弹跳感。然后用一指禅推法或拇指按揉法，按揉腕关节背侧和桡尺远侧关节区域，5~6分钟。用拇指点或拇指按揉法外关、内关、阳池、阳谷、腕骨、神门穴各约1分钟。医者双手握住患者腕掌部，在牵引的状态下缓慢活动腕关节，使之背伸、掌屈、桡侧屈、尺侧屈和环转，约1~2分钟。擦桡尺远侧关节的掌侧面、背侧面，均以透热为度。术后，在医者按挤保护桡尺关节的情况下，令患肘伸直，前臂旋前，恢复原体位，绷带略加压包绕5~6层，起保护作用。

（2）陈旧性损伤　也可采用以上手法治疗。

急性期和伴随三角软骨盘有破裂的患者应用桡尺远侧关节复位法后，用绷带略加压包绕或戴护腕固定，应用消炎镇痛类药物3天，待局部疼痛明显减轻后，方可进行后续的常规推拿。

【功能锻炼】在治疗的同时可配合功能锻炼，要练习手指的屈伸活动，按揉阿是穴、手三里，每次1~2分钟，2~3次/日；若2周后疼痛消失时，可适当练习腕伸屈及前臂旋转活动，但以不增加腕部疼痛为宜。

【注意事项】

1.急性期腕关节应制动，用弹力绷带包扎腕部及前臂，固定时间3~4周。

2.对后期患者，可戴护腕，避免作前臂过度旋转动作。

3.进行下桡尺关节X线片检查时，一般要求患侧与健侧同时摄片，以便于诊断。

4.在腕部X线片正侧位为阴性，临床症状十分明显，保守治疗无效的情况下，应考虑腕三角纤维软骨破裂的可能，可进行腕关节碘油造影检查。

5.对已确诊桡尺远侧关节间隙增宽或尺骨茎突移位并伴有软骨盘破裂者，不宜用复位手法。

十二、腕管综合征

腕管综合征是指由于腕管绝对狭窄或相对狭窄，急性或慢性腕管内压增高使正中神经受到挤压发生功能障碍，以桡侧三个半手指麻木、刺痛、感觉异常为主要特征的一种病症，又称"迟发型正中神经麻痹""腕管狭窄症""正中神经挤压征"。本病通常发生于重复手腕部运动或过度用手的损伤所致，例如长时间使用鼠标，此类人群出现的腕管综合征，亦称"鼠标手"，本病是临床常见病，属于中医学"伤筋"范畴。

【解剖生理】腕管是由腕骨构成底和两侧壁，其上为腕横韧带，形成骨-纤维隧道，管内有屈指肌腱和正中神经等1根神经9根肌腱通过，正中神经位于腕横韧带和肌腱之间最为表浅。腕骨由8块组成，自近端至远端2列排列，每列各4块，近端自桡侧至尺侧依次为舟骨、月骨、三角骨、豌豆骨，远端自桡侧至尺侧为大多角骨、小多角骨、头状骨和钩骨。腕管是一个骨纤维管道，有一定的容积，在正常情况下，指屈浅、深肌腱在腕管内滑动。正中神经至腕部以下分出肌支，支配鱼际肌及第1、2蚓状肌，其感觉支，掌侧分布于桡侧三个半手指和鱼际皮肤，背侧分布于桡侧3个半手指的中、末节手指，"腕管"间隙狭窄，易产生腕管综合征。

【病因病机】

1.在正常情况下，因腕管有一定的容积，屈指肌腱在腕管内滑动，不会影响正中神经的功能，但当腕管内容积物体积增大，或腕管狭窄缩小时，就会挤压腕管内肌腱及正中神经而出现症状。腕管绝对狭窄多由于腕骨骨折脱位，腕骨骨质增生，腕横韧带增厚，或腕

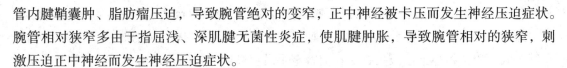

管内腱鞘囊肿、脂肪瘤压迫，导致腕管绝对的变窄，正中神经被卡压而发生神经压迫症状。腕管相对狭窄多由于指屈浅、深肌腱无菌性炎症，使肌腱肿胀，导致腕管相对的狭窄，刺激压迫正中神经而发生神经压迫症状。

2.内分泌紊乱　多见于妊娠、哺乳期的妇女，或风湿性关节炎、糖尿病、甲状腺功能失调的患者。

中医学认为本病由于急性损伤或慢性劳损，使血瘀经络，或寒湿侵袭，风邪袭肌，致气血循环受阻而引起。

【诊断】

1.临床表现　感觉异样、麻木、刺痛。一般夜间较重，当手部温度增高时更显著，劳累后症状加重，甩动手指，症状可缓解，偶可向上放射到臂、肩部。患肢可发冷、发绀、活动不利。

后期患者出现鱼际肌（拇展短肌、拇对掌肌）萎缩、麻痹及肌力减弱，拇指外展、对掌无力，握力减弱。拇指、食指及环指桡侧的一半感觉消失；拇指处于手掌的一侧，不能掌侧外展（即拇指不能与掌面垂直）。肌萎缩程度常与病程长短有密切关系，一般病程在三个月以后可逐步出现。

2.检查

（1）感觉障碍　大部分患者痛觉减退，少数患者痛觉敏感，温觉、轻触觉不受累，痛觉改变以拇、食、中三指末节掌面居多。

（2）运动软弱　大鱼际肌可见萎缩，拇指外展、对掌功能受限。

（3）神经叩击试验阳性（TineI征）　检查者轻轻叩击掌侧腕横韧带正中神经走行处时，如手指有放电感者为阳性。

（4）屈腕试验阳性　腕关节掌屈90°，1分钟左右后可见症状加剧。

（5）气囊止血带试验　将测血压的套袖置肘部近心端，然后充气，加压至收缩压以上，并持续1分钟。感到拇指、示指或中指麻木者为阳性。

（6）肌电图检查　大鱼际肌出现神经变性。

（7）X线片　可见腕部骨质增生，桡骨下端陈旧性骨折，腕骨陈旧性骨折、脱位等骨性改变的征象。

【鉴别诊断】

1.神经根型颈椎病　神经根受刺激时，麻木不仅在手指，而在颈臂部均有疼痛麻木，并且腱反射也出现某一种神经根受压的变化，同时伴有颈局部的症状。

2.多发性神经炎　症状常为双侧性，且不局限在正中神经，尺、桡神经均受累，呈手套状之感觉麻木区。

【治疗】

治则　舒筋通络、活血化瘀。早期以通络止痛为主，后期以活血化瘀为主。

部位及取穴　前臂部、腕部，曲泽、外关、内关、大陵、鱼际。

手法 点法、按法、一指禅推法、按揉法、摇法、捻法、擦法、腕关节的被动活动。

操作 患者正坐，将手伸出，掌心朝上置放桌上。医者用拇指点按曲泽、内关、大陵、鱼际等穴。用一指禅推法或按揉法在前臂至手沿手厥阴心包经往返治疗。在腕管及大鱼际处应重点治疗，手法应力度先轻，再逐渐加重。用摇法摇动腕关节及指间关节。捻指关节。患者前臂放于旋前位，手背朝上。医者双手握患者掌部，右手在桡侧，左手在尺侧，而拇指平放于腕关节的背侧，以拇指指端按患者腕关节背侧间隙内。在拔伸情况下摇晃腕关节，然后，将手腕在拇指按压下背伸至最大限度，随即屈曲，并左右各旋转其手腕2~3次。用擦法擦腕掌部。

【功能锻炼】

1.患侧腕部轻轻环转，顺、逆时针每次各做10~20次。

2.患手做握拳伸展动作，每次做20~30次，循序渐进。

3.健侧牵拉患侧手指，可持续牵拉约1~2分钟，力量由轻到重。

4.练习精细动作，促进功能恢复。

【注意事项】

1.本病一般采用非手术治疗，需要对于腕管进行必要的护具保护，日常生活中调整手腕发力方式，避免过度屈腕。

2.脱位引起本病者，应在骨折愈合、关节复位后，再考虑行推拿治疗。

3.治疗期间，腕部避免受寒和用力。

4.因风湿、内分泌紊乱引发本病者，应针对病因治疗；因占位性病变引发本病者，应手术治疗后再视情况考虑能否给予推拿。

5.推拿操作中，进行腕关节的拔伸及被动运动时，切忌暴力、蛮力，以免造成新的损伤。

十三、指部腱鞘炎

指部腱鞘炎是指屈指肌腱腱鞘因被挤压或过度机械性摩擦发生的无菌性炎症，出现手指局部疼痛、肿胀、增厚、屈伸受限等症状，又称"屈指肌腱狭窄性腱鞘炎""扳机指""弹响指"。多见于手工劳作者、女性。

【解剖生理】指部腱鞘是屈指肌腱周围的双层滑膜构成的长管形纤维组织，即由双层套管状密闭形成的滑膜管，两层的间隔为滑液腔，内有滑液。其中内层覆盖于肌腱表面，外层借助纤维组织附着在肌腱周围的韧带及骨面上。屈指肌腱是坚韧的结缔组织带，将手部肌肉连接到骨骼上，承受张力。肌腱与肌肉共同作用才产生动作。腱鞘具有减少肌腱活动时摩擦力的作用。

【病因病机】

1.长期摩擦 手指屈肌腱腱鞘可由于手指长期、快速活动（如织毛衣、瓦匠、机械装配工人等长期从事手指快速抓握动作的工种），使肌腱在纤维管内反复摩擦，造成手指屈肌腱腱鞘的纤维管水肿、增厚，使手指屈肌腱腱鞘的管腔变窄，增加肌腱在纤维管内滑动的阻力。当肿大增厚的肌腱不能通过狭窄的纤维管时，则手指出现屈伸不利，形成手指屈肌腱腱鞘炎。

2.长期挤压 手指屈肌腱腱鞘由于手指长期在挤压状态下用力活动，使肌腱在纤维管内反复挤压与摩擦，使纤维管内的肌腱因长期被挤压而变细，肌腱两端因被挤压的程度小而形成膨大。因而当手指屈曲运动时，膨大的肌腱在勉强滑过鞘管的狭窄环时就形成了像扳枪机样的动作及弹响。当肿大肌腱完全不能通过狭窄的纤维管时，手指将不能完成正常的屈伸动作。

【诊断】

1.临床表现

（1）出现手指屈肌腱腱鞘炎的患指将不能自由伸屈，手部也常感酸痛，活动时可加重。

（2）当强行伸指或屈指运动时，手指远端出现弹跳"扳机"的动作与弹响。

（3）当拇指发生屈肌腱腱鞘炎时，握物可出现偶有无力，甚至持物掉落的现象。

2.检查

（1）本病常发生在拇长屈肌腱或屈指肌腱的掌骨头处，手指按在患指掌骨头的掌面可触及增厚的结节（要与健侧相比），手指做屈伸运动可出现弹跳"扳机"的动作与弹响。

（2）屈肌腱腱鞘炎处的腱鞘常伴有压痛。

（3）屈肌腱腱鞘炎处的屈指肌腱屈伸功能可有轻度受限，甚至手指不能主动屈曲，或在屈曲位交锁不能伸直。

（4）X线检查排除指部骨折。

【鉴别诊断】

1.掌指关节脱位 掌指关节有用力支撑或受到外力碰撞史，掌指关节处常疼痛剧烈，不让触碰，掌指关节正常活动功能明显受限，可有掌指关节外观畸形和异常活动。X线检查明确诊断。

2.指骨骨折 手指部常有外伤史，一般由于外力碰撞引起，局部肿胀、瘀血比较明显，主动的伸指或抗阻力的伸指受限。X线检查可见指骨有裂纹或骨片撕脱影。

【治疗】

治则 舒筋通络，活血化瘀。

部位及取穴 屈肌腱腱鞘处，阿是穴。

手法 捻法、摇法、拔伸法、搓法等。

操作 患者取坐位。医者在病变掌指关节周围用轻柔的捻法往返治疗，配合掌指关节的伸屈、环旋摇动，时间约3~5分钟。用一手拇指和食指捏住患指的远端，另一手握住患指的掌指关节近端进行对抗拔伸，时间约1分钟。用一手拇指放于患手拇指掌骨远端的尺侧，食指放于其拇指掌骨远端的桡侧，握持住患手的第一掌骨；用另一手的拇指掌面和屈曲的食指中节握持住患手拇指近端，两手对抗牵引、屈曲患指掌指关节，并用中指指端抵住患手拇指掌骨远端掌侧（即腱鞘狭窄部），随后用力向尺侧推挤其腱鞘狭窄部（常有撕裂感）。最后，用力度缓和的揉法放松掌指关节局部。用擦法擦腱鞘狭窄部位，以透热为度。

【功能锻炼】患者在急性发作期以休息为主。当进入慢性期或者处于恢复期或正常状态，可根据情况合理锻炼全身及局部的协调性和力量。取坐位，将一手放置于另一手的手掌中，通过优势手带动另一只手做被动的屈伸运动，速度要慢；然后用较轻力度按揉手掌，促进血液循环；最后，双手十指的指腹相对，做手指的背伸牵拉动作1分钟。

【注意事项】

1.避免掌指关节肌腱部位用力不当，减少对肌腱的挤压和摩擦。

2.注意手掌局部的保暖防寒，促进局部无菌性炎症的吸收。

3.推拿治疗时，可根据患者对疼痛的忍受程度合理选用手法强度。

4.可用活血化瘀的药物热敷，但热敷时不宜过烫。

十四、指间关节软组织损伤

手是劳动的工具，其大部分动作离不开手指的运动，受伤的可能性增加，在篮球、排球、手球等运动中和快速切换动作的劳动时容易发生，尤以指间关节软组织急性损伤多见。指间关节软组织损伤是指在外力的作用下，指间关节超过正常活动范围或超过关节所能承受的最大负荷，导致指间关节侧副韧带、关节囊、肌腱及关节软骨出现不同程度的损伤，临床以指间关节周围疼痛明显、肿胀及活动功能障碍为主要表现的一类病证。本病又称"指间关节扭挫伤"。属中医学"节伤""筋伤"范畴。

【解剖生理】手部的指间关节由近节指骨远端、远节指骨近端和附属的关节囊组成，为单轴向滑车关节，两侧有侧副韧带加强稳定，其掌背侧均有腱膜和协助关节运动的肌腱，但关节囊较松弛，皮下组织缺乏，关节较表浅。在正常情况下，指间关节的侧副韧带限制指关节的侧向活动。指间关节只能做屈伸运动，不能做外展、内收运动。在手指屈曲时，指间关节的侧副韧带处于松弛状态；在手指伸直时，侧副韧带处于紧张状态。

【病因病机】指间关节的关节囊比较松弛，当手指在伸直位时来自指端或侧方的猛烈外力冲击，使指间关节过度背伸、扭转、屈曲、侧偏，或关节的侧向运动瞬间加大，导致指间关节一侧侧副韧带、深浅伸屈肌腱、关节囊的牵拉损伤或撕裂，甚至断裂。这种损伤可发生在任何指间关节，以远侧指间关节多见。损伤多位于关节远端运动方向的相反部位。

【诊断】

1.临床表现

（1）手部有明显的暴力外伤史。

（2）伤后指间关节周围剧烈疼痛、肿胀，常伴有局部淤血及瘀斑。

（3）指间关节活动功能受限，少数伴有畸形，手指偏向一侧，且向一侧活动度异常增大，严重者手指不能屈伸。

2.检查

（1）患指关节周围压痛明显，主动运动功能受限，被动活动时疼痛增加。

（2）患指关节周围软组织淤血、肿胀，初起为青紫色，随着瘀血逐渐吸收变为淡黄色。

（3）指间关节侧副韧带断裂或关节囊撕裂时，患指可见手指偏斜畸形，伤侧异常凸起，指间关节不稳，关节异常侧向活动。

（4）X线片检查可以排除指骨骨折、脱位。

【鉴别诊断】

1.指间关节脱位 指间关节呈梭形肿胀、畸形、疼痛、局部压痛，被动活动时疼痛加剧，可触及移位的骨端，X线片可明确诊断。

2.手指肌腱断裂 指深屈肌腱断裂，表现为远侧指间关节不能屈曲；指深浅屈肌腱均断裂，则远、近侧指间关节均不能屈曲。伸肌腱不同部位断裂，其相应关节不能伸展，并可出现畸形。以指伸肌腱断裂较为常见，"锤状指"是其主要特征表现。

3.指骨骨折 骨折后局部疼痛、肿胀，手指伸屈功能受限。有明显移位时，近节、中节指骨骨折可有成角畸形，末节指骨基底部背侧撕脱骨折有"锤状指"畸形，手指不能主动伸直。同时可在骨折处扪及骨擦音，有关节异常活动。X线摄片可明确诊断，骨折有横断、斜形、螺旋、粉碎以及是否波及关节面等。

【治疗】

治则 疏通经络，散瘀止痛。急性期以理筋散结、消肿止痛为主；恢复期以滑利关节、改善功能为主。

部位及取穴 指间关节，内关、外关、合谷、劳宫、阿是穴。

手法 揉法、拿法、拔伸法、捻法、抹法、推法、掐法、指间关节的被动运动。

操作

（1）急性期 患者取坐位，医者用拇指轻揉痛点及肿胀部位附近，时间约4分钟。用拇、食二指轻轻拿揉损伤关节，以缓解疼痛，时间约2分钟。用拔伸法施治于受损的指间关节，约5~10次。捻指间关节，用力要轻柔，时间约2分钟。用拇指推法轻推损伤部位，时间约1分钟。用轻柔抹法施治于肿胀部位，力量由轻到重，时间约1分钟。

（2）恢复期 患者取坐位。用拇指按揉损伤部位，时间约5分钟。用掐法施治于患指指根部，时间约1分钟。用捻法自患指指根至指端部缓慢操作，力量要轻柔，动作要灵巧，时间约3分钟。用拔伸法轻轻拔伸患指指间关节，并配合关节被动屈伸活动，时间约3分钟。用拇指推法轻推损伤部位，时间约3分钟。

【功能锻炼】恢复期做患指关节被动活动，配合患指拔伸，可配合热敷法于患指关节。

【注意事项】

1.损伤急性期须控制关节活动，并配合冷敷或间断冰敷24~48小时，以减轻软组织出血及渗出。

2.关节囊或韧带不完全撕裂者，可屈曲患指固定2~3周后，再用推拿手法治疗。

第三节　下肢部病证

📍 要点导航

　　1.学习目的　掌握下肢部病证的推拿治疗方法，熟悉下肢部病证的诊断、功能锻炼、注意事项，了解下肢部病证的病因病机。
　　2.学习要点　梨状肌综合征、髋关节滑囊炎、膝关节骨性关节炎、膝关节侧副韧带损伤、膝关节半月板损伤、膝关节创伤性滑膜炎、踝关节软组织损伤、跟腱损伤、足跟痛的病因病机、临床表现、手法治疗、功能锻炼、注意事项。

一、梨状肌综合征

　　梨状肌综合征是由于间接外力如闪、扭、下蹲、跨越等使梨状肌受到牵拉而造成撕裂，引起局部充血、水肿、痉挛而刺激或压迫坐骨神经，产生局部疼痛和功能障碍等一系列综合征。又称梨状肌损伤或梨状肌孔狭窄综合征。

　　【解剖生理】梨状肌位于臀部中层，梨状肌起于第2~4骶椎前面骶前孔的外侧，肌纤维向外下方穿过坐骨大孔出骨盆至臀部，形成狭窄的肌腱抵止于股骨大粗隆顶部。梨状肌将坐骨大孔分为上下两个骨纤维孔，上孔有臀上神经及血管束通过，下孔有两组血管神经束通过，内侧为阴部神经血管束，外侧正常为坐骨神经及其两大分支——腓总神经及胫神经。梨状肌为髋关节外旋肌，受骶丛神经支配，其功能是使髋关节外展、外旋。梨状肌增大时可挤压经过其肌束间或其下的坐骨神经。

　　【病因病机】

　　1.损伤　髋关节过度外旋外展，或下蹲位突然站立等局部损伤，导致骨盆旋转，梨状肌受到过度牵拉出现梨状肌纤维水肿、渗出和毛细血管扩张。坐骨神经在盆腔出口受到挛缩的梨状肌机械性压迫刺激而产生炎症反应，局部缺血缺氧，出现坐骨神经痛。

　　2.解剖变异　在解剖学上，坐骨神经紧贴梨状肌下缘穿出为正常型。梨状肌变异有三种类型：一是坐骨神经从梨状肌肌腹中穿出；二是指坐骨神经高位分支，即坐骨神经在梨状肌处就分为腓总神经和胫神经，腓总神经从梨状肌肌腹中穿出，胫神经在梨状肌下穿出；三是坐骨神经从梨状肌上缘穿出。在临床上梨状肌综合征好发于上述变异。一旦梨状肌因损伤或受风寒湿邪侵袭，即可使梨状肌痉挛收缩，导致梨状肌营养障碍，出现弥漫性水肿、炎症而使梨状肌肌腹增厚、松软、弹性下降等，使梨状肌上、下孔变狭，刺激或压迫坐骨神经、血管等从而出现一系列临床症状。

　　3.劳损或受凉　因过劳或夜间受凉，导致梨状肌受刺激而发生痉挛、肿大，与周围组织发生粘连，产生臀部疼痛，小腿外侧麻木，或腓总神经麻痹的症状和体征。若邻近组织

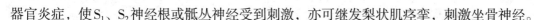

器官炎症，使S_1、S_2神经根或骶丛神经受到刺激，亦可继发梨状肌痉挛，刺激坐骨神经。

【诊断】

1.临床表现

（1）大部分患者有外伤史，如闪、扭、跨越、负重下蹲，部分患者有受凉史。

（2）一侧臀部疼痛及坐骨神经痛，或伴有同侧下肢麻木。轻者臀部有深在性的疼痛、不适或酸胀感，重者出现刀割样剧痛，不能入睡。疼痛卧床休息减轻，坐位、行走或弯腰活动时加重。

（3）患侧下肢不能伸直，自觉下肢短缩，步履跛行。髋关节外展、外旋活动受限。

2.检查

（1）视诊　跛行，梨状肌体表投影区可见弥漫性肿胀的肌束隆起，日久可出现臀部肌肉松软或萎缩。

（2）压痛　沿梨状肌体表投影区可触及条索样物，局部有明显压痛，有时压痛点可扩散到坐骨神经分布区域。

（3）存在梨状肌疼痛弧，直腿抬高试验在60°以下疼痛明显，超过60°反而减轻。

（4）梨状肌紧张试验阳性。

【鉴别诊断】

1.臀上皮神经损伤　一侧臀部及大腿后侧疼痛为主，一般不超过膝关节，髂嵴中点下方2cm处压痛明显，梨状肌紧张试验阴性。

2.腰椎后关节紊乱　疼痛多发生于棘突旁，活动障碍，可牵涉及同侧臀部或大腿，一般不超过膝，且不伴有感觉、肌力减退及反射消失等神经根受损之体征，梨状肌紧张试验阴性。

【治疗】

治则　舒筋通络、活血散瘀、解痉止痛。

部位及取穴　下肢部，重点是臀部，环跳、居髎、承扶、阳陵泉、委中。

手法　㨰法、按揉法、拨法、点法、按法、擦法、髋关节的被动运动。

操作

（1）急性期　患者取俯卧位，用㨰法、按揉法施于臀部及大腿后侧，待肌痉挛解除后，用拨法拨梨状肌肌腹，时间约10分钟。用拇指点或按环跳、委中、居髎、承扶、阳陵泉穴，每穴约1~2分钟。

（2）慢性期（缓解期）　患者取俯卧位。用㨰法、按揉法施于臀部及下肢，待痉挛缓解后，再用拇指拨条索样之梨状肌肌腹，配合作髋关节的后伸、外展及外旋等被动运动，时间约10分钟。用拇指点或按环跳、居髎、委中、承扶穴各约1~2分钟。用擦法擦热患处。

【功能锻炼】可行髋关节外展外旋运动。

【注意事项】

1.梨状肌位置较深，治疗时不可因位置深而用暴力，避免造成新的损伤。

2.急性损伤期，不宜作深部针刺。应卧床休息1~2周，以利损伤组织的修复。

3.注意局部保暖，免受风寒刺激。

二、髋关节滑囊炎

由于长期的摩擦、压迫造成髋关节周围滑囊积液、肿胀，形成慢性无菌性炎症的一种病症称为髋关节滑囊炎。常见的有坐骨结节滑囊炎、股骨大转子滑囊炎、髂耻滑囊炎等。本病多见于老年人。

【解剖生理】

1.**坐骨结节滑囊**　位于两侧坐骨结节部的坐骨突与肌肉之间，滑囊是结缔组织中的囊状间隙，其内壁为滑膜，囊内有少许滑液。

2.**股骨大转子滑囊**　位于臀大肌肌腱移行于髂胫束处与股骨大转子后外侧之间，该滑囊属于不定或附加滑囊，所以并不是每个人的股骨大转子都有滑囊。

3.**髂耻滑囊**　位于髂腰肌和骨盆耻骨之间，其上方为髂耻隆凸，下方为髋关节囊，是髂部最大的滑囊，80%与关节囊相通。

【病因病机】

1.**坐骨结节滑囊炎**　长期坐位工作或身体瘦弱的中老年人，坐骨结节滑囊长期被压迫和摩擦，其囊壁渐渐增厚或纤维化引起无菌性炎症。

2.**股骨大转子滑囊炎**　因股骨大转子滑囊炎位置表浅，直接或间接的外伤或髋关节的过度活动均可导致股骨大转子滑囊的损伤，引起滑囊积液、肿胀和炎性反应的症状。早期主要为囊内浆液性渗出增加，形成局限性肿胀，日久则滑囊壁变厚，渗出液的吸收受到障碍，成为慢性肿块。

3.**髂耻滑囊炎**　髂耻滑囊与髋关节囊相通，故髋关节的损伤可引起局部无菌性炎症而影响到髂耻滑囊，从而发生滑囊炎。

【诊断】

1.临床表现

（1）坐骨结节滑囊炎　患者坐骨结节部疼痛、肿胀，久坐不能，坐硬板凳时疼痛加剧，臀肌收缩时可产生疼痛并向臀部放射，坐骨神经受刺激时，可出现坐骨神经痛。

（2）股骨大转子滑囊炎　患者不能向患侧卧，髋关节内旋可使疼痛加剧，患者为了减轻疼痛常常将患肢放在外展、外旋位以使肌肉松弛。

（3）髂耻滑囊炎　股三角外侧疼痛，髂腰肌收缩、屈曲髋关节或臀大肌收缩、伸直髋关节时疼痛加剧，髋关节活动受限，疼痛可沿大腿前侧放射至小腿内侧。

2.检查

（1）坐骨结节滑囊炎　患者坐骨结节部肿胀、压痛，检查时可在坐骨结节部较深层摸到边缘较清晰的椭圆形的肿物并与坐骨结节部相连。

（2）股骨大转子滑囊炎　股骨大转子的后方及上方可有压痛和肿胀，髋关节内旋受限，滑囊肿胀明显时，局部可摸到肿块，有时有波动感。

（3）髂耻滑囊炎　股三角外侧压痛，滑囊过度肿胀时腹股沟的正常凹陷消失或隆起。

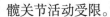

髋关节活动受限。

【鉴别诊断】

1.坐骨结节皮脂腺囊肿　多在坐骨结节表浅部可摸到边缘较清楚的肿物，多与皮肤相粘连。

2.股骨大转子结核性滑囊炎　一般发病较慢，局部压痛较轻，可有肿块，X线片上可发现股骨大转子有骨质破坏现象。

【治疗】

治则　活血化瘀、消肿止痛、舒筋通络。

部位及取穴　髋关节。

手法　按揉法、擦法、拨法、推法、揉法、㨰法、按揉法。

操作

（1）坐骨结节滑囊炎　患者取俯卧位。医者用按揉法施于坐骨结节部及其周围约6分钟。用拨法拨局部约3分钟。用按揉法、推法施于局部约3分钟。患者侧卧位，患肢屈膝屈髋，用擦法擦坐骨结节部，以透热为度。

（2）股骨大转子滑囊炎　患者取侧卧位，患侧在上。医者用㨰法放松髋部外侧肌肉，时间约6分钟。以拨法拨滑囊约3分钟，以拇指揉局部约3分钟，以擦法擦局部，以透热为度。

（3）髂耻滑囊炎　患者仰卧位，膝、髋关节稍屈曲。医者用拇指揉腹股沟区，同时配合髋关节屈伸运动，时间约6分钟。用拨法在股三角外侧部轻快地进行拨动约3分钟。以擦法擦局部，以透热为度。

【功能锻炼】可行下蹲及立位下肢后伸锻炼。

【注意事项】

1.治疗期间应注意减少髋部活动。

2.不宜坐硬、冷板凳。

3.对于坐骨结节滑囊炎的患者，可使用较软的坐位或圆形气垫，以免坐骨结节部长时间受压。

三、膝关节骨性关节炎

膝关节骨性关节炎是由于膝关节的退行性改变和慢性积累性关节磨损而造成，以膝部关节软骨变性，关节软骨面反应性增生，骨赘形成为主要病理表现的一种病证。临床上以中老年人发病多见，女性多于男性，其发病率比其他负重关节为高，随着年龄的增长和全球人口老龄化的加剧，膝关节骨性关节炎的发病呈上升趋势，严重影响中老年人的工作和生活质量。属于中医学"膝痹"范畴。

【解剖生理】膝关节是人体中最大而且结构最复杂的一个关节，其位置表浅，负重大，活动量大，结构复杂且不稳定，特别是在活动过程中由于关节不稳，容易引起损伤。膝关节是骨质增生的好发部位之一。膝关节由股骨下端与胫骨上端及髌骨组成，膝关节面上附着关节软骨，其表面十分光滑，有防止磨擦的作用。

【病因病机】本病的病因目前尚未明了，近年来的研究表明膝关节骨性关节炎的发病主要与生物力学因素、生物化学因素、遗传因素、炎症性因素等有关。本病的病理变化，早期因关节软骨积累性损伤导致关节软骨的原纤维变性，而使软骨变薄或消失，引起关节活动时疼痛与受限；在后期，关节囊形成纤维化增厚，滑膜充血肿胀肥厚，软骨呈象牙状骨质增生。膝关节周围肌肉因受到刺激而表现为先痉挛后萎缩。总之，本病的病理改变是一种关节软骨退行变化引起的以骨质增生为主的关节病变，滑膜的炎症是继发的。

【诊断】

1.临床表现

（1）多见于中老年肥胖女性，发病缓慢。

（2）膝关节活动时疼痛，其特点是初起疼痛为发作性，后为持续性，劳累后加重，上下楼梯时疼痛明显。

（3）膝关节活动受限，关节活动时可有弹响摩擦音。

（4）关节内有游离体时可在行走时突然出现交锁现象，稍活动后又可消失。

2.检查

（1）视诊 膝关节活动受限，部分患者可出现关节肿胀，股四头肌萎缩，个别患者可出现膝内翻或膝外翻。

（2）膝关节周围有压痛，活动髌骨时关节有疼痛感。

（3）X线检查 正位片显示关节间隙变窄，关节边缘硬化，有不同程度的骨赘形成。侧位片可见股骨内侧髁和外侧髁粗糙，胫骨髁间棘变尖，呈象牙状，胫股关节面模糊，髌股关节面变窄，髌骨边缘骨质增生及髌韧带钙化。

（4）实验室检查 血、尿常规化验均正常，血沉正常，抗"O"及类风湿因子阴性，关节液为非炎性。

【鉴别诊断】

膝关节严重创伤 有明显外伤史，损伤后出现相应的症状和体征。

【治疗】

治则 舒筋通络、活血止痛、滑利关节。

部位及取穴 膝关节，犊鼻、血海、鹤顶、梁丘、阳陵泉、阴陵泉、足三里、委中、承筋、承山。

手法 一指禅推法、㨰法、按揉法、拿法、擦法、拔伸法、膝关节的被动运动。

操作 患者取俯卧位。医者施㨰法于腘窝部约2分钟。患者仰卧位，在患者膝关节下垫枕，患膝微屈。用一指禅推法施于犊鼻、血海、梁丘、鹤顶、阳陵泉、阴陵泉、足三里诸穴，时间约5分钟。用㨰法施于髌骨周围及股四头肌约2分钟。施膝关节拔伸法，屈伸患膝数次。五指拿髌骨约2分钟，并上下左右推动髌骨5~10次。用拇指按揉阳陵泉、阴陵泉、鹤顶、足三里、委中、承筋、承山穴约5分钟。施膝关节擦法，以透热为度。

【功能锻炼】锻炼膝关节伸屈活动，以改进膝关节活动范围与增加股四头肌力量。

【注意事项】

1.膝关节肿痛严重，应予休息，避免超负荷的活动与劳动，以减轻膝关节的负担。

2.患者应主动进行膝关节功能锻炼以改善膝关节的活动范围及加强股四头肌力量。

3.肥胖患者应注意控制饮食，降低体重，以减轻膝关节负荷。

四、膝关节侧副韧带损伤

膝关节侧副韧带是由于膝关节外伤、过度内翻或外翻导致内侧副韧带或外侧副韧带损伤，出现膝关节内侧或外侧疼痛、肿胀、关节活动受限的一种病证。临床以内侧副韧带多见，其中运动损伤较为常见。

【解剖生理】内侧副韧带呈三角形，扁宽而坚韧，基底向前，尖端向后分为前纵部、后上斜部和后下斜部。此韧带可随膝关节的屈伸而前后滑动，当膝关节完全伸直或屈曲时韧带紧张，关节稳定，而半屈曲位时韧带松弛，关节不稳，易受损伤。

外侧副韧带为条束状坚韧的纤维束，起于股骨外上髁，止于腓骨小头，膝屈曲时该韧带松弛，伸直时则紧张，和髂胫束一起限制膝关节的过度内翻活动。

【病因病机】

1.膝关节内侧副韧带损伤　在轻度屈曲位时，如果小腿突然外展，易牵拉内侧副韧带造成损伤。或当膝关节伸直位时，膝或腿部外侧受到暴力打击或重物压迫，促使膝关节过度外翻，造成内侧副韧带损伤。

2.膝关节外侧副韧带损伤　膝关节外侧面比内侧面受到暴力的机会多，故外侧副韧带损伤的发生率比内侧低，有时来自膝内侧的暴力作用于膝部或小腿内翻位倒地摔伤，常可引起膝外侧副韧带损伤。

韧带损伤后局部可出血、机化、钙化、粘连，膝关节屈伸活动受限。

【诊断】

1.临床表现

（1）膝内侧副韧带损伤多见，膝部有明显的外翻位受伤史。

（2）伤后膝内侧疼痛、肿胀，时间长者可出现皮下瘀血，小腿外展时疼痛加重，行走跛行。

2.检查

（1）压痛点局限于内侧副韧带的起止部或体部。韧带完全断裂者，局部可触及凹陷缺损。

（2）膝内侧副韧带牵拉试验阳性。

（3）膝关节有过度外翻活动。

（4）X线片检查　在膝内、外翻应力下拍摄正位片，若韧带完全断裂者则膝关节内、外侧间隙明显增宽，在撕脱骨折部位可见条状或小片状游离骨块。

【鉴别诊断】

1.内侧半月板损伤　有典型的膝部外伤史，伤后膝关节肿胀明显、活动障碍，后期膝关节有交锁现象和弹响音，股四头肌萎缩，麦氏征阳性。

2.交叉韧带损伤 有较严重的膝部外伤史，膝关节肿胀严重，疼痛剧烈，抽屉试验阳性。

3.膝关节滑囊炎 以局部膝内侧肿胀为主，反复发作，一般疼痛不严重。

【治疗】

治则 活血化瘀、消肿止痛。

部位及取穴 膝关节，血海、阴陵泉、阳陵泉、足三里。

手法 揉法、摇法、拔伸法、推法、擦法、按揉法。

操作

（1）内侧副韧带损伤 患者正坐床边，两腿屈膝下垂。医者以揉法施于损伤处，自上而下约5分钟。用拇指按揉血海、阴陵泉、阳陵泉、足三里穴各约1分钟。令助手双手固定患者大腿下端，医者半蹲于患者正前方，一手由膝外侧用拇指、食指扣住髌骨，拇指按住内侧副韧带受伤处，余三指在腘窝部拿住伤膝，另一手则由内侧握住伤肢踝部，轻轻环转摇晃6~7次。医者立于伤肢外侧，用拿膝之手按住伤处，握踝之手与助手相对用力拔伸约1分钟。医者将伤肢屈曲盘膝，大腿外展、外旋，足跟尽量靠近健侧腹股沟处，以拿膝之手的拇指揉伤处约3分钟。将伤肢伸直，用推法、揉法施于伤处约3分钟。以大鱼际擦法施于伤处，以透热为度。

（2）外侧副韧带损伤 患者侧卧床上，伤肢在上。医者以揉法施于损伤处，自上而下约5分钟。用拇指按揉血海、阴陵泉、阳陵泉、足三里穴各约1分钟。助手固定大腿下端，医者用一手拿膝，拇指按在伤处，另一手拿踝，作小腿的摇法后与助手用力相对牵引，再将膝关节屈曲，令助手松手，医者尽力使其髋、膝关节屈曲，拿膝之手的拇指用力向膝内侧归挤按压，将伤肢拔直。用推法、揉法施于伤处约3分钟。以大鱼际擦法施于伤处，以透热为度。

【功能锻炼】伤后早期应练习股四头肌收缩活动，逐渐增加锻炼次数，然后练习直腿抬举，疼痛缓解后行膝关节屈伸锻炼。

【注意事项】

1.损伤初期，可用轻手法在膝关节内、外侧沿韧带走行方向理顺断裂的肌纤维，用捋顺法促进消肿，韧带损伤基本愈合后可用手法来解除粘连，帮助恢复关节功能。

2.注意防止膝部的重复损伤。

3.注意局部保暖。

五、膝关节半月板损伤

膝关节半月板损伤是指膝部因急、慢性损伤，导致半月软骨撕裂，从而引起膝关节肿胀、疼痛、关节交锁等一种病证。本病青年人多见，常发生在半蹲位工作的矿工、搬运工和运动员等。

【解剖生理】膝关节半月板分内侧半月板和外侧半月板，主要由纤维软骨组织构成。位

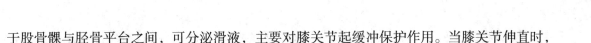

于股骨髁与胫骨平台之间，可分泌滑液，主要对膝关节起缓冲保护作用。当膝关节伸直时，半月板被股骨髁推挤向前；膝关节屈曲时，半月板被推挤向后。

【病因病机】当小腿外翻、外旋或内翻、内旋时，半月板上面粘住股骨髁并随之活动，而下面与胫骨平台之间的活动则增加。在正常情况下，半月板有一定的移动度，可以代偿，若此时膝关节由屈曲位突然改为伸直位，由于突然动作加上体重的压力，则可造成半月板卡于股骨髁与胫骨平台之间，来不及移动，而导致半月板破裂。破裂的半月板不但失去了协助稳定膝关节的作用，而且还会影响膝关节的活动功能，甚至造成膝关节交锁。同时破裂的半月板与股骨髁、胫骨髁之间长期磨损将会导致创伤性膝关节炎。

【诊断】

1.临床表现

（1）有膝关节损伤史。

（2）损伤后患者自觉关节内有撕裂感，随即发生疼痛肿胀，活动受限，行走跛行。

（3）有交锁现象，即患者走路时常出现膝关节突然被卡住，既不能伸直又不能屈曲并伴有酸痛感，如将膝关节稍微伸屈活动，有时可发生弹响音，交锁自解。

2.检查

（1）视诊 伤后数小时内关节肿胀明显，活动受限，行走跛行。病程长者，可见股四头肌萎缩。

（2）膝关节内、外侧间隙压痛，膝关节伸屈时有弹响音。

（3）麦氏征阳性。研磨试验阳性。

（4）X线检查 膝部平片不能显示半月板损伤，故直接诊断作用不大，但拍摄平片可以排除膝关节的骨性病变或其他疾患。

（5）MRI检查 膝关节MRI在诊断半月板损伤上有重要价值，且可确定半月板损伤的部位。

（6）膝关节镜检查，对关节内结构可提供直观的观察。对不典型的半月板损伤病例有应用价值。一般对外侧半月板的观察较为满意，对内侧半月板后角损伤观察不满意。

【鉴别诊断】

1.膝关节内游离体 膝关节内游离体也可引起关节活动时突然交锁，但游离体在关节内可随意活动，因此关节运动受阻之位置也在随意变动，而半月板损伤后关节发生交锁，活动受阻且有固定的角度和体位。X线可显示游离体。

2.创伤性滑膜炎 损伤后当即出现肿胀，浮髌试验阳性。

【治疗】

治则 活血化瘀，消肿止痛，舒筋通络。

部位及取穴 膝关节，风市、箕门、血海、膝眼、委中、阴陵泉、阳陵泉。

手法 揉法、㨰法、按揉法、擦法、拔伸法、摇法、膝关节的被动运动。

操作 患者取仰卧位。用㨰法施于膝关节及周围，特别是髌骨上、下缘及股四头肌部，时间约5分钟。屈伸膝关节5次。拔伸膝关节约半分钟。用揉法在膝周围操作，时间约5分钟。按揉箕门、血海、委中、阴陵泉、风市、阳陵泉、膝眼穴各约1分钟。在患部施以擦法，以透热为度。

急性期解锁法 患者坐在床边，一助手用双手固定大腿下端，勿使摇晃，另一助手则握住踝部的前足部，医者半蹲在伤肢外侧，一手轻轻握住伤肢小腿，另一手握拳，拳眼向上，准备施术。施术时嘱两助手缓缓用力拔伸，远端助手轻轻向内、向外旋转小腿，医者用握拳之手猛力向上击打腘窝部，随即与近端助手同时撤除。医者握小腿之手与远端助手用力将膝关节屈曲，握拳之手改推伤膝，使之靠近胸部，足跟接近臀部。最后将伤肢拔直，局部用揉、推法舒筋。

【功能锻炼】半月板损伤早期或术后都应尽早地进行股四头肌收缩活动，以防肌肉萎缩。关节积液吸收后，可进行膝关节屈伸活动，防止软组织粘连。

【注意事项】

1.关节肿胀明显时，可行关节穿刺术，抽出液体，加压包扎，并行关节掣动。

2.在确诊后，用非手术治疗1~2月后无效时，宜做半月板摘除术，或用膝关节镜作部分切除或探查。

六、膝关节创伤性滑膜炎

膝关节创伤性滑膜炎是指膝关节遭受外伤或劳损，导致关节囊滑膜层损伤，发生充血、渗出，关节腔内大量积液积血而引起滑膜炎，在临床以关节肿胀、疼痛、活动困难为主要特征的一种病证。本病可发生于任何年龄。

【解剖生理】膝关节滑膜层覆盖在膝关节囊纤维层的内面及交叉韧带、髁间窝和髁间隆起处。在膝关节的前方及两侧，滑膜膨出构成髌上囊。滑膜血运丰富，可分泌滑液润滑关节，能营养周围的关节软骨，同时当关节活动时可散发关节活动时所产生的热量。

【病因病机】膝关节遭受突然剧烈的扭挫伤或其他损伤，使关节囊滑膜层受损，出现充血渗出等改变。关节腔内逐渐积聚大量的液体，关节内压力的增高，影响了淋巴系统的循环。积液如不能及时吸收，则转为慢性滑膜炎。滑膜在长期炎症的刺激下逐渐肥厚，纤维素沉着、机化，导致关节粘连、活动受限。久之可继发创伤性关节炎、股四头肌萎缩，严重影响膝关节的功能。

【诊断】

1.临床表现

（1）有明显的外伤史。

（2）膝关节疼痛、肿胀、活动困难。

（3）膝关节呈弥漫性肿胀，且逐渐加重。一般伤后5~6小时出现髌上囊处饱满膨隆。

2.检查

（1）视诊 局部皮温增高、肿胀、活动困难。

（2）压痛广泛，膝关节过伸过屈活动不能完成，抗阻力伸膝时疼痛尤甚。

（3）浮髌试验阳性。

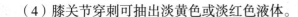

（4）膝关节穿刺可抽出淡黄色或淡红色液体。

【鉴别诊断】创伤性膝关节血肿　多有严重外伤史，甚至发生关节内骨折，或韧带、滑膜撕裂，造成血管破裂出血，或者因医源性损伤，手术或穿刺所致。其肿胀迅速，疼痛剧烈，甚至有局部或全身温度升高，关节穿刺抽出为血液可助鉴别。

【治疗】

治则　活血化瘀、消肿止痛。

部位及取穴　大腿前侧、膝关节，髀关、伏兔、膝眼、足三里、阴陵泉、三阴交、解溪。

手法　按揉法、拿法、点法、擦法。

操作　患者取坐位。医者用指按揉髀关、伏兔、膝眼、足三里、阴陵泉、三阴交、解溪穴，每穴约1分钟。用拿法拿患肢大腿前侧及膝关节周围，再用点法施于痛点处，时间约5分钟。用擦法施于患处，以透热为度。对单纯髌上滑囊出血的患者，医者用一手握患肢踝部，另一手按住髌骨上缘血肿处，先使膝关节伸展，然后迅速灵巧地使膝关节充分屈曲，再伸直膝关节。

【功能锻炼】创伤早期，做股四头肌自主收缩，以防肌肉萎缩；晚期则做膝关节屈伸活动，防止或解除粘连。膝关节功能锻炼禁忌暴力，不宜过度活动。

【注意事项】

1.避免膝部着凉，以防转为慢性滑膜炎而长期不愈。

2.手法宜轻柔，忌用暴力按压髌上囊。治疗过程中，正确处理活动与固定的关系，既要使肌肉不发生萎缩，又要防止关节内积液增加，对严重积液、膝张力过大者，可用关节穿刺法，将液体抽出以减压。

七、踝关节软组织损伤

踝关节软组织损伤是由于行走时踏在不平的路面或腾空后足跖屈落地，足部受力不均，踝关节过度外翻或内翻，造成踝关节软组织损伤，包括踝部韧带、肌腱、关节囊等软组织的损伤，但主要是指侧副韧带的损伤，以外侧副韧带多见。

【解剖生理】踝关节是由胫腓骨下端和距骨滑车组成，其主要功能是屈伸活动和持重。当踝关节背伸时，距骨关节面与内、外踝关节面紧密相贴，踝关节比较稳定。当足跖屈时，距骨与两踝关节面虽然相接触，但此时下胫腓韧带松弛，踝关节相对不稳定，容易发生踝部韧带损伤，尤其是外侧韧带的损伤。

【病因病机】根据踝部损伤时足所处位置的不同，可以分为内翻损伤和外翻损伤两种，其中尤以跖屈内翻位损伤最多见。跖屈内翻位损伤时，多造成踝部外侧的距腓前韧带和跟腓韧带损伤，距腓后韧带损伤则少见。外翻位损伤多损伤踝部内侧的三角韧带，但由于三角韧带较坚韧，一般不易造成韧带的损伤而常常发生内踝的撕脱骨折。

当踝关节的内、外翻及旋转活动超过了踝关节的正常活动范围及韧带的维系能力时，则首先造成韧带的撕裂伤或韧带附着部位的撕脱骨折。如果将关节附近的脂肪组织及断裂的韧带嵌入关节间隙中，则使关节腔内及皮下发生瘀血，韧带全部断裂时可合并踝关节的脱位。

【诊断】

1.临床表现

（1）有明显的踝部外伤史。

（2）损伤后局部疼痛，足内、外翻活动及行走时疼痛加重。

（3）损伤轻者可见局部肿胀，重者则整个踝关节肿胀。皮下瘀血明显，尤其是在伤后2~3天，皮下瘀血青紫更为明显。

（4）跛行，走路时患足不敢用力着地，踝关节活动受限。

2.检查

（1）视诊　肿胀、皮下瘀血青紫，跛行，踝关节活动受限。

（2）踝关节被动内、外翻并跖屈时，局部疼痛剧烈。且局部有明显压痛。

（3）X线片可除外踝部的撕脱骨折。被动强力使足内翻或外翻位时拍摄X线片，若见踝关节间隙明显不等宽或距骨脱位的征象，则提示韧带完全断裂。

【鉴别诊断】踝部骨折　踝部扭伤史更明显，局部肿胀严重，疼痛更剧烈，踝关节功能活动丧失，不能行走。骨折处有严重压痛，有时可触及异常活动或骨擦音。X线片检查可明确诊断。

【治疗】

治则　急性者，治以活血化瘀、消肿止痛；慢性者，治以理筋通络、滑利关节。

部位及取穴　小腿部、踝关节、阳陵泉、三阴交、太溪、丘墟、昆仑、阿是穴。

手法　点法、按揉法、捏法、拿法、摇法、拔伸法、按法、擦法。

操作

（1）急性踝关节软组织损伤　患者取坐位。医者用拇指点法或按揉法施于太溪、丘墟、昆仑、三阴交、阳陵泉，每穴约1分钟。以捏法、拿法施于患肢小腿内外侧下端约3分钟。用拇指点按压痛点约2分钟。用一手托足跟部，另一手用掌根在足背和伤处进行轻柔缓和的按揉3~5分钟，做踝关节小幅度摇法5~6次。

（2）慢性踝关节软组织损伤　患者取侧卧位，患肢在下。医者用按揉法施于损伤处约3分钟。助手用双手握住患者患侧小腿下端，固定肢体，医者用双手相对拿住患足，两手拇指按住内侧患处，环转摇晃踝关节后，用力将足外翻位拔伸，然后将足内翻，拇指在患处反复按揉约5分钟。做踝关节摇法5次。拇指点或按患处约3分钟。在患处施于擦法，以透热为度。

【功能锻炼】可行踝关节的内、外翻及跖屈、背伸活动，以预防粘连。

【注意事项】

1.急性损伤肿胀严重者，应以冰敷以止血消肿，48小时后行手法治疗。

2.如果踝关节韧带损伤轻者可用绷带或胶布将踝关节固定于韧带松弛位，即外侧副韧带损伤将足外翻位固定，内侧副韧带损伤将足内翻位固定。韧带撕裂严重者，也可采用石膏

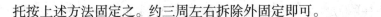

托按上述方法固定之。约三周左右拆除外固定即可。

3.固定期间，应练习足趾的屈伸活动和小腿肌肉收缩活动。拆除外固定后，要逐渐练习踝关节的内、外翻及跖屈、背伸活动，以预防粘连、恢复踝关节的功能。

4.注意踝部保暖，避免重复损伤。

八、跟腱损伤

跟腱损伤是由于跟部用力过猛，使跟腱受到突然的牵拉而损伤，跟腱及其周围出现充血、水肿等炎性改变的一种病症。跟腱损伤是一种常见的损伤，严重影响行走和弹跳功能。

【解剖生理】跟腱是人体中最长和最强大的肌腱，长约15cm，为小腿三头肌（腓肠肌、比目鱼肌）向下移行合成的粗大肌腱，止于跟骨结节。跟腱与其表层的深筋膜之间有一种腱围组织，其在踝关节屈伸活动过程中起润滑作用，以防止跟腱磨损。

【病因病机】本病多因急性拉伤引起，如准备活动不充分即做猛力踏跳或急速起跑动作，往往因肌肉突然收缩而拉伤腱围组织。也可因反复做超过本人活动能力的跑跳运动，逐渐劳损而发病。

急慢性损伤均可引起肌腱的变性，肌腱周围组织充血、渗出、增生、粘连、挛缩而发本病。

【诊断】

1.临床表现　跟腱部疼痛，早期疼痛主要发生于活动开始时，一旦活动开始，疼痛反见减轻，但猛力跑跳时疼痛加重。随着病情的加重，凡牵扯跟腱的活动都可引起疼痛，如上下楼、步行等。

2.检查

（1）压痛部位表浅，特别是在捻动表面跟腱时疼痛明显。

（2）晚期可出现跟腱变形，其表面可摸到聚结在一起的硬块，捻动时"吱吱"作响，跟腱失去韧性，挤捏时缺乏弹性，局部增粗成梭形。

（3）患者足尖抵地后蹬时，可引起抗阻力疼痛。

（4）X线片可排除骨折等。

【鉴别诊断】闭合性跟腱断裂　多发于年青人，多在骤然运动或劳动时，足用力跖屈所致。跟腱部位突然疼痛，突然感到跟腱部位如受沉重打击的感觉，此后走路跖屈无力，伤腿单腿站立时不能抬起足跟。检查可见在跟腱止点上3cm左右有压痛，断裂处可摸到凹陷。

【治疗】

治则　活血祛瘀、舒筋通络。

部位及取穴　小腿后部、跟腱部。

手法　揉法、捏法、按揉法、捻法、拿法、摇法、擦法。

操作　患者取卧位。医者用揉法和捏法在小腿后部肌肉及跟腱操作约5分钟，手法由轻渐重、由浅及深，以有明显酸胀感为宜。用拇指按揉跟腱局部约2分钟左右，手法要轻柔，主要作用于跟腱周围。用拇、食两指相对捻动硬块约2分钟。令患者屈膝90°，踝关节跖屈，以充分放松跟腱，医者一手握足，另一手在小腿后侧施轻快柔和的拿法约3分钟。随后，握足背之手将踝关节摇动，并慢慢加大幅度使踝关节背伸，时间1~2分钟。用擦法施于跟腱处，以透热为度。

【功能锻炼】疼痛缓解后行踝关节屈伸运动。

【注意事项】

1.治疗期间尽量减少跑、跳、蹬的活动。

2.局部保暖，勿用凉水浸泡伤处。

3.本病早期推拿治疗预后较好，疗程短，见效快，痊愈后一般不再复发。急性损伤，局部肿胀严重者，应制动休息，抬高患肢，勿做手法治疗。

九、足跟痛

足跟痛是以足跟部疼痛而命名的疾病，是指跟骨下组织因急慢性损伤所引起的一种无菌性炎性病证，以疼痛和行走困难为主要表现的一种病证。包括跟腱止点滑囊炎、跟骨下脂肪垫损伤、跖筋膜炎、跟骨骨刺等病证。本病多见于40~60岁的中老年人及肥胖之人。

【解剖生理】跟骨为足骨中最大的骨骼，位于距骨的下方，承受着人体重量的50%。跟骨下的脂肪垫由弹力纤维和致密的脂肪构成，位于足跟部皮肤深层，跟骨下滑囊位于脂肪垫深层，紧贴跟骨。跖腱膜及足部第一层跖肌（拇展肌、趾短屈肌、小趾展肌）止于跟骨结节前方。

【病因病机】

1.**跖筋膜炎**　跖筋膜附着在跟骨结节上，在行走时牵拉力最大。因长期站立在硬地面工作，或因扁平足，使跖筋膜长期处于紧张状态，其起点处因反复牵拉发生充血、渗出，刺激末梢神经而产生疼痛。日久则骨质增生，形成骨赘。

2.**跟骨骨赘**　多发于跟骨底面结节部分的前缘，由于跖筋膜和足短肌在其附着处受到反复牵拉引起炎症而逐渐使骨刺形成。

3.**跟骨下脂肪垫炎**　多有外伤史，因走路时不小心，足跟部被高低不平的路面或小石子硌伤，引起跟骨负重点下方脂肪组织损伤，局部充血、水肿、增生。

4.**跟腱止点滑囊炎**　女性经常穿高跟鞋，鞋的后面反复与跟骨结节产生摩擦，使跟骨结节处滑囊发生慢性无菌性炎症，滑囊增大，囊壁增厚，发生本病。

【诊断】

1.临床表现

（1）足跟疼痛，疼痛以晨起下床站立或行走时剧烈，活动后减轻，久行久立后疼痛加重，休息后又减轻。疼痛部位一般较局限。

（2）可伴有足底胀麻感或紧张感。

2.检查

（1）局部可见轻微肿胀，表面皮肤增厚，皮色略红，肿块触之有囊性感。

（2）有明显的压痛点。跟骨底面结节部的骨刺或跖筋膜炎，其压痛点多在跟骨基底结节的前下方偏内侧；跟骨脂肪垫变性，其压痛点多在跟骨结节下方正中或偏后缘；跟腱止点滑囊炎，其压痛点多在足跟后上方，在跟骨粗隆结节上时可摸到增厚的滑囊等软组织的结节状物。

（3）X线检查可见足骨疏松，足跟后部及底部软组织阴影增厚，在增厚软组织下方有时可见骨皮质轻度破坏及腱止点骨质增生，有时也能见到骨膜增厚。

【鉴别诊断】

1.跟骨骨髓炎　跟骨骨髓炎有明显的红肿热痛等急性感染的征象，严重者伴有高烧等全身症状。化验和X线检查可确立诊断。

2.跟骨结核　本病多发于青少年，局部症状明显，肿痛范围较大，全身情况差，并有低热盗汗、疲乏无力、食欲不振等症状。化验及X线检查可鉴别之。

【治疗】

治则　舒筋活络、活血止痛。

部位及取穴　小腿腓肠肌至跟骨基底部、跖筋膜，三阴交、太溪、照海、然谷、昆仑、仆参。

手法　㨰法、按揉法、拨法、擦法。

操作　患者取坐位。医者以㨰法施于足跟底部，重点在足跟的压痛点及其周围，时间约6分钟。以拇指按揉法从小腿腓肠肌起至跟骨基底部操作约6分钟，重点按揉三阴交、太溪、照海、然谷、昆仑、仆参穴。用拇指按揉足跟部至跖筋膜约5分钟。用拨法拨跖筋膜约1分钟，重点在其跟骨附着点周围。用擦法擦足跟部，以透热为度。

【功能锻炼】坚持行跖趾关节的跖屈运动、背伸运动及足底部肌肉的收缩锻炼。

【注意事项】

1.在急性期间应注意适当休息，减少负重，避免剧烈运动。症状缓解后，逐步进行足底部肌肉的收缩锻炼，以增强足底肌的肌力。

2.注意局部保暖，可用局部热敷或温热水泡脚，避免寒冷刺激。

3.宜穿软底鞋，或在患足鞋内放置海绵垫。对于跖筋膜炎患者，可采用矫形鞋垫，以垫高跖骨头近端，使跖骨头少持重，并做跖趾关节的跖屈及背伸运动。

复习思考题

1.颈椎病分为几型？推拿如何治疗？

2.推拿如何治疗颈椎间盘突出症？

3.落枕的诊断要点有哪些？推拿如何治疗？

4.推拿如何治疗胸椎后关节紊乱症？

5.腰椎间盘突出症的诊断要点有哪些？推拿如何治疗？

6.推拿如何治疗急性腰肌扭伤？

7.推拿如何治疗腰椎后关节紊乱？

8.腰椎退行性关节炎有何临床表现？推拿如何治疗？

9.如何诊断骶髂关节综合征前错位和后错位？推拿如何治疗？

10.肩关节周围炎的诊断要点有哪些？推拿如何治疗？

11.推拿如何治疗肱骨外上髁炎？

12.推拿如何治疗梨状肌综合征？

13.膝关节骨性关节炎的诊断要点有哪些？推拿如何治疗？

14.推拿如何治疗膝关节半月板损伤？

15.推拿如何治疗踝关节软组织损伤？

第十章 内科疾病

📍 **要点导航**

1.学习目的 掌握临床常见内科疾病的推拿治疗方法，熟悉临床常见内科疾病的诊断、注意事项，了解临床常见内科疾病的病因病机。

2.学习要点 感冒、哮喘、心悸、胸痹、不寐、头痛、眩晕、高血压病、中风后遗症、面瘫、慢性胆囊炎、胃痛、胃下垂、呃逆、腹泻、便秘、癃闭、遗精、阳痿、早泄、消渴、郁证、慢性疲劳综合征、痹证、痿证的病因病机、诊断、推拿治疗方法、注意事项。

一、感冒

感冒是因六淫、时行之邪侵袭人体所引起的以头痛、身痛、鼻塞、流涕、咳嗽、喷嚏、恶寒、发热、咽痛为主症的病症，是最常见外感疾病之一。其发病无年龄、性别、职业和地区差异，但体质较弱者易患此病。本病四季皆可发生，但以冬、春两季及气候骤变时更为常见。因为本病多由风邪所致，故又称"伤风"。根据感受邪气不同、是否具有传染性和临床症状轻重可分为四时感冒和时行感冒。

【病因病机】本病主要由于感受六淫、时行之邪，使卫表不和、肺失宣肃所致。以风为首的六淫病邪或时行之邪乘虚自皮毛、口鼻侵入，恰逢人体过度疲劳、起居失常或寒温失调，以致肺失宣降而致病。

【诊断】

1.风寒感冒 恶寒重，发热轻，无汗，头痛，肢体酸痛，鼻塞声重或鼻痒喷嚏，流涕清稀，咽痒，咳嗽，痰白稀薄，口不渴或喜热饮，舌苔薄白，脉浮紧。

2.风热感冒 发热重，微恶寒，汗泄不畅，头胀痛，鼻塞，流浊涕，咳嗽，痰黏稠而黄，咽部红肿疼痛，口干欲饮，苔薄白干或微黄，脉浮数。

3.体虚感冒

（1）气虚感冒 恶寒较甚，发热，或热势不甚，头痛身楚，咳嗽，痰白，咳痰无力，气短，乏力，自汗，平素神疲体弱，反复易感，舌淡苔白，脉浮无力。

（2）阳虚感冒 恶寒重，发热轻，头痛，骨节酸冷疼痛，无汗或自汗，汗出后恶寒更甚，面色㿠白，语声低微，四肢不温，舌质淡胖，苔白，脉沉细无力。

（3）血虚感冒 身热，微恶风寒，少汗，面色无华，唇淡，指甲苍白，头晕，心悸，舌淡，脉细无力或结代。

（4）阴虚感冒　身热，微恶风寒，无汗或微汗或盗汗，心烦，手足心热，干咳少痰或无痰，头昏，口干咽干，舌红少苔，脉细数。

【治疗】

治则　疏风解表、宣肺祛邪。

部位及取穴　前额、两颞部、颈项部、背部膀胱经、上肢手三阳经循行部位，印堂、攒竹、迎香、太阳、风池、肩井、大杼、肺俞、风门、膈俞、脾俞、肾俞、定喘、尺泽、曲池、合谷、外关、鱼际、血海、足三里、三阴交、太溪、关元。

手法　一指禅推法、按揉法、抹法、拿法、擦法、推法、捏脊法。

操作

（1）基本操作　患者取坐位，医者用双手拇指由印堂自下而上推至前发际，再分推前额，分抹眼眶，按揉太阳穴，反复10~20遍。再以拇指按揉印堂、攒竹、迎香穴各约1分钟，施扫散法于两颞部约1分钟。拿两侧风池穴1分钟，再沿着颈项两侧拿至颈项根部，反复操作5遍；再拿两侧肩井穴约2分钟，以酸胀为度。用一指禅推双侧肺俞、定喘穴各约1~2分钟。指按揉背部膀胱经第1侧线，以大杼、肺俞、风门穴为重点，反复3遍。小鱼际或掌直擦背部膀胱经第1侧线，以透热为度。指按揉尺泽、曲池、合谷、外关、鱼际穴各约1~2分钟。拿上肢背侧手三阳经3遍。

（2）辨证加减

1）风寒感冒　①用拇指按揉风府、大椎穴各约1分钟。②拿肩井、风池、合谷等穴位，以遍身微汗为度。③小鱼际擦法直擦背部太阳膀胱经，以透热为度。

2）风热感冒　①一指禅推风府并向下移至大椎穴，反复3~5遍；然后自上而下拍击膀胱经3~5遍。②按揉曲池、外关、鱼际穴各约1分钟。

3）体虚感冒　①气虚者，用拇指按揉脾俞、足三里，各约1分钟；掌摩腹部，以有温热感为度；由下向上捏脊3~5遍。②阴虚者，用拇指按揉或一指禅推太溪、三阴交穴各约1分钟。③血虚者，用拇指按揉或一指禅推血海、膈俞、脾俞、关元穴各约1分钟。④（肾）阳虚者，掌擦法横擦腰骶部，以透热为度。

【注意事项】

1.推拿治疗本病具有较好的疗效，能够有效缩短病程。但流行性感冒，因其流行快，症状重，且有传变，应及时辅以其他治疗。

2.平时要加强身体锻炼，增强体质，同时注意气候寒暖变化，不过度疲劳。

3.有发热时要注意休息，多饮开水，饮食宜清淡。每次推拿后，应注意保暖以防复感。

二、哮喘

哮喘是以发作性的呼吸困难，喘鸣有声，甚则张口抬肩，难以平卧为主要特征的呼吸系统疾病。实喘病位在肺，虚喘病位在肺、肾。

【病因病机】

1.外邪侵袭 重感风寒,侵袭于肺,内则肺气塞,外则腠理闭,致使肺气失于宣降,上逆为喘,或因风热之邪自口鼻入肺,或风寒郁而化热,热不得泄,则肺气壅实,导致肺气上逆而喘。

2.痰浊内盛 饮食不节,恣食肥甘、生冷,或嗜酒,脾失健运,而生痰湿,或素有痰湿,日渐积累由中焦而上犯于肺,肺为痰壅,不得宣畅,气机难以下降而致喘。

3.肺虚 平素易疲劳,汗出或久咳,导致肺之气阴不足,气失所主,肺失肃降,而致气短而喘。

4.肾虚 年老体弱,肾气不足或劳欲伤肾,导致肾气摄纳无权,而致少气而喘。

【诊断】

1.风寒袭肺证 喘息气促,胸闷咳嗽,咯痰稀薄,色白,初起多兼恶寒发热,头疼,身痛,口不渴,苔薄白,脉浮。

2.风热犯肺证 喘促气粗,甚则鼻翼扇动,痰黄黏稠,身热面赤,汗出,口渴喜冷饮,舌红,苔黄,脉浮数。

3.痰浊阻肺证 喘咳痰多,白而黏滑,甚则喉中痰鸣,或呕吐痰涎,恶心纳呆,口淡乏味,舌苔白腻,脉滑。

4.肺虚证 喘息气短,咳声低弱,言语无力,自汗畏风,舌质淡红,脉弱。

5.肾虚证 喘促日久,呼多吸少,动则喘息更甚,形瘦神疲,汗出肢冷,甚则肢体浮肿、小便不利、心悸不安,舌质淡,脉沉细。

【治疗】

治则 降气平喘、扶正祛邪。

部位及取穴 头部胆经循行区域、前胸部、颈项部、肩背部、腰骶部、督脉,风池、定喘、风门、肩井、桥弓、天突、膻中、中府、云门、上脘、中脘、大椎、肺俞、心俞、膈俞、脾俞、肾俞、膏肓、命门、尺泽、极泉、曲池、内关、合谷、外关、足三里、丰隆。

手法 拿法、一指禅推法、扫散法、擦法、按法、揉法、推法、按揉法、点法、理法、扳法、抖法、拍法。

操作

(1)基本操作 患者取坐位,医者站于患者身侧,用拇指分别推左、右桥弓,由上而下20~30次。施扫散法,先在一侧头部胆经循行区域,自前上方向后下方操作10余次,然后再在另一侧治疗。患者取仰卧位,医者站于患者身侧,用一指禅推法从天突推向膻中,从膻中向两旁胁肋部分推20遍。按揉中府、云门、膻中、中脘、足三里、丰隆穴各约1分钟。从锁骨下缘至季胁横擦前胸,以透热为度。患者取俯卧位,医者站于患者身侧,按揉定喘、风门、肺俞、膏肓、膈俞、脾俞、肾俞等穴各约半分钟。横擦肩背部与腰骶部,然后直擦大椎到腰骶部督脉,均以透热为度。患者取坐位,医者站于患者身侧,直擦上肢,内外两侧均用擦法;拿上肢,点按极泉、曲池、合谷、内关、外关等穴各约半分钟。理手指,最后抖上肢,2~3分钟。

（2）辨证加减

1）风寒袭肺证 ①拿风池、肩井约5分钟，按揉肺俞、膈俞穴各约2分钟。②直擦背部膀胱经，以透热为度。

2）风热犯肺证 ①用三指拿法施于颈椎两侧，往返5~6遍，时间约3分钟。②点按大椎、风门、曲池、合谷，时间约5分钟。③拍击背部膀胱经，以皮肤微红为度。

3）痰浊阻肺证 ①擦中脘、上脘，以透热为度。②按、拿两侧尺泽、内关、足三里、丰隆、肺俞、脾俞穴各约1分钟，以酸胀为度。

4）肺虚证 ①横擦前胸上部及背部心俞、肺俞区域，均以透热为度。②用轻柔的一指禅推法或按法在两侧肺俞、脾俞、肾俞治疗，每穴1~2分钟。

5）肾虚证 ①直擦背部督脉及横擦腰骶部，均以透热为度。②按揉两侧肾俞、肺俞、命门，每穴1~2分钟。

【注意事项】

1.忌烟酒、辛辣、海鲜等刺激性食物，少食肥甘厚腻，远离病源。

2.季节交替时注意冷热，平时进行适当的户外活动，提高免疫力。

3.坚持推拿治疗，可减少其发作；本证后期，肺、肾、心往往同时衰竭，不宜单独进行推拿治疗，应配合其他各科治疗。

三、心悸

心悸是指心之气血阴阳亏虚，或痰饮瘀血阻滞，导致心神失养或心神受扰，出现心中悸动，惊惕不安，甚则不能自主的一种病证，每因情志波动或劳累过度而发作，属于西医学心律失常的范畴。推拿治疗心悸主要是以治疗功能性心律失常为主，对于器质性病证引起的心悸，仅作为辅助治疗。

【病因病机】本病的发生多因体质虚弱、饮食劳倦、七情所伤、感受外邪及药食不当等，以致气血阴阳亏损，心神失养，心主不安，或痰、饮、火、瘀，阻滞心脉，扰乱心神。本病的病因概括为体虚劳倦、七情所伤、感受外邪、药食不当等。病机为气血阴阳亏虚，心神失养，或邪扰心神，心神不宁。病位在心，与肝、脾、肾、肺密切相关。

【诊断】

1.**心虚胆怯证** 心悸不宁，善惊易恐，坐卧不安，少寐多梦而易惊醒，恶闻声响，食少纳呆，苔薄白，脉细略数或细弦。

2.**心血不足证** 心悸气短，头昏目眩，失眠健忘，面色无华，倦怠乏力，纳呆食少，舌淡红，脉细弱。

3.**心阳不振证** 心悸不安，胸闷气短，动则尤甚，面色苍白，形寒肢冷，舌淡，苔白，脉虚弱或沉细无力。

4.**水饮凌心证** 心悸眩晕，胸闷痞满，渴不欲饮，小便短少，或下肢浮肿，形寒肢冷，恶心，欲吐，流涎，舌淡胖，苔白滑，脉弦滑或沉细而滑。

5.**瘀阻心脉证** 心悸不安，胸闷不舒，心痛时作，痛如针刺，唇甲青紫，舌质紫暗或有瘀斑，脉涩或结或代。

6.痰火扰心证　心悸时发时止，受惊易作，胸闷烦躁，失眠多梦，口干苦，大便秘结，小便短赤，舌红，苔黄腻，脉弦滑。

7.阴虚火旺证　心悸易惊，心烦失眠，五心烦热，口干，盗汗，思虑劳心则症状加重，耳鸣，腰酸，头晕目眩，急躁易怒，舌红少津，苔少或无，脉细数。

【治疗】

治则　安神宁心。

部位及取穴　头部、胸腹部、上肢少阴经和厥阴经循行部位、背部膀胱经、腰骶部、印堂、太阳、百会、桥弓、风池、膻中、巨阙、鸠尾、璇玑、玉堂、中府、云门、内关、神门、合谷、通里、阴郄、心俞、厥阴俞、肺俞、脾俞、膏肓俞、肾俞、劳宫、少海、足临泣、阳陵泉、中脘、气海、关元、足三里、胃俞、肝俞、太溪、涌泉、命门、水泉、丰隆、三阴交、血海、膈俞、阴陵泉、太冲、行间、膀胱俞、八髎。

手法　一指禅推法、滚法、揉法、点法、搓法、擦法、推法、按法、拿法、按揉法。

基本操作　患者取仰卧位。医者站在患者头顶侧，用双手拇指由印堂自下而上推至前发际，分推前额，按揉太阳穴，反复10~20遍。鱼际揉前额、推桥弓、拿风池穴各1分钟。分推胸腹部阴阳，点按膻中、巨阙、鸠尾、璇玑、玉堂穴各1分钟。用一指禅推法施于中府、云门各1分钟。按揉内关、神门、合谷、通里、阴郄，每穴1分钟。搓上肢1分钟。患者取俯卧位，医者用滚法放松背腰部肌肉约2分钟。点按心俞、厥阴俞、肺俞、脾俞、膏肓俞、肾俞各1分钟。小鱼际擦法直擦背部太阳膀胱经，以透热为度。

（2）辨证加减

1）心虚胆怯证　按揉劳宫、少海、足临泣、阳陵泉等穴各约1分钟。

2）心血不足证　①在基本治法基础上，点按百会穴，以酸胀为度。②施一指禅推法于中脘、气海、关元穴各1分钟。③按揉足三里、脾俞、胃俞、心俞、肝俞穴各约1分钟。④横擦脾胃肝胆区，以透热为度。

3）心阳不振证　①按揉太溪、涌泉、肾俞、命门穴各约1分钟。②横擦腰骶部，以透热为度。

4）水饮凌心证　按揉阴陵泉、水泉、丰隆、三阴交穴各1分钟。

5）瘀阻心脉证　按揉血海、膈俞穴各约1分钟。

6）痰火扰心证　按揉丰隆、三阴交、阴陵泉、太冲、行间穴各约1分钟。

7）阴虚火旺证　①按揉太溪、三阴交、肾俞、膀胱俞各约1分钟。②用小鱼际擦法擦八髎、擦涌泉，以透热为度。

【注意事项】

1.注意饮食，进食营养易消化的食物。

2.避风寒，调情志，注意保暖。

3.生活规律，避免过度劳累。

4.心悸病势缠绵，坚持长期治疗并应配合药物治疗。

四、胸痹

胸痹亦称心痛，是因心脉挛急或闭塞引起的心前区及左胸膺部疼痛为主要临床表现的一类病证，轻者仅感胸闷隐痛，呼吸不畅；重者出现胸痛，严重者心痛彻背，背痛彻心，如刺、如灼、如绞，面色苍白，大汗淋漓，四肢不温。

【病因病机】

1.寒邪内侵　素体阳虚，胸阳不振，阴寒之邪易乘虚而入，阴占阳位，阴寒凝滞，致使胸阳痹阻，发为本病。

2.情志内伤　肝气郁结不舒或怒气伤肝，导致气滞血瘀或横逆乘脾，脾失健运而聚湿成痰，使气血运行失畅，脉道壅滞，心脉不畅，胸阳痹阻。

3.饮食失调　过饮酒浆、冷饮，脾胃受损，健运失职，久之痰浊内生，脉道受阻，气机不畅，发为胸痹。

4.心肾亏虚　先天不足或年老体衰或房劳过度，久则伤肾，肾阳虚衰。肾阳虚，则脾阳、心阳亦虚，肾阴亏则肝阴心阴亦亏，心脉失去濡养与温煦导致胸痹。

【诊断】

1.寒凝心脉证　心痛彻背，感寒痛甚，胸闷气短，心悸，重则喘不得卧，面色苍白，四肢厥冷，冷汗自处，舌白，苔薄，脉沉细。

2.心血瘀阻证　胸部刺痛，痛有定处，固定不移，入夜更甚，心悸，舌紫暗，有瘀斑，苔薄，脉沉涩。

3.痰浊闭阻证　胸闷重而心微痛，或痛引肩背，痰多，气短，形体肥胖，倦怠乏力，肢体沉重，舌胖大且边有齿痕，苔腻，脉滑。

4.心肾亏虚证　胸闷且痛，腰膝酸软，头晕，耳鸣，盗汗，心烦不寐，心悸，舌红，脉细数或细涩。

【治疗】

治则　宣痹止痛、活血化瘀。"先治其标，后治其本"，胸痹发作时可危及生命，故首先救急，待病情稳定后再辨证论治。

部位及取穴　胸部、胁肋部、背部、腰骶部，膻中、中脘、天枢、肩井、厥阴俞、心俞、膈俞、肝俞、肾俞、命门、志室、内关、合谷、阴陵泉、足三里、公孙。

手法　一指禅推法、揉法、按揉法、擦法、按法、拿法。

操作

（1）基本操作　患者取仰卧位，医者用一指禅推法推膻中穴，时间约3分钟。以手掌横擦前胸部，以透热为度。以拇指揉内关、合谷，足三里、公孙穴各约2分钟。患者取俯卧位，医者用一指禅推法或拇指按揉法在心俞、厥阴俞、膈俞、肾俞、命门穴处操作，每穴约2分钟。手掌横擦背部和腰部，以透热为度。

（2）辨证加减

1）寒凝心脉证　①用拇指按心俞、厥阴俞，每穴3~5分钟。②用掌擦背部，以透热为度。

2）心血瘀阻证　①拿肩井3~5分钟。②以手掌横擦胁肋部，以透热为度。

3）痰浊闭阻证　①以一指禅推法推中脘、天枢穴各1~2分钟。②用指按揉足三里、阴陵泉穴各1~2分钟。

4）心肾亏虚证　①用拇指揉肝俞、命门、志室穴各1~2分钟。②横擦腰骶部，以透热为度。

【注意事项】

1.注意饮食调节，禁生冷、油腻食物，不宜饮食过饱。

2.保持乐观情绪，不宜大怒、大喜、大悲。

3.胸痹发作期间，一定要注意卧床休息，不可剧烈运动。

五、不寐

不寐亦称失眠，是以经常不能获得正常睡眠为特征的一种病证。轻者难以入睡，或睡中易醒，醒后不能再寐，或时寐时醒。重者可彻夜不能入寐。不寐在《内经》中又名"不得卧""目不瞑"。

【病因病机】

1.心脾两虚　思虑伤脾，脾为气血生化之源，脾虚则气血亏虚，心血不足，不能养心。

2.肝火扰心　情志不畅，肝气郁结，郁而化火，火性炎上，扰动心神，神魂不安而不寐。

3.心肾不交　肾水不足，不能上交心火，水火不济，心肾不交，夜寐不宁。

4.痰热扰心　暴饮暴食，脾胃受损，运化失职，酿成痰热，随之上扰而不寐。此外，"胃不和则卧不安"，胃气不和可致失眠。

【诊断】

1.心脾两虚证　失眠多梦，易醒难复眠，面色不华，头晕耳鸣，心悸健忘，肢倦神疲，饮食无味，舌淡，苔薄，脉细无力。

2.肝火扰心证　心烦不寐，急躁易怒，面红目赤，耳鸣，胸闷口苦，不思饮食，口渴喜饮，便秘溲黄，舌红，苔黄，脉弦而数。

3.心肾不交证　心烦不寐，头晕耳鸣，心悸不安，健忘多梦，颧红潮热，口干少津，五心烦热，腰膝酸软，舌红，少苔，脉细数。

4.痰热扰心证　失眠多梦，头重心烦，头晕目眩，口苦痰多，胸闷脘痞，不思饮食，舌红，苔黄腻，脉滑或滑数。

【治疗】

治则　补虚泻实、调理脏腑、镇静安神。

部位及取穴　头面部、颈肩部、腹部、胁肋部、背部、腰部，印堂、神庭、太阳、攒竹、睛明、鱼腰、角孙、百会、风池、桥弓、中脘、气海、关元、期门、章门、肩井、心俞、肝俞、胆俞、脾俞、胃俞、肾俞、命门、八髎、内关、神门、足三里、丰隆、三阴交、太冲、涌泉、神门。

手法　一指禅推法、抹法、按揉法、扫散法、拿法、摩法、㨰法、推法、擦法、搓法。

操作

（1）基本操作

1）头面部及颈肩部操作　患者取坐位。医者用一指禅推法从印堂穴向上推至神庭穴，往返5~6遍。从印堂向两侧沿眉弓推至太阳穴，往返5~6遍。从印堂穴开始沿眼眶周围治疗，往返3~4遍。沿上述部位用双手抹法治疗5~6遍。用拇指或中指按揉印堂、攒竹、睛明、鱼腰、角孙、百会穴各1~2分钟。用扫散法在头两侧胆经循行部位操作，每分钟20~30次。采用拿法，拿头五经、拿肩井，时间2~3分钟。

2）腹部操作　患者取仰卧位。用掌摩法先顺时针方向摩腹，再逆时针方向摩腹，时间约为3分钟。用拇指按揉中脘、气海、关元穴，每穴1~2分钟。

3）腰背部操作　患者取俯卧位。用㨰法在患者背部、腰部施术，重点腧穴为心俞、肝俞、脾俞、胃俞、肾俞、命门穴，时间约5分钟。用掌推法从背部沿脊柱自上而下推至腰骶部，反复操作3~4遍。

（2）辨证加减

1）心脾两虚证　①用拇指按揉神门、足三里、三阴交穴各约2分钟。②直擦背部督脉，以透热为度。

2）心肾不交证　①用拇指推桥弓，先推一侧桥弓20次，再推另一侧桥弓20次。②用小鱼际擦法擦两侧涌泉穴，以透热为度。

3）肝火扰心证　①用拇指按揉肝俞、胆俞、章门、期门、太冲穴各约1分钟。②用掌搓两胁，时间约1分钟。

4）痰热扰心证　①用拇指按揉神门、内关、丰隆、足三里穴各约1分钟。②横擦脾俞、胃俞、八髎，以透热为度。

【注意事项】

1.病程短、病因单一者，治疗见效较快；病程较长，病情复杂者，治疗难以速效。

2.本病心理调节尤为重要，平时要注意精神内守、喜怒有节，保持心情舒畅。

3.作息要有规律，养成良好的睡眠习惯。睡前不宜饮咖啡、浓茶等刺激之品，应尽量避免或消除居处环境噪音影响。

4.劳逸结合，适当参加体力劳动，加强体育锻炼。

5.饮食有节，晚饭不宜过饱。

六、头痛

头痛是临床上常见的自觉症状，可发生于一侧、两侧，或前侧，或后枕，或巅顶，或整个头部，也可连及项部。头痛可以单独出现，也可以出现在多种急慢性疾病当中。

【病因病机】

1.外感风寒及头部外伤 其共同的病机为气血失和，脉络瘀滞不通而痛。

2.外感风热及肝阳上亢 其共同的病机为火热上炎，侵扰清窍，气血逆乱而痛。

3.外感暑湿及中焦阻塞 其共同的病机为湿邪重浊，蒙蔽清阳，清阳不升，浊阴不降而致头痛。

4.血虚及肾亏 其共同的病机为髓海精气不足，营血亏虚，不能上荣脑髓脉络而致头痛。

【诊断】

1.外感

（1）风寒头痛证 头痛时作，痛连项背，恶风畏寒，遇风尤剧，口不渴，苔薄白，脉浮。

（2）风热头痛证 头胀而痛，甚则头痛如裂，发热，恶风，面红目赤，口渴欲饮，便秘溲黄，舌质红，苔黄，脉浮数。

（3）暑湿头痛证 头痛如裹，肢体困重，纳呆胸闷，小便不利，大便或溏，苔白腻，脉濡。

2.内伤

（1）肝阳头痛证 头痛而眩，心烦易怒，夜眠不宁，或兼胁痛，面红口苦，苔薄黄，脉弦有力。

（2）痰浊头痛证 头痛昏蒙，胸脘满闷，呕恶痰涎，苔白腻，脉滑或弦滑。

（3）血虚头痛证 头痛而晕，心悸不宁，神疲乏力，面色㿠白，舌质淡，苔薄白，脉细弱。

（4）肾虚头痛证 头痛且空，每兼眩晕，腰疼酸软，神疲乏力，遗精带下，耳鸣少寐，舌红，少苔，脉细无力。

（5）瘀血头痛证 头痛经久不愈，痛处固定不移，痛如锥刺，或有头部外伤史，舌质紫，苔薄白，脉细或细涩。

外感头痛，一般发病较急，痛势较剧，多表现掣痛、跳痛、灼痛、胀痛、重痛、痛无休止，多属于实证。内伤头痛，一般起病缓慢，痛势较缓，多表现为隐痛、空痛、昏痛，痛势悠悠，遇劳则剧，时作时止，多属于虚证。

太阳经头痛，多在头后部，下连项部；阳明经头痛，多在前额和眉棱骨等处；少阳经头痛，多在头之两侧，并连及耳部；厥阴经头痛，则在巅顶部位，或连与目系。

【治疗】

治则 通经络、和气血、止头痛。

部位及取穴 头面部、颈项部、腹部、背部、腰部、神庭、印堂、头维、太阳、天柱、角孙、率谷、风池、风府、中脘、天枢、气海、关元、大椎、肩井、风门、肺俞、心俞、膈俞、脾俞、胃俞、肾俞、命门、大肠俞、曲池、外关、合谷、足三里、丰隆、三阴交、太冲、行间、桥弓、内关。

手法 一指禅推法、推法、抹法、拿法、按法、滚法、按揉法、拍法、扫散法、推摩法、擦法、摩法。

操作

（1）基本操作

1）头面部操作 患者取仰卧位，医者用一指禅推法从印堂穴开始，经神庭、头维推至太阳穴，往返3~4遍。用拇指分推法或分抹法在眼眶周围行"小∞字""大∞字"操作，约30遍。拿头五经，时间约3分钟。

2）颈项部操作 患者取坐位或仰卧位。用一指禅推法在颈项部督脉和膀胱经上操作约3分钟。用拇指按风池、风府、天柱穴各约1分钟。拿风池、颈项部约3分钟。

（2）辨证加减

1）风寒头痛证 ①用滚法在项背部操作2~3分钟。②用拇指按揉肺俞、风门各约1分钟。③拿肩井穴3~5次。④用拇指推背部两侧膀胱经3~5遍，以发热、微微汗出为度。

2）风热头痛证 ①用拇指按揉风门、肺俞、大椎、曲池、合谷、外关穴各约1分钟。②拿肩井穴3~5次。③用拍法从上而下拍击背部膀胱经3~5遍，以皮肤微红为度。

3）暑湿头痛证 ①用拇指按揉大椎、曲池穴各约1分钟。②拿肩井、合谷穴各约1分钟。③用拍法拍击背部膀胱经，以皮肤微红为度。

4）肝阳头痛证 ①推桥弓，至上而下，每一侧20~30次，两侧交替进行。②用扫散法在头部胆经循行部位操作，两侧交替进行，各5~10次。③用拇指按揉角孙、率谷、太冲、行间穴各约1分钟。

5）痰浊头痛证 ①用推摩法在腹部治疗，重点推摩中脘、天枢穴，约3~5分钟。②用拇指按揉脾俞、胃俞、大肠俞、足三里、丰隆、内关穴各约1分钟。③擦腰部，以透热为度。

6）血虚头痛证 ①摩腹部3~5分钟，重点摩中脘、气海和关元穴。②用推法和擦法，推、擦背部督脉，以透热为度。③用拇指按揉心俞、膈俞、足三里、三阴交穴各约1分钟。

7）肾虚头痛证 ①摩腹部3~5分钟，重点摩气海和关元穴。②用拇指按揉肾俞、命门穴各约1分钟。③横擦背部督脉、腰部带脉，以透热为度。

8）瘀血头痛证 ①用拇指按揉攒竹及前额约2分钟。②用扫散法在头部胆经循行部位操作，两侧交替进行，各5~10次。③擦前额及两侧太阳穴，以透热为度。

【注意事项】

1.外感头痛者要注意慎起居，避寒温，以防外感，加重头痛；肝阳头痛者宜调畅情志，保持心情舒畅；痰浊头痛者宜清淡饮食，勿进肥甘之品，以免助湿生痰。

2.对于一些不明原因的头痛，建议患者去做相关的检查，如头颅CT或头颅MRI检查等，以辅助诊断，排除一些脑部肿瘤的疾病。

七、眩晕

眩是眼花，晕是头晕，二者常同时并见，故统称为"眩晕"。轻者闭目即止；重者如坐车船，旋转不定，不能站立，或伴有恶心、呕吐、汗出，甚则昏倒等症状。

【病因病机】

1.肝阳上亢　素体阳盛，肝阳上亢，发为眩晕。或因长期忧郁恼怒，气郁化火，使肝阴暗耗，风阳生动，上扰轻窍，发为眩晕。或因肾阴亏损，肝失所养，肝阳上亢，发为眩晕。

2.气血亏虚　久病不愈，耗伤气血；或失血之后，虚而不复；或脾胃虚弱，不能运化水谷以生化气血，以致气血两虚，气虚则清阳不展，血虚则脑失所养，皆能发生眩晕。

3.肾精不足　先天不足，肾阴不充；或年老虚弱，肾阴亏虚；或久病伤肾；或房劳过度，肾精亏损，不能生髓，髓海不足，发生眩晕。

4.痰浊中阻　久嗜肥甘，饥饱劳倦，损伤脾胃，运化失司，聚湿生痰，痰湿中阻，清阳不升，浊阴不降，引发眩晕。

【诊断】

1.肝阳上亢证　眩晕耳鸣，头痛且胀，每因烦劳或恼怒而头晕、头痛加剧，面色潮红，急躁易怒，少寐多梦，口苦，舌质红，苔黄，脉弦。

2.气血亏虚证　眩晕动则加剧，劳累即发，面色㿠白，唇甲不华，发色不泽，心悸少寐，神疲懒言，饮食减少，舌质淡，脉细弱。

3.肾精不足证　眩晕而见精神萎靡，少寐多梦，健忘，腰膝酸软，遗精，耳鸣，五心烦热，舌质红，脉弦细数。

4.痰浊中阻证　眩晕而见头重如蒙，胸闷恶心，食少多寐，苔白腻，脉濡滑。

【治疗】

治则　疏经通络、安神止晕。

部位及取穴　头面部、颈项部、腹部、背部、腰骶部，印堂、神庭、头维、睛明、攒竹、太阳、天柱、风池、风府、桥弓、中脘、气海、关元、心俞、肝俞、脾俞、胃俞、肾俞、大肠俞、内关、足三里、丰隆、太溪、太冲、行间、涌泉、膈俞、三焦俞、志室、血海、三阴交。

手法　推法、抹法、按揉法、一指禅推法、扫散法、拿法、擦法、摩法。

操作

（1）基本操作

1）头面部操作　患者取仰卧位。医者用拇指推法或拇指抹法从印堂穴到神庭穴、再从印堂穴向两侧眉弓至太阳穴推抹5~10遍。用拇指按揉印堂、头维、睛明、攒竹、太阳穴，每穴约1分钟。用一指禅推法在眼眶周围行"小∞字""大∞字"操作10~20遍。患者取坐位，用扫散法在头部两侧胆经循行部位操作，交替进行，时间约1~2分钟。拿头五经，约3分钟。

2）颈项部操作　患者取坐位或俯卧位。用一指禅推法在颈部督脉和膀胱经上操作约3分钟。用拇指按风府、天柱穴各约1分钟。拿风池、颈项部约3分钟。

（2）辨证加减

1）肝阳上亢证　①用拇指从上而下推抹桥弓，两侧交替进行，约5~6遍。②用拇指按揉太冲、行间穴各约1分钟。

2）气血亏虚证 ①用掌摩腹部约2分钟。②用一指禅推中脘、气海、关元穴各约1分钟。③用拇指按揉心俞、肝俞、脾俞、胃俞、肾俞、足三里穴各约1分钟。④用掌擦背部督脉，以透热为度。

3）肾精不足证 ①用拇指从上而下推抹桥弓，两侧交替进行，约5~6遍。②用拇指按揉太溪、肾俞穴各约1分钟。③擦涌泉穴，以透热为度。

4）痰浊中阻证 ①用掌摩腹部约2分钟。②用一指禅推中脘、气海、关元穴各约1分钟。③拇指按揉足三里、丰隆、内关、脾俞、胃俞、大肠俞穴各约1分钟。

【注意事项】

1.治疗本病时手法宜轻柔，避免重手法、强刺激，在头面部操作时，还应注意固定患者头部，避免左右摇动加重眩晕程度，引起患者不适。

2.接受治疗过程中，患者宜戒烟酒、饮食清淡、少吃煎炸油腻等刺激性食物。

3.调畅情志，保持心情舒畅，避免劳累过度。

八、高血压

高血压是一种以体循环动脉血压增高为主要临床表现的疾病。临床上一般认为，在安静休息时，经三次非同日测量，收缩压高于140mmHg、舒张压高于90mmHg，即可诊断为高血压。临床上将高血压分为原发性高血压（即高血压病）和继发性高血压（即症状性高血压）两种，其中以原发性高血压占绝大多数。

高血压常在精神紧张、过度劳累时发生，与遗传因素有关。本病多发生于40岁以上人群，肥胖者、脑力劳动者和城市居民的发病率较高，且具有一定的家族遗传倾向。推拿可以较好地缓解临床症状，降低药物用量，增强患者体质，保持血压稳定。

【病因病机】

1.情志内伤 恼怒伤肝，郁而化火，耗损肝阴，阴不敛阳，肝阳上亢致病。

2.饮食不节 过食肥甘、酒浆，痰浊内生，阻塞脉络，清阳不升致病。

3.内伤虚损 过劳或年老，肾阴不足，水不涵木，肝风内动致病。

西医学对本病病因至今尚未完全阐明，一般认为与长期强烈反复的精神紧张、钠盐摄入过多等因素有关。原发性高血压多因精神过度紧张，或某些强烈的、反复的、长期的刺激，以致大脑皮层高级神经机能发生紊乱，失去了对皮质下血管调节中枢（血管舒张、收缩）的正常调节作用，在血管调节中枢形成固定兴奋灶，以交感神经中枢兴奋占优势，从而导致广泛的小动脉痉挛，周围血管阻力增加，血压升高。由于广泛的细小动脉痉挛，又可引起内脏缺血，尤其是在肾脏缺血时，又引起了一系列的代谢变化，从而加速了小动脉的硬化，血压进一步恒定性增高。

【诊断】动脉血压持续高于140/90mmHg，常伴有头痛、头晕、眼花、头胀、心悸、健忘、失眠、烦躁等症状。体检时可发现左心室扩大，第二心音亢进，眼底检查可发现视网膜动脉痉挛、硬化、出血，视神经乳头水肿等。尿检中可见蛋白尿、红细胞和管型。血检中可见胆固醇、三酰甘油、血糖、肌酐和尿素氮增高。另外，心电图、胸部X线等检查均有助于对本病的诊断。

若在高血压病程中症状突然加剧，血压急剧升高，并且出现剧烈头痛，视力模糊，心律加快，心悸，面色苍白或潮红等症状，称为"高血压危象"。

【治疗】

治则　平肝潜阳、安神降浊。推拿疗法适用于缓进型高血压和第Ⅰ和第Ⅱ期的高血压患者；急进型和第Ⅲ期高血压患者，尤其是高血压危象者，则不列为推拿治疗适应证。

部位及取穴　头面部、颈项部、腹部、胁肋部、印堂、神庭、太阳、攒竹、睛明、鱼腰、角孙、百会、风池、风府、气海、关元、章门、期门、大椎、肩井、心俞、肾俞、命门、内关、神门、三阴交、涌泉。

手法　一指禅推法、抹法、按揉法、扫散法、拿法、搓法、摩法、擦法、揉法。

操作

（1）基本操作　患者取坐位，医者用一指禅推法从印堂穴向上推至神庭穴，往返5~6遍；再从印堂沿眉弓向两侧推至太阳穴，往返5~6遍；然后从印堂穴开始沿眼眶周围治疗，往返3~4遍。沿上述部位用双手抹法治疗5~6遍。用拇指按揉印堂、攒竹、睛明、鱼腰、太阳、神庭、角孙、百会穴各1分钟。用扫散法在头两侧胆经循行部位治疗，每侧30~50次。拿头五经，拿风池、肩井，时间约3分钟。患者取俯卧位，用一指禅推颈部膀胱经，从风府穴高度至大椎穴水平，约3分钟。横擦腰部肾俞、命门，以透热为度。患者取仰卧位，用拇指按揉章门、期门穴各约1分钟。用掌搓胁肋、用掌摩腹各约3分钟。直擦涌泉，透热为度。

（2）辨证加减

1）心悸失眠者用拇指揉内关、神门、心俞、三阴交穴各约1分钟。

2）气短、精神呆滞者用掌摩少腹，用指摩气海、关元穴，约3~5分钟。

【注意事项】

1.平常要节制饮食，少盐甚至无盐，忌食动物内脏、动物油脂，要戒烟戒酒。生活要有规律，避免情绪波动，不能过度疲劳，保持大便畅通。可在医师指导下进行适当的体育锻炼。

2.出现较严重的头晕眼花、呕吐、偏瘫、失语、意识障碍、呼吸困难、肢体乏力等症状时需速到医院就医。

九、中风后遗症

中风后遗症是指中风（脑血管意外）后遗留的以患者一侧肢体瘫痪，不能自由活动，或伴有口眼歪斜、舌强语謇等为主要表现的临床病证。又称为半身不遂、偏瘫、偏枯等。

本病患者大多有高血压病史，发病以中老年人为多见，一年四季均可发病，与季节、气候变化有关，入冬时气温骤降，寒邪入侵机体，或初春时气温骤升，阳气亢奋，皆容易发病。推拿治疗对促进肢体功能的恢复，改善肌力，具有不同程度的疗效，早期治疗为宜，治疗最佳时机为中风后两周至6个月内。

【病因病机】

1.**肝阳上亢** 情志内伤，肝失条达，气机郁滞，郁而化火，瘀阻脑脉；或暴怒伤肝，肝阳暴张，血随气逆，上冲犯脑。凡此种种，均可引起气血逆乱，上扰脑窍而发为中风。尤以暴怒引发中风最为常见。

2.**风痰阻络** 素体肝旺，气机郁结，克伐脾土，痰浊内生；或肝郁化火，灼津成痰，痰郁互结，携风阳之邪，窜扰经脉，发为本病。

3.**痰热腑实** 过食肥甘醇酒或厚腻之品，致使脾胃受伤，脾失健运，痰浊内生，郁久化热，痰热互结，壅滞经脉，上蒙清窍，发为本病。

4.**气虚血瘀** 年老体弱或久病体虚，气血亏损，元气耗伤，气虚则运血无力，血流不畅，而致脑脉瘀滞不通，发为本病。

5.**阴虚风动** "年四十而阴气自半，起居衰矣。"年老体衰，或久病耗损，阴血亏虚，阴不制阳，内风动越，上扰脑窍，发为本病。

【诊断】以单侧上下肢瘫痪无力、口眼㖞斜、舌强语塞为主症。后期表现为肢体强直痉急、关节僵硬、活动受限。

1.**肝阳上亢证** 半身不遂，肢体强痉，口眼㖞斜，言语不利，眩晕，头胀痛，面红目赤，心烦易怒，口苦咽干，便秘，尿黄，舌质红或绛，苔黄或黄燥，脉弦数。

2.**风痰阻络证** 半身不遂，肢体拘急，口眼㖞斜，言语不利，肢体麻木，头晕目眩，舌质暗红，苔白腻，脉滑。

3.**痰热腑实证** 半身不遂，肢体强痉，言语不利，口眼㖞斜，腹胀便秘，头晕目眩，口粘痰多，午后面红烦热，舌质红，苔黄腻或黄燥，脉弦滑。

4.**气虚血瘀证** 半身不遂，肢体瘫痪，口眼㖞斜，言语不利，面色无华，气短乏力，偏身麻木，心悸自汗，舌质暗淡或有瘀斑，苔薄白或白腻，脉细缓或细涩。

5.**阴虚风动证** 半身不遂，口眼㖞斜，言语不利，手足心热，肢体麻木，五心烦热，失眠，眩晕耳鸣，舌质红或暗红，苔少或光剥无苔，脉弦细或弦细数。

【治疗】

治则 舒筋通络，行气活血，滑利关节。

部位及取穴 头面部、颈项部、腹部、背腰部、四肢部，百会、印堂、神庭、头维、睛明、太阳、阳白、迎香、地仓、颊车、下关、角孙、风池、风府、桥弓、中府、气海、关元、天枢、肩井、肩贞、肺俞、膈俞、肝俞、胆俞、脾俞、肾俞、命门、尺泽、曲池、手三里、合谷、环跳、血海、委中、阳陵泉、足三里、上巨虚、丰隆、承山、太溪、太冲、行间、内庭、涌泉。

手法 一指禅推法、㨰法、揉法、摩法、拿法、捏法、点法、按法、按揉法、摇法、捻法、搓法、抹法、扫散法、推法、擦法。

操作

（1）基本操作

1）头面颈项部操作　患者取仰卧位。医者用双拇指指腹从印堂穴推抹至两侧太阳穴10~20遍；双拇指指腹自印堂交替直推至神庭10~20遍；点按或按揉百会、印堂、头维、睛明、太阳、阳白、迎香、地仓、颊车、下关穴各0.5~1分钟，"得气"为宜。自前向后扫散两侧头部胆经各10~20遍。患者取坐位。自上而下一指禅推、㨰或拿揉颈项部约3分钟。点按或按揉风池、风府、颈夹脊等穴，"得气"为宜。拿肩井约1分钟。

2）背及下肢部操作　患者取俯卧位。用㨰法沿背部膀胱经循行线至患肢足跟部操作，约3分钟。用一指禅推或拇指按揉背部膀胱经第一侧线，重点施术肝俞、胆俞、膈俞、肾俞穴，时间约5分钟。点按或按揉环跳、阳陵泉、委中、承山等穴，每穴约1分钟，"得气"为宜。捏拿或拿揉患侧下肢约2分钟。后伸腰椎、髋关节等被动活动2~3次。患者取健侧卧位。用㨰法沿足少阳胆经下肢循行部位施术，重点在髋、膝、踝关节部位，时间约3分钟。患者仰卧位，用㨰法、一指禅推法沿足阳明胃经在下肢的循行部位操作，时间约3分钟，重点在髋、膝、踝关节部位。

3）上肢部操作　患者取仰卧位。沿手三阴经在上肢循行线用㨰法、一指禅推法施术约2分钟，重点在肘关节部位。用㨰法、一指禅推法、拇指按揉法沿三阳经在上肢的循行部位施术约2分钟，重点在腕、掌指、指间关节。做肘、腕、掌指、指间关节的屈伸法、摇法。捻指间关节，约3分钟。一指禅推或拇指按揉肩贞、尺泽、曲池、手三里、合谷等穴，每穴约半分钟，"得气"为宜。患者取坐位或健侧卧位。用㨰法在肩周操作约2分钟。用拿法从肩部至腕部施术约2分钟。做肩关节各方向被动活动约1分钟；搓上肢3~5次。

（2）辨证加减

1）肝阳上亢证　①自上而下推桥弓穴，两侧交替，各推20~30遍。②拇指按揉角孙、太冲、行间、太溪等穴，各1分钟，"得气"为宜。③小鱼际直擦双涌泉，透热为度。

2）风痰阻络证　①自上而下掌推背部膀胱经3~5遍。②横擦肺俞、肝俞、脾俞穴，横擦左侧背部脾胃区（左侧背部第7胸椎至第12胸椎之间区域），均以透热为度。③按揉中府、曲池、合谷、丰隆、足三里穴，每穴约1分钟。

3）痰热腑实证　①顺时针方向摩腹约5~10分钟。②按揉天枢、丰隆、足三里、上巨虚、内庭等穴，每穴约1分钟。

4）气虚血瘀证　①直擦背部督脉，横擦肺俞、膈俞、脾俞、肾俞、命门穴，均以透热为度。②用一指禅推或按揉气海、关元、血海等穴，每穴约1分钟。

5）阴虚风动证　①自上而下推桥弓穴，两侧交替，各约20~30遍。②一指禅推或按揉肝俞、胆俞、脾俞、肾俞、太溪等穴，每穴约1分钟。③掌擦腰骶部，直擦双侧涌泉穴，均以透热为度。

【注意事项】

1.推拿治疗本病以促进肢体功能恢复、改善肌力为主，越早治疗（中风后约2周），效果越好。

2.治疗期间患者应配合自主锻炼，但不可过于疲劳。

3.长期卧床者，应注意防止褥疮，保持呼吸道通畅。

4.患者宜调控饮食、调畅情志、避风寒、适劳逸。

5.高血压患者，宜平稳血压。

十、面瘫

面瘫是指由面神经麻痹导致的以口眼㖞斜为主要症状的病证，又称为"口眼㖞斜""面神经麻痹"，俗称"歪嘴巴"。可分为中枢性和周围性面瘫两种。推拿治疗周围性面瘫有较好疗效。

【病因病机】本病是由于正气虚弱，或失血过多，络脉空虚，血不养筋；或风寒之邪侵入阳明、少阳之脉，以致经气阻滞，气血运行不畅；或中风后遗症筋脉失养，肌肉弛缓不收。凡此种种，均可发为本病。

西医学认为周围性面瘫多由于急性非化脓性茎乳突孔内的面神经炎所引起，面部感受寒冷刺激常为诱因；中枢性面瘫多因脑血管疾病或脑肿瘤等原因而发病。

【诊断】主要依据临床表现及既往病史进行诊断。临床以口眼㖞斜为主证。

周围性面瘫常突发一侧面部肌肉板滞、麻木、瘫痪，额纹消失，鼻唇沟平坦，口角㖞向健侧，咀嚼障碍，进食时食物容易嵌在齿颊间，患侧不能皱眉、鼓腮、露齿、吹口哨等。少数患者初期可有耳后部疼痛、同侧舌前2/3味觉减退或消失、听觉过敏等。病程日久，患侧面肌可出现挛缩，口角反牵向患侧。

中枢性面瘫仅表现为脸部下面的肌肉瘫痪，皱额、蹙眉没有障碍，常伴有一侧上下肢体的瘫痪。

【治疗】

治则 舒筋通络、活血化瘀。

部位及取穴 以患侧颜面部为主，健侧为辅；印堂、阳白、睛明、太阳、四白、颊车、迎香、地仓、翳风、风池、合谷。

手法 一指禅推法、揉法、按揉法、拿法、擦法。

操作 患者取仰卧位。医者用大鱼际揉面颊部3分钟。用一指禅推法或按揉法自印堂开始，沿阳白、太阳、四白、睛明、迎香、地仓、颊车顺序施术，往返5~6遍。按揉或拿揉合谷穴1分钟。指擦耳后翳风穴，透热为度。患者坐位。自上而下用一指禅推或拿揉项后部5~6遍。拿揉或按揉风池穴1分钟，"得气"为宜。

【注意事项】

1.推拿治疗周围性面瘫有较好疗效，一般在急性期过后即可进行治疗，能较好促进恢复，缩短病程。

2.面部症状敏感者手法宜轻柔，感觉减退者手法宜稍重。

3.颜面部注意避风寒，用温热水洗脸，避免寒凉刺激。

4.指导患者进行颜面部肌肉锻炼，比如咀嚼、鼓腮、吹气球等。

5.可以配合针灸治疗。

十一、慢性胆囊炎

慢性胆囊炎是由于结石或纤维组织增生等因素所造成的胆囊慢性炎症反应。患者多数有胆囊结石，且常是急性胆囊炎多次发作的结果。本病缺乏典型症状，可有不同程度的右上腹或中上腹部疼痛，伴恶心、呕吐，一般无发热及黄疸。有的患者可无任何症状表现，仅在理化检查或尸检时发现。慢性胆囊炎责之于胆，且与肝、脾、胃、肾相关。属于中医学的"胁痛""胆胀"范畴。

【病因病机】

1.**气滞血瘀** 情志内伤，肝气郁滞不行；或病程日久，气血凝滞；或跌扑闪挫，血溢脉外，气滞血瘀，不通则痛，引发本病。

2.**肝胆湿热** 外湿内侵或湿自内生，湿郁化热，湿热互结侵犯肝胆，肝胆失于疏泄条达，致成本病。

3.**肝郁脾虚** 忧思恼怒，肝气郁结失于疏泄，肝木乘脾，脾失健运，累及胆腑，气机失和，而致发病。

4.**肝阴亏虚** 久病耗伤，或劳欲过度，或其它原因引起的经血亏损，水不养木，肝阴不足，络脉失养，不荣则痛，发为本病。

【诊断】常于进食油腻或精神过度紧张时发病。多表现为胆囊功能紊乱，影响消化，尤以对脂肪类饮食影响为著。上腹部经常闷胀，或右上腹部不适，食欲不佳，常伴胃部灼热感、嗳气等。

1.**气滞血瘀证** 右胁腹部胀痛或刺痛，痛引肩背，痛处固定不移，食欲不振，口苦，胁下或有积块，面色黧黑，右上腹轻度压痛，舌暗红或有瘀斑，苔白或微黄，脉弦或沉涩。

2.**肝胆湿热证** 右胁腹部疼痛，口苦，纳呆，恶心，呕吐，伴发热，黄疸，尿赤，便秘，舌质红，苔黄腻，脉弦数或弦滑。

3.**肝郁脾虚证** 右胁腹部疼痛，脘腹胀满，神疲乏力，食欲不振，便溏，舌淡红，苔薄白，脉细弦或细弱。

4.**肝阴亏虚证** 右胁下隐痛，口干咽燥，心中烦热，头晕目眩，大便秘结，小便短赤，舌质红，苔少，脉细弦而数。

【治疗】

治则 舒肝利胆、通经活络、解郁止痛。

部位及取穴 背部、腹部、胁肋部，日月、章门、期门、厥阴俞、肝俞、胆俞、脾俞、胃俞、肾俞、命门、气海俞、关元俞、膻中、上脘、中脘、气海、血海、阳陵泉、胆囊穴、足三里、丰隆、三阴交、太溪、太冲、丘墟。

手法 㨰法、一指禅推法、摩法、揉法、推法、按法、按揉法、弹拨法、搓法、擦法、振法、点法。

操作

（1）基本操作　患者取俯卧位。医者以滚法、一指禅推法于背部膀胱经自上而下施术2~3分钟。点按、按揉或弹拨厥阴俞、肝俞、胆俞、脾俞、胃俞、气海俞、关元俞穴各约1分钟，"得气"为宜。患者取仰卧位。用轻快的摩法、揉法在右侧季肋部和腹部施术10~15分钟。用一指禅推或按揉日月、章门、期门等穴，每穴约1分钟。按揉阳陵泉、胆囊穴、丘墟穴各约1分钟。搓摩两胁肋部，约2~3分钟。掌擦胁肋部，以透热为度。

（2）辨证加减

1）气滞血瘀证　①多擦两胁肋，以透热为度。②按揉章门、期门、足三里、胆囊穴、血海、太冲等穴，每穴约1分钟。③用推法从膻中沿任脉向下经上脘穴推至气海穴，并由任脉向两侧分推，时间约3分钟。

2）肝胆湿热证　①掌搓右胁肋部约1分钟。②适当延长按揉章门、胆囊穴、肝俞、胆俞、脾俞等穴的时间。③按揉足三里、丰隆、胃俞等穴，每穴约1分钟。

3）肝郁脾虚证　①多搓摩胁肋部。②适当延长按揉肝俞、胆俞、脾俞、太冲等穴的时间。

4）肝阴亏虚证　①按揉血海、足三里、三阴交、太溪等穴，每穴约1分钟。②掌振或指振中脘穴10分钟。③横擦左侧背部脾胃区（左侧背部第7胸椎至第12胸椎区域），横擦肾俞、命门一线，均以透热为度。

【注意事项】

1.若明显结石形成而并发细菌感染者，不宜进行推拿治疗。

2.注意调节饮食，避免暴饮暴食。减少高脂肪、高胆固醇食物的摄入。

3.调畅情志，养成良好的排便习惯，保持胃肠道畅通。

4.预防并积极治疗胆道蛔虫病。

5.适当加强腰背肌功能锻炼。

十二、胃痛

胃痛，是以上腹胃脘部反复发生疼痛为主的消化道病证，又称"胃脘痛"。因疼痛位置靠近心窝部，古人又称"心痛""心下痛"等。常反复发作，久治难愈，上消化道钡餐造影或胃镜检查多有阳性所见。

【病因病机】

1.寒邪客胃　外感寒邪，内客于胃，寒凝不散，阻滞气机，胃阳不展，络脉拘急而痛。

2.饮食伤胃　饮食不节，饥饱无度，或过食肥甘厚味，中阳被遏，食滞胃脘，湿热内蕴，胃失和降而痛。

3.肝气犯胃　抑郁恼怒，气郁伤肝，肝失调达，横逆犯胃，或气郁化火，气机阻滞而痛。

4.脾胃虚弱　劳倦内伤，久病之后，或先天不足，使脾胃阳虚，内寒滋生，或胃阴不足，胃络失于濡养。

【诊断】

1.寒邪客胃证　胃痛暴作，痛处拒按，恶寒喜暖，纳呆口淡，喜热饮，或兼寒热表证，泛吐清水，大便稀溏，小便清长，舌淡，苔薄白，脉弦紧。

2.饮食伤胃证　胃脘胀满而痛，厌食拒按，嗳腐吞酸，呕吐或矢气后痛减，大便不爽，苔厚腻，脉滑或数。

3.肝气犯胃证　每因情志不遂发病，胃脘胀痛，或攻窜作痛，脘痛连胁，嗳气频频，大便不畅，心烦易怒，苔多薄白，脉弦。

4.脾胃虚弱证　胃脘隐隐作痛，喜温喜按，空腹痛甚，食则痛减，神疲乏力，畏寒肢冷，纳少便溏，舌淡苔薄，脉沉细迟。或胃脘灼热隐痛，口干舌燥，烦渴思饮，食少干呕，大便干结，舌红少津，或有裂纹无苔，脉细数。

【治疗】

治则　理气止痛。寒邪客胃者温中散寒；饮食伤胃者消积导滞；肝气犯胃者疏肝理气；脾胃虚弱者健脾和胃。

部位及取穴　胃脘部、胁肋部、背部膀胱经，膻中、梁门、中脘、天枢、气海、关元、章门、期门、膈俞、肝俞、胆俞、脾俞、胃俞、三焦俞、大肠俞、肾俞、命门、八髎穴、足三里、内关、合谷、三阴交、太溪、太冲、阿是穴。

手法　一指禅推法、摩法、滚法、点法、按法、揉法、掐法、弹拨法、擦法、搓法、振法、按揉法。

操作

（1）基本操作　患者取仰卧位。医者用一指禅推法推中脘，同时其余四指于胃脘部行摩法约5分钟。按揉中脘、气海、天枢、足三里、内关，每穴约1分钟。患者俯卧位。用滚法沿背部膀胱经自上而下操作4~5遍。弹拨法沿膀胱经自膈俞至三焦俞，往返4~5遍，并重点按揉膈俞、肝俞、脾俞、胃俞、三焦俞，共约5分钟。

（2）辨证加减

1）寒邪客胃证　①用力点按中脘、脾俞、胃俞及附近阿是穴，共约5分钟。②擦左侧背部（T_7~T_{12}），以透热为度。

2）饮食伤胃证　①顺时针摩腹约2分钟。②加揉梁门、天枢、大肠俞，每穴约1分钟。③用掌横擦八髎穴，以透热为度。

3）肝气犯胃证　①一指禅推膻中、章门、期门，按揉肝俞、胆俞，掐揉合谷、太冲，每穴约1分钟。②掌搓两胁，约1分钟。

4）脾胃虚弱证　①脾胃阳虚可按揉气海、关元、命门，胃阴不足可按揉三阴交、太溪、肾俞，每穴约2分钟。②掌振胃脘部1~2分钟。③横擦左侧背部（T_7~T_{12}）及直擦背腰部膀胱经。

【注意事项】

1.规律饮食，忌食生冷辛辣及不易消化的食物。

2.起居有常，情志调畅。

3.疼痛剧烈难忍或消化道出血者，不宜使用手法治疗。

十三、胃下垂

胃下垂是指由于胃肌层张力低下及胃周围组织迟缓无力，引起胃小弯弧线的最低点降至髂嵴连线以下，导致十二指肠球部向左偏移的的一种疾患，属于中医"胃缓""胃下""中气下陷""痞满"等范畴，是临床上较为常见的消化系统慢性疾病，迁延难愈。

【病因病机】

1.气血不足 饮食不节或饭后剧烈运动伤及脾胃，或先天不足，或产后、病后、过劳耗伤元气，脾胃虚弱，中气下陷，升举无力而致。

2.肝脾不和 七情所伤，肝气郁结，肝木乘土，横逆犯胃，脾胃受损，升降失常、运化失常，生化无源，日久气亏，中气下陷，升举无力而致。

【诊断】

1.气血不足证 腹部隐隐作痛，食后脘腹痞满，腹胀而坠，纳呆，嗳气，形体消瘦，大便时溏时稀，精神不振，头晕乏力，舌质淡，苔白，脉缓无力。

2.肝脾不和证 胃脘胀满，走窜作痛，连及两胁，心烦气躁，嗳气吞酸，大便不畅，舌质暗，苔厚，脉弦细。

【治疗】

治则 补中益气、升阳举陷。气血不足者健脾和胃，肝脾不和者调和肝脾。

部位及取穴 腹部、胁肋部、肩胛部、督脉，百会、膻中、鸠尾、中脘、气海、关元、章门、期门、膈俞、肝俞、脾俞、胃俞、肾俞、气海俞、关元俞、血海、梁丘、足三里、太冲、内关。

手法 一指禅推法、摩法、托法、振法、按揉法、插法、擦法、托法、捏脊法。

操作

（1）基本操作 患者取仰卧位。医者用掌摩法以脐为中心逆时针方向摩腹约5分钟。振法施于脘腹部约2分钟。以掌根着力，自胃下缘向上逆时针推托5次。按揉百会、膻中、鸠尾、中脘、气海、关元、足三里，每穴约1分钟。患者取俯卧位。在肩胛骨内侧缘处用插法持续操作2分钟，反复2次，患者可有胃上提之感。用一指禅推法推脾俞、胃俞、气海俞、关元俞，每穴约1分钟。

（2）辨证加减

1）气血不足证 ①直擦背部督脉，以透热为度。②捏脊3~5遍。③按揉膈俞、肾俞、内关、血海、梁丘，共约5分钟。

2）肝脾不和证 ①按揉章门、期门、肝俞、太冲，每穴约1分钟。②擦两胁肋，以透热为度。

【注意事项】

1.治疗期间宜适当平卧休息，避免过度劳累或剧烈活动。

2.注意饮食调养，不宜暴饮暴食，忌食不易消化的食物及刺激性食物。

3.可进行动作轻缓、负荷较小的运动锻炼，强壮腹肌，增强体质。

4.注意精神放松，维持心情舒畅，忌忧思过度。

十四、呃逆

呃逆是指因胃失和降，上逆动膈，而致喉间呃呃连声，声短而频，难以自止为主要表现的一种症状。俗称"打嗝"，在古代文献中也称为"哕""哕逆"。多数情况下，可偶然发作，为时短暂，可自愈；若持续不断，或因它病引发，则需及时进行治疗，以防对患者的生活或病情造成不良影响。

【病因病机】

1.饮食不当　过食生冷之物或过服寒凉药物，致寒气蓄积于中焦，脾胃阳气受阻，升降失司，气逆动膈；过食温燥辛热之物或过服温补之剂，致燥热内盛，阳明腑实，气失和降而逆冲扰膈。

2.情志不畅　情志不遂，恼怒伤肝，肝失条达，疏泄反常，可致脾胃运化失司。脾无法升清，运化失常，易生痰聚湿；或胃无法降浊，通降失常，皆可气逆携痰浊上扰动膈，导致本病发生。

3.正气亏虚　素体不足、劳倦太过、年高体弱、或久病重病者，肾气虚弱，失于摄纳，气不归元，而致虚气上冲动膈；脾胃虚弱，耗伤中气，胃失和降，皆可发为呃逆。

【诊断】

1.胃中寒冷证　呃声沉缓有力，胸膈及胃脘不舒，遇寒则甚，得温则减，纳差，口淡不渴，舌淡，苔白润，脉迟缓。

2.胃火上逆证　呃声洪亮有力，冲逆而出，口臭烦渴，喜冷恶热，小便短赤，大便秘结，舌红，苔黄或黄燥，脉滑数。

3.气滞痰阻证　呃逆连声，胸胁满闷，脘腹胀满，常因情志不畅、抑郁恼怒而发作或加重，情志转舒则稍缓，或恶心嗳气，头晕目眩，纳呆，或素体肥胖多痰，舌苔薄腻，脉弦而滑。

4.正气亏虚证　呃声低沉无力，气不得续，面色苍白，手足不温，脘腹不舒，不思饮食，困倦无力，或见腰膝酸软，便溏久泻，面色少华，舌淡，苔白润，脉沉细弱。

【治疗】

治则　和胃降逆止呃为主。胃寒者温中祛寒；胃热者泻热通腑；气滞痰阻者降气化痰；正气亏虚者调理中焦，固本培元。

部位及取穴　腹部、胁肋部、腰背部、天突、缺盆、膻中、中脘、气海、关元、天枢、大横、中府、云门、章门、期门、肺俞、膈俞、胃俞、肝俞、大肠俞、命门、内关、足三里、丰隆、内庭。

手法　一指禅推法、滚法、揉法、摩法、点法、掐法、叩法、擦法、搓法、按揉法。

操作

（1）基本操作　患者取仰卧位。医者用一指禅推法推中脘，同时其余四指于腹部行顺时针方向摩法约5分钟。依次按揉缺盆、天突、膻中，共约3分钟。患者俯卧位。沿脊柱两侧膀胱经，用㨰法自上而下操作3遍。拇指点揉膈俞、胃俞，每穴约1分钟。沿督脉自上而下掌叩3遍。掐揉内关，以酸胀为度，每侧约半分钟。按揉足三里，以酸胀为度，每侧约1分钟。

（2）辨证加减

1）胃中寒冷证　①摩揉气海、关元，共约3分钟。②横擦左侧背部（$T_7 \sim T_{12}$），以透热为度。

2）胃火上逆证　①点揉天枢、大横、大肠俞，每穴约1分钟。②拇指掐揉内庭，酸胀为度，每侧约半分钟。

3）气滞痰阻证　①按揉中府、云门、章门、期门、肺俞、肝俞、丰隆各穴，每穴约1分钟。②横擦胸上部，掌搓两胁，均以透热为度。

4）正气亏虚证　①直擦督脉，以透热为度。②捏脊3遍。③按揉命门、关元各穴，每穴约1分钟。

【注意事项】

1.进食不宜过快过猛，忌食生冷辛热之品。

2.注意保暖，避免感受风寒。

3.调畅情志，少思静养。

4.积极治疗原发性疾病，防止出现继发顽固性呃逆。

十五、腹泻

腹泻又称泄泻，是指排便次数增多，粪便稀薄，甚至泻出如水样为主症的一种病证。古有"濡泻""洞泻""飧泄""注泻""下利""泄泻"等名称。本病一年四季均可发生，尤以夏秋两季为多见。主要病变在于脾胃与大小肠。肠道传染引起的急性腹泻不在本篇论述。

【病因病机】

1.外因

（1）感受外邪　外邪引起的腹泻，以寒、湿、暑、热邪气伤及脾胃为常见，其中尤以湿邪较为多见。由于脾喜燥恶湿，外来湿邪，最易困阻脾阳，致脾失健运，脾胃升降失司，清浊不分，水食相夹并走大肠。故有"无湿不成泻"之说。

（2）饮食所伤　饮食不节或过食肥甘，伤及脾胃，宿食内停，影响脾胃之运化；或多食生冷，误食不洁之物，损伤脾胃，水谷精微不能输布，水湿内停，清浊不分而发生泄泻。

2.内因

（1）情志失调　素体脾胃虚弱，加之情志影响，忧思恼怒则伤脾，致使脾胃气机失调；恼怒伤肝，肝气郁结，横逆犯脾，脾失运化而成泄泻。

（2）脾肾阳虚　脾主运化，全赖脾阳之推动，若脾阳不振则不能运化精微，以至水谷停滞，并入大肠而泄泻；泄泻日久不愈，损伤肾阳，即所谓"由脾及肾"。肾阳受损又可影响脾阳之不足，致脾肾阳虚，则泄泻缠绵不止。

【诊断】根据病因可知湿盛和脾虚为形成腹泻的主因，而两者又相互影响，互为因果。一般而言，湿盛多为急性腹泻，脾虚多为慢性腹泻。

1.急性腹泻

（1）湿邪侵袭证　发病急骤，大便稀薄或夹粘液，每日数次或者十余次，腹痛肠鸣，肢体酸痛，苔白腻或黄腻，脉濡或滑数。

（2）食滞胃肠证　有暴饮暴食或不洁饮食史。发病突然，脘腹胀痛，泻下粪便臭如败卵，泻后痛减，嗳腐吞酸，舌苔厚腻，脉滑。

2.慢性腹泻

（1）脾胃虚弱证　大便时溏时稀，完谷不化，反复发作，稍食油腻则大便次数增多，食欲不振，舌淡，苔白，脉缓弱。

（2）脾肾阳虚证　多发作于黎明之前，脐周作痛，肠鸣即泻，泻后痛缓，腹部畏寒，腰酸肢冷，舌淡，苔白，脉沉细。

（3）肝气乘脾证　泄泻多因精神因素，情绪波动而诱发。平时可有腹痛肠鸣，胸胁痞满，嗳气食少，苔薄，脉弦细。

【治疗】

治则　和肠止泻。

部位及取穴　腹部、胁肋部、背部、腰部、骶部，中脘、气海、关元、脾俞、胃俞、肾俞、大肠俞、命门、八髎、章门、期门、肝俞、胆俞、膈俞、太冲、足三里。

手法　一指禅推法、摩法、滚法、按揉法、擦法、揉法、振法。

操作

（1）基本操作

1）腹部操作　患者取仰卧位。医者用一指禅推法由中脘开始向下移至气海、关元，往返操作3~5遍；用掌摩法逆时针摩腹约5分钟。

2）背部操作　患者取俯卧位，用滚法沿脊柱两侧膀胱经从脾俞到大肠俞，3~5遍。按揉脾俞、胃俞、大肠俞，每穴约1~2分钟。在腰部用擦法治疗，以透热为度。

（2）辨证加减

1）湿邪侵袭证　①按揉风池、风府、肩井、曲池、外关、合谷穴，每穴约1分钟。②横擦大椎、脾俞、胃俞，以透热为度。

2）食滞肠胃证　①用掌摩法顺时针方向摩腹约2分钟。②适当延长按揉脾俞、胃俞的时间。

3）脾胃虚弱证　①指揉气海、关元、足三里穴，每穴约2分钟，气海穴治疗的时间可以适当延长。②用掌摩法逆时针方向摩胃脘部约2分钟。往下至腹部时，则按顺时针方向进行。③掌振中脘穴1分钟。

4）脾肾阳虚证　①揉气海、关元穴，每穴约3分钟。②直擦背部督脉，横擦腰部肾俞、命门及骶部八髎穴，以透热为度。

5）肝气乘脾证 ①揉两侧章门、期门穴，每穴约6分钟。②斜擦两胁，以两胁微热为度。③揉肝俞、胆俞、膈俞及太冲穴。

【注意事项】

1.在肠道传染病控制季节（一般在5~10月），急性泄泻者必须到肠道门诊就诊，在排除肠道传染病后才能推拿治疗。

2.注意胃腹部保暖，饮食、生活要有节律，不过度劳累。

3.泄泻期间要注意水分的补充，少食多餐，避免生冷，禁食荤腥油腻之物。

4.对胃肠神经官能症患者，尤需注意掌握心理因素，因势利导。

5.病情严重者，应配合中药及其他综合治疗。

十六、便秘

便秘是指大便秘结不通，排便时间延长，每周排便次数少于3次，或长期无便意，或虽有便意，而排便困难的一种常见病证，临床可见于多种病证中。本症主要由于大肠传导功能失常，粪便在肠内停留时间过久，水分被过量吸收而使粪质干燥、坚硬所致。多见于中老年人群。长期便秘，可导致痔疮或肛裂。

【病因病机】

1.胃肠燥热 素体阳盛，或饮酒过度，嗜食辛热厚味，以致胃肠积热；或热病之后，津液耗伤，导致肠道燥热，津液失于输布而不能下润肠腑，于是大便干结，难于排出。

2.气机郁滞 情志不舒，肝气郁结，脾气不升，胃失通降；肺气不足，肃降无力，肺与大肠相表里，致使大肠传导失司。气机郁滞，胃肠传导无力，糟粕内停，不得下行而成便秘。

3.气血亏损 病后体虚，劳倦内伤，或年老体弱，气血不足，大肠传送无力，便出艰难；血虚则津枯，不能下润肠腑，而致大便干燥，排出不畅，甚至秘结不通。

4.阴寒凝结 阳虚体质或年老体衰，阳气不足，温煦无力，阴寒内生，凝滞肠胃而致大便艰难。

【诊断】

1.胃肠燥热证 大便干结，小便短赤，面红身热或微热，口干口臭，心烦，舌红、苔黄或黄燥，脉滑数。

2.气机郁滞证 大便秘结，欲便不得，嗳气频作，胁腹痞满，甚则腹中胀痛，食少纳呆，舌苔薄腻，脉弦。

3.气血亏虚证 大便不畅，临厕努挣，便后汗出短气，便下并不干结，舌淡、苔薄，脉虚弱，为气虚便秘；大便秘结，面色少华，头晕目眩，心悸，唇舌淡、脉细，为血虚便秘。

4.阴寒凝结证 大便艰涩，难以排出，小便清长，面色㿠白，四肢欠温，喜热恶寒或腹中冷痛，腰脊酸冷，舌淡、苔白，脉沉迟。

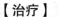

【治疗】

治则　和肠通便、调理气机。胃肠燥热者，宜清热降浊；气机郁滞者，宜疏肝理气；气血亏损者，宜健脾和胃、调和气血；阴寒凝结者，宜温阳散寒。

取穴及部位　腹部、胁肋部、背部、腰部，中脘、天枢、大横、肝俞、脾俞、肾俞、大肠俞、八髎、肺俞、膈俞、足三里、支沟、曲池、下巨虚、中府、云门、膻中、章门、期门、命门。

手法　一指禅推法、摩法、㨰法、按揉法、擦法、捏脊法、推法。

操作

（1）基本操作

1）腹部操作　患者取仰卧位。医者用一指禅推法推中脘、天枢、大横穴各约1分钟。顺时针方向摩腹约5分钟。

2）背部操作　患者取俯卧位。用一指禅推法或㨰法沿脊柱两侧从肝俞、脾俞到八髎穴往返施术，3~5遍。揉肾俞、大肠俞、八髎穴各约1分钟。

（2）辨证加减

1）胃肠燥热　①按揉足三里、大肠俞、支沟、曲池各约1分钟。②推足阳明胃经，从足三里向下推至下巨虚，3~5分钟。

2）气机郁滞　①按揉胸部的中府、云门、膻中、章门、期门；背部的肺俞、肝俞、膈俞各约1分钟。②斜擦两胁，以透热为度。

3）气血亏虚　①横擦肩背部及骶部八髎穴，均以透热为度。②按揉足三里、脾俞穴各约1分钟，可配合捏脊三遍。

4）阴寒凝结　①横擦肩背部及腰部肾俞、命门及骶部八髎穴，均以透热为度。②直擦背部督脉，以透热为度。

【注意事项】

1.推拿手法治疗应于饭后两小时后实施。

2.适当食用粗纤维食品，少食煎炒辛辣食物，忌过度饮酒。多食水果、蔬菜。

3.养成定时排便的习惯。

4.便秘是由多种原因引起的，治疗须审证求因。

5.指导患者保持精神舒畅，进行适当的活动和配以食疗，如黑芝麻、胡桃肉、松籽仁等份研细加蜜糖冲服，对阴血亏损的便秘颇有效。

十七、癃闭

癃闭是以小便量少，点滴而下，甚则小便闭塞不通为主要症状的一种疾病。其中，"癃"指小便不畅，点滴而短少，病势较缓者；"闭"指小便闭塞，点滴不通，病势较急者。二者均为排尿困难，只有程度上的轻重之分，故多合称为癃闭。

【病因病机】

1.膀胱湿热　下阴不洁，湿热之邪上犯膀胱，或中焦湿热不解，下注膀胱，或肾热下移膀胱，湿热阻滞，气化不利，小便不通而致癃闭。

2.肺热壅盛 湿热毒邪犯肺，热壅于肺，肺失肃降，水道通调失司，不能下输膀胱而致癃闭。

3.肝气郁滞 肝气郁结，失于疏泄，三焦水液运行失调，水道通调受阻而致癃闭。

4.肾阳不足 年老体弱或久病体虚，肾阳不足，命门火衰，不能温煦鼓舞膀胱气化而致癃闭。

5.尿道阻塞 跌扑损伤或局部手术等原因引起结石肿块，瘀血败精，阻塞尿道导致癃闭。

【诊断】

1.膀胱湿热证 小便点滴不通，或量极少而短赤灼热，小腹胀满，口苦口黏，或渴不欲饮，或大便不畅，舌红，苔黄腻，脉数。

2.肺热壅盛证 小便点滴不通，或点滴不爽，呼吸急促，咽干咳嗽，烦渴欲饮，舌红，苔薄黄，脉数。

3.肝气郁滞证 小便不畅或不通，胁腹胀满，情志抑郁，多烦善怒，舌红，苔薄黄，脉弦。

4.肾阳不足证 小便不通或滴沥不爽，排出无力，面色㿠白，神气怯弱，腰膝酸软，畏寒肢冷，舌淡，苔白，脉沉细迟弱。

5.尿道阻塞证 小便点滴而下，或尿如细线，甚则阻塞不通，小便胀满疼痛，舌紫暗或有瘀点，脉涩。

【治疗】

治则 疏利气机、通利小便。膀胱湿热者清利湿热，肺热壅盛者清热宣肺，肝气郁滞者疏肝理气，肾阳不足者温肾益气，尿道阻塞者行瘀散结。

部位及取穴 前胸上部、胁部、小腹部、大腿内侧部、背部、腰骶部，中府、云门、章门、期门、气海、关元、水道、中极、曲骨、膈俞、肝俞、胆俞、三焦俞、志室、肾俞、命门、膀胱俞、秩边、八髎、髀关、足五里、委阳、阴陵泉、三阴交、太冲、曲池、合谷、太渊。

手法 摩法、揉法、按揉法、推法、一指禅推法、擦法、搓法。

操作

（1）基本操作 患者取仰卧位。医者顺时针方向掌摩小腹部，约5分钟。用一指禅推或按揉气海、关元、中极、曲骨穴各约1分钟。指按揉髀关、足五里、阴陵泉、三阴交穴各约1分钟。掌摩、揉两大腿内侧，每侧约3分钟。患者俯卧位。掌推背部膀胱经，重点在腰骶部，时间约2分钟。

（2）辨证加减

1）膀胱湿热证 ①指按揉膀胱俞、肾俞、委阳穴各约1分钟。②擦腰部膀胱经，以透热为度。③横擦八髎穴，以透热为度。

2）肺热壅盛证 ①掌横擦前胸上部及后背，均以透热为度。②指按揉中府、云门、曲池、合谷、太渊穴，每穴约1分钟。

3）肝气郁滞证　①指按揉章门、期门、太冲穴各约1分钟。②用掌擦法在肝俞、胆俞做横擦法，以透热为度。③搓两胁约1分钟。

4）肾阳不足证　①用一指禅推肾俞、命门穴各约1分钟。②横擦腰骶部，以透热为度。

5）尿道阻塞证　①指按揉肾俞、膈俞、志室、三焦俞、膀胱俞、水道、秩边穴各约1分钟。②横擦腰骶部，以透热为度。

【注意事项】

1.明确诊断，予以针对性的治疗，病情出现变化时，须及时对症处理。

2.患者应保持心情舒畅，切忌忧思烦扰。

3.养成良好的习惯，积极锻炼身体，勿忍尿、过食肥甘辛辣及酗酒等。

4.推拿手法宜轻柔，尤其是面对老年人及体弱患者时，应以患者耐受为度。

十八、遗精

遗精是指不因性生活而精液自行遗泄的一种病证。有梦而遗精者称为梦遗，无梦甚至清醒状态下遗精者称为滑精。遗精有生理性和病理性之分，青壮年无性生活者偶有遗精，不引起其他不适，多为精满自溢之表现，属生理性遗精；无性生活男性每周遗精2次以上，或有性生活男性不因性生活而每周遗精1次以上，且伴有身体不适者，属病理性遗精。

【病因病机】

1.**阴虚火旺**　劳神思虑过度，或意淫劳伤，或情志失调，心阴被灼，阴不制阳，心阳独亢，心肾不交，夜寐心神不守而淫梦泄精，久之则进一步伤及肾水，肝肾之相火扰动精室，致使精液应梦而遗泄。

2.**心脾两虚**　劳思忧虑过度，劳伤心脾，心脾俱虚，气虚不能摄精，而致精液自行遗泄。

3.**肾虚不固**　先天不足，下元虚亏，或后天失养，房事过度，纵欲无度，均可致肾虚不藏，精关不固而发生精液自行遗泄。

4.**湿热下注**　素体脾胃虚弱，或过食醇酒厚味肥腻之品，损伤脾胃，脾失健运，湿浊内生，蕴积而生热，湿热下扰精室，致使精液自行遗泄。

【诊断】

1.**阴虚火旺证**　遗精，神疲乏力，五心烦热，失眠多梦，心悸口干，头晕耳鸣，小便短赤，舌红少苔，脉细数。

2.**心脾两虚证**　梦中遗精，或劳则遗精，精液清稀，失眠多梦，头晕目眩，心悸健忘，面色萎黄，神疲倦怠，食少便溏，舌淡苔白，脉细弱。

3.**肾虚不固证**　遗精频繁发作，甚则滑精，精神不振，自汗频频，面色少华，畏寒肢冷，头晕目眩，失眠健忘，腰膝酸软，夜尿频多，舌淡苔白，脉沉细。

4.**湿热下注证**　遗精频作，甚则小便时有少量精液流出，阴部瘙痒有异味，小便黄赤，大便粘滞不爽，或见口舌生疮，脘腹痞闷，舌红苔黄腻，脉濡数。

【治疗】

治则 益肾固精。阴虚火旺者滋阴清热；心脾两虚者养心健脾；肾虚不固者温阳补肾；湿热下注者清热利湿。

部位及取穴 腹部、背部、腰骶部，神阙、气海、关元、中极、心俞、脾俞、胃俞、肾俞、三焦俞、命门、志室、八髎、膀胱俞、曲池、曲泽、中脘、内关、神门、足三里、阴陵泉、三阴交、太溪、涌泉。

手法 摩法、揉法、一指禅推法、振法、滚法、按揉法、擦法。

操作

（1）基本操作 患者取仰卧位，屈髋屈膝。医者掌摩小腹部约5分钟。掌根揉腹部脐周约3分钟，以脐下有温热感为宜。一指禅推或按揉气海、关元、中极穴各约1分钟。掌振关元穴5分钟，以小腹部有明显热感为宜。患者取俯卧位。滚腰骶部膀胱经约5分钟。按揉肾俞、命门、八髎穴各约1分钟。手掌横擦腰骶部八髎穴，透热为度。

（2）辨证加减

1）阴虚火旺证 ①按揉内关、神门、曲池、曲泽、三阴交、太溪穴各约1分钟。②小鱼际直擦涌泉穴，透热为度。

2）心脾两虚证 ①按揉心俞、脾俞、胃俞、中脘、内关、足三里穴各约1分钟。②手掌横擦左侧背部脾胃区（第7胸椎至第12胸椎之间），透热为度。

3）肾虚不固证 ①按揉肾俞、志室、三阴交、太溪穴各约1分钟。②直擦背部督脉，直擦肾俞、命门一线，均以透热为度。

4）湿热下注证 ①按揉三焦俞、膀胱俞、曲池、曲泽、阴陵泉、三阴交穴各约1分钟。②掌根按揉下腹部3分钟。

【注意事项】

1.明确诊断，予以针对性的治疗。

2.节制房事，讲究精神卫生，戒除手淫习惯。

3.思虑有度，不可过度劳伤心神。

4.养成良好的饮食习惯，不宜过食肥甘厚腻之品。

5.消除心理负担，被褥不宜过厚、过暖，坚持体育锻炼。

十九、阳痿、早泄

阳痿是指阳事不举，或临房举而不坚之病证。早泄是指男性性交前或性交刚开始即发生射精的病证。两者在病因病机上颇有相似之处，故一并论述。

【病因病机】

1.**命门火衰** 房劳过度，或少年误犯手淫，精气亏虚，命门火衰，而致阳事不举。

2.**心脾两虚** 思虑忧郁，损伤心脾，气血不足，宗筋失养，而致阳痿。

3.**湿热下注** 醇酒厚味，损伤脾胃，湿浊内生，蕴而化热，流注于下，宗筋弛缓，以致阳痿。

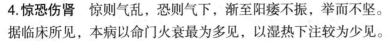

4.惊恐伤肾　惊则气乱，恐则气下，渐至阳痿不振，举而不坚。

据临床所见，本病以命门火衰最为多见，以湿热下注较为少见。

【临床表现】

1.命门火衰证　阳事不举，精薄清冷，头晕耳鸣，目眩，精神萎靡，面色㿠白，腰膝无力，畏寒肢冷，舌质淡，苔白，脉沉细。

2.心脾两虚证　阳事不举，精神不振，夜寐不安，面色不华，食少纳呆，舌质淡，苔薄腻，脉细。

3.湿热下注证　阴茎萎软，勃而不坚，阴囊潮湿臊臭，小便黄赤，余沥不尽，舌质红，苔黄腻，脉濡数。

4.惊恐伤肾证　阳痿不振，举而不坚，胆怯多疑，心悸失眠，苔薄腻，脉弦细。

【治疗】

治则　益肾壮阳。命门火衰者，治以温肾壮阳；心脾两虚者，治以补养心脾；湿热下注者，治以清热利湿；恐惧伤肾者，治以补肾宁神。

取穴及部位　下腹部、腰背部、大腿内侧，神阙、气海、关元、中极、心俞、脾俞、肾俞、命门、腰阳关、三阴交、八髎、内关、足三里、血海、天枢、丰隆、阴陵泉、大肠俞、膀胱俞、神门、大陵、阳陵泉。

手法　揉法、一指禅推法、拿法、擦法、按揉法、抹法、振法、揉法、摩法。

操作

（1）基本操作

1）腹部操作　患者取仰卧位。医者用掌根揉神阙穴5分钟左右。用一指禅推法推气海、关元、中极穴各约2分钟。用掌振下腹部约1分钟。

2）背腰部操作　患者取俯卧位。指揉心俞、脾俞、肾俞、命门穴各1~2分钟。擦腰阳关穴，以透热为度。

3）下肢部操作　指揉三阴交穴约2分钟。拿大腿内侧肌肉3~5分钟。

（2）辨证加减

1）命门火衰证　①指按揉肾俞、命门穴各约5分钟。②直擦督脉及脊柱两侧膀胱经，横擦肾俞、命门、八髎穴，均以透热为度。

2）心脾两虚证　①指按揉内关、足三里、血海穴各约1~2分钟。②指揉心俞、脾俞穴各约5分钟。

3）湿热下注证　①指揉天枢、丰隆、足三里、阴陵泉、大肠俞、膀胱俞穴各1~2分钟。②掌摩下腹部约5分钟。

4）惊恐伤肾证　①分抹前额10余次。②指揉神门、大陵、阳陵泉穴各1~2分钟。

【注意事项】

1.本病多属功能性，治疗时辅以心理治疗。

2.注意劳逸结合，适当参加体育锻炼。

3.保持规律生活，戒除烟酒，适当加强营养。

二十、消渴

消渴病是以多饮、多食、多尿、乏力、消瘦，或尿有甜味为主要临床表现的一种病证。

【病因病机】

1.肺热津伤 饮食不节，辛辣香燥，损伤脾胃，致脾胃运化失司，积热内蕴，化燥伤津，燥热在肺，发为消渴。

2.胃热炽盛 情志失调，饮食不节，以致郁久化火，火热内燔，消灼肺胃阴津而发为消渴。

3.肾阴亏虚 房事不节，劳欲过度，肾精亏损，虚火内生，则火因水竭益干，终致肾虚肺燥胃热俱现，发为消渴。

4.禀赋不足 先天禀赋不足，是引起消渴病的重要内在因素。

【诊断】

1.上消证 口干舌燥，烦渴多饮，舌尖红，苔薄黄，脉数。

2.中消证 胃中嘈杂，多食善饥，烦热，汗多，形体消瘦，大便干结，小便量多、浑黄，苔黄而燥，脉数。

3.下消证 小便频数，量多、浑浊，渴而多饮，头晕，视物模糊，颧红，虚烦，多梦，遗精，腰膝酸软，皮肤干燥，全身瘙痒，舌红，少苔，脉细数。

4.阴阳两虚 小便频数，浑浊如膏，面色黧黑，憔悴，耳轮焦干，腰膝酸软，四肢乏力欠温，性欲减退，舌干，苔白，脉沉细无力。

【治疗】

治则 调理脏腑、清热润燥、养阴生津。

部位及穴位 腹部、脊柱两侧足太阳膀胱经、膻中、鸠尾、梁门、中脘、建里、神阙、天枢、气海、关元、中极、期门、章门、华佗夹脊、心俞、肺俞、膈俞、肝俞、脾俞、肾俞、命门、三阴交、太溪、涌泉。

手法 按揉法、一指禅推法、点揉法、点法、按法、擦法、摩法。

操作

（1）基本操作 患者取仰卧位。医者用掌按揉法和掌摩法在腹部操作约5分钟。用拇指按揉或一指禅推法推膻中、鸠尾、中脘、梁门、期门、章门、神阙、气海、关元、天枢、中极穴各约1分钟。患者坐位。用手掌着力，自上向下反复按揉腰脊柱两侧华佗夹脊穴和足太阳膀胱经3~5遍。患者俯卧位。双手拇指着力，反复点揉脊柱两侧华佗夹脊穴及膀胱经五脏六腑背俞穴。

（2）辨证加减

1）烦渴多饮者 ①用拇指按揉左梁门、左章门、心俞、肝俞、脾俞、肺俞、膈俞穴各约半分钟。②点或按三阴交穴约1分钟。③擦涌泉，以透热为度。

2）饮多食多者 用拇指按揉中脘、建里穴各2~3分钟。

3）多尿者 ①用掌按揉气海、关元穴约3分钟。②用拇指按揉三阴交、太溪穴各约1

分钟。③擦肾俞、命门穴，以透热为度。

【注意事项】本方法适用于治疗轻中型糖尿病，对于胰岛素依赖型（重型）糖尿病或合并有并发症的患者，应配合胰岛素及其他疗法治疗。

二十一、郁证

郁证是由于情志不舒，气机郁滞所致，以心情抑郁、情绪不宁、胸部满闷、胁肋胀痛，或易怒喜哭，或咽中如有异物梗阻等证为主要临床表现的一类病证。其病机主要为肝失疏泄、脾失健运、心失所养及脏腑阴阳气血失调。病位在肝，但亦可涉及心、脾、肾。

【病因病机】

1.情志失调　七情过极，或刺激过于持久，肝失条达，肝气郁结。郁久化火，则为火郁；气滞血瘀则为血瘀；忧思过度伤脾，脾失健运，食滞不消而蕴湿、生痰、化热，可发展为食郁、湿郁、痰郁、热郁。

2.体质因素　素体肝旺，或体质素虚，复加情志刺激，肝气乘脾，脾失健运，生化乏源，气血不足，心脾两虚；郁久化火，暗耗营血，伤及肾阴，而致阴虚火旺。

【诊断】

1.肝气郁结证　精神抑郁，情绪不宁，胸闷，胁肋胀痛，脘闷嗳气，善太息，不思饮食，大便不调，苔薄腻，脉弦。

2.气郁化火证　烦躁易怒，胸胁胀满，口苦而干，目赤，耳鸣，或嘈杂吞酸，大便秘结，舌质红，苔黄，脉弦数。

3.痰气郁结证　精神抑郁，胸闷胁胀，咽中不适如有物梗阻，咽之不下，咯之不出，苔白腻，脉弦滑。

4.心神失养证　精神恍惚，心神不安，多疑易惊，悲忧善哭，喜怒无常，多见于女性，常因精神刺激而诱发，舌质淡，脉弦。

5.心脾两虚证　多思善疑，头晕神疲，倦怠乏力，心悸胆怯，失眠健忘，纳呆食少，面色不华，舌质淡，苔薄白，脉细。

6.阴虚火旺证　心悸，眩晕，少寐多梦，健忘，耳鸣，心烦易怒，口燥咽干，或遗精，腰膝酸软，妇女则月经不调，舌质红少津，脉细数。

【治疗】

治则　理气开郁、调畅气机、怡情易性。肝气郁结者，治以疏肝解郁，理气畅中；气郁化火者，治以疏肝解郁，清肝泻火；痰气郁结者，治以行气开郁，化痰散结；心神失养者，治以滋阴养血，养心安神；心脾两虚者，治以健脾养心，补益气血；阴虚火旺者，治以滋阴清热，补心安神。

部位及取穴　腹部、胁肋部、背部、下肢部，百会、天突、膻中、中脘、章门、期门、心俞、膈俞、肝俞、胆俞、脾俞、胃俞、三焦俞、肾俞、内关、神门、阳陵泉、足三里、丰隆、三阴交、太溪、太冲、行间、涌泉。

手法　㨰法、一指禅推法、按揉法、搓法、摩法、擦法、点法、按法、勾点法、抹法、揉法、拿法。

操作

（1）基本操作　医者用㨰法于脊柱两侧足太阳膀胱经操作约5分钟。用一指禅推法推肝俞、脾俞、胃俞，每穴约2分钟。用拇指按揉肝俞、胆俞、太冲、行间、章门、期门，每穴约1分钟。搓胁肋约1分钟。顺时针方向摩腹部约3分钟。

（2）辨证加减

1）肝气郁结证　①用掌横擦上背部，约1分钟。②点或按肝俞、胆俞，每穴约2分钟。

2）气郁化火证　①点或按太冲、行间、三焦俞、阳陵泉，每穴约1分钟。②用拿法施于大腿内侧肌肉，约2分钟。

3）痰气郁结证　①用拇指按揉足三里、中脘、丰隆，每穴约1分钟。②用勾点法勾点天突穴约1分钟。③自天突至膻中掌抹3~5遍。

4）心神失养证　①用拇指按揉心俞、神门、脾俞、胃俞、足三里，每穴约1分钟。②拿下肢内侧和前侧的肌肉，约5分钟。③横擦心俞、膈俞，以透热为度。

5）心脾两虚证　①用拇指按揉心俞、内关、脾俞、胃俞、足三里，每穴约1分钟。②用掌揉中脘穴3分钟左右。③横擦脾俞、胃俞，以透热为度。

6）阴虚火旺证　①用拇指揉肾俞、太溪、三阴交、百会，每穴约1分钟。②擦涌泉穴，以透热为度。

【注意事项】

1.患者宜调整好心态，调节情绪。

2.适当参加体育锻炼，可减轻症状。

3.医者应同时做好患者的心理工作，解除情志致病的因素。

二十二、慢性疲劳综合征

慢性疲劳综合征是一种以长期疲劳为突出表现，同时伴有记忆力减退、发热恶寒、头痛、咽喉痛、肌肉关节疼痛、食欲不振、神志恍惚、失眠、抑郁等多种躯体及精神神经症状的一组证候群。其基本特征为休息后不能缓解，并持续6个月以上，体检和常规实验室检查一般无异常发现。目前多认为是脑力和体力过度疲劳、饮食起居不规律、工作压力和生活压力过大等多种因素，导致人体神经、内分泌、免疫等多系统的功能调节失常而表现的综合征。本病属中医学的"虚劳""五劳"等范畴。

【病因病机】

1.**心虚证**　先天禀赋不足，久病过劳，思虑过度等，使心气不足，心阳受损，阴血亏耗，致运血乏力，心神失养而发本病。

2.**脾虚证**　脾主运化，饮食不节，思虑过劳，耗伤脾气，气血生化无源，经脉不充，肢体失养而发本病。

3.**肝气郁滞证**　心胸狭窄，承受压力过大，精神抑郁，肝气郁滞，肝失疏泄而发本病。日久失治或加房劳过度，精气耗伤而致肝肾阴虚。

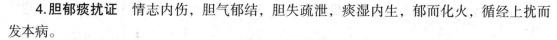

4.胆郁痰扰证　情志内伤，胆气郁结，胆失疏泄，痰湿内生，郁而化火，循经上扰而发本病。

【诊断】

1.心虚证　倦怠嗜卧，少气懒言。心气虚则兼心悸，胸闷气短，形寒肢冷，头痛隐隐反复发作，遇劳更甚，舌淡，苔白，脉虚无力；心血虚者兼有面色苍白，多梦易醒，头昏眼花，心悸健忘，思维混乱，不耐思虑，手足麻木，舌淡，脉细弱。

2.脾虚证　神疲乏力，四肢倦怠，不耐劳作，肌肉酸痛。脾气虚则兼有面色萎黄，纳呆，脘腹作胀，少气懒言，面浮肢肿；脾阳虚则兼有畏寒肢冷，肢体困重，嗜睡，纳呆，腹胀，便溏，舌淡胖，苔白，脉沉无力。

3.肝气郁滞证　疲倦乏力，抑郁易怒，胸胁胀满疼痛，善太息，女性伴有月经不调或痛经，病情常随情绪而起伏。肝郁化火者可见目眩头痛，暴躁易怒，咽干口苦，大便干结，舌红，苔黄，脉弦数；肝肾阴虚者可见头晕头痛，失眠健忘，心烦易怒，耳鸣耳聋，腰膝酸软，关节隐痛，五心烦热，眼睛干涩或视物模糊，阳痿，遗精，舌红，少苔，脉弦细或细数。

4.胆郁痰扰证　倦怠乏力，头疼目眩，耳鸣，胸胁胀闷，烦躁不安，善太息，口苦，不寐，舌红苔黄腻，脉弦滑数。

【治疗】

治则　调和气血、调整脏腑。心气虚者，治宜补气养心；心血虚者，治宜补血安神。脾气虚者，治宜健脾益气；脾阳虚者，治宜温肾健脾。肝郁气滞者，治宜舒肝理气；兼有肝阳上亢者，治宜镇肝潜阳；兼肝肾阴虚者，治宜补肾柔肝。胆郁痰扰者，治宜清肝利胆、化痰开窍。

部位及取穴　头面部、胸腹部、腰背部、骶部、四肢部，囟门、迎香、人中、承浆、风池、桥弓、膻中、中脘、天枢、气海、关元、章门、期门、大椎、肺俞、心俞、膈俞、肝俞、胆俞、脾俞、胃俞、三焦俞、八髎、内关、神门、阳陵泉、足三里、丰隆、太冲。

手法　拿法、抹法、击法、擦法、摇法、捻法、搓法、抖法、拍法、扫散法、一指禅推法、摩法、按揉法、推法、揉法。

操作

（1）基本操作

1）头面及颈项部操作　患者取坐位。医者拿头五经3~5遍。用拇指推桥弓穴10~15次，两侧交替进行。用抹法分抹前额、眉弓、上眼眶、眼球、下眼眶及迎香、人中、承浆穴，反复3~5遍。用扫散法在头颞部操作，每侧30~50下，两侧交替进行。

2）躯干部操作　患者取仰卧位。用掌擦法横擦胸前上部，以透热为度。患者俯卧位。用掌擦法横擦背部、腰骶部，均以透热为度。

3）上肢部操作　患者取坐位。用掌擦法自腕部沿手三阴经向上作直线往返擦法，同样沿上肢背面手三阳经向上作直线往返擦法，均以透热为度。用拿法从三角肌开始，经上臂肱二、三头肌、前臂到腕部分别拿捏，时间约3分钟。用肩关节摇法顺、逆时针方向摇肩关节，各3~5遍。用捻法分别捻五指约2分钟。用搓法搓上肢，再用抖法抖上肢，各约半分钟。

4）下肢部操作　患者取仰卧位。用掌擦法自踝部由下向上沿小腿内侧至大腿根部直线往返擦足三阴经，然后自踝部由下向上沿小腿外侧至髋部擦足三阳经，均以透热为度。拿下肢，往返3~5次。用摇法摇膝关节和髋关节各3~5次。用拍法拍击大腿及小腿，往返3~5次。搓两下肢，抖两下肢，各约半分钟。

5）结束　患者取坐位。用掌根击法弹性击打囟门穴，拳背击法击打大椎、八髎穴，用力稍重，各三次。

（2）辨证加减

1）心虚证　①用一指禅推法推膻中穴约2分钟。②用拇指按揉心俞、肺俞、神门、内关，每穴约1分钟。

2）脾虚证　①用掌摩法和掌揉法顺时针方向摩、揉上腹部，约5分钟。②用一指禅推法推中脘、天枢、关元、气海、足三里穴各约1分钟。③用拇指按揉脾俞、胃俞穴，每穴约1分钟。④用掌擦背部左侧膀胱经第一侧线的膈俞穴至三焦俞，以透热为度。

3）肝气郁滞证　①用掌分推法分推腹阴阳，约10~15次。②用一指禅推法推风池、章门、期门穴、阳陵泉、太冲穴，每穴约1钟。③用拇指按揉肝俞、胆俞穴，每穴约1分钟。

4）胆郁痰扰证　①用全掌分推法分推腹阴阳，约10~15遍。②用掌摩法顺时针摩上腹部，约3分钟。③用一指禅推法推阳陵泉、丰隆，每穴约2分钟。④用拇指按揉胆俞、肝俞穴，每穴约1分钟。

【注意事项】

1.保持良好心态，平衡饮食，摒弃不良嗜好。

2.适当运动，确保充足的睡眠。

3.内功推拿对慢性疲劳综合征的治疗疗效明显。临床采用以常规操作为主，加以辨证施治。

二十三、痹证

痹证是指正气不足，风、寒、湿、热等外邪侵袭人体，痹阻经络，气血运行不畅所导致的以肌肉、筋骨、关节发生疼痛、麻木、重着、屈伸不利，甚至关节肿大灼热为主要临床表现的病证。本病病位在经脉，累及肢体筋骨、肌肉、关节，甚则影响脏腑。经络壅塞，气血运行不畅，肢体筋脉拘急、失养为本病的基本病机。

【病因病机】

1.正气不足　正气不足是痹证的内在因素和病变的基础。体虚腠理空疏，营卫不固，为感邪创造了条件。

2.感受风寒湿邪　居处潮湿、冒雨涉水、气候突变，风寒湿邪侵袭人体，注于经络，留于关节，气血痹阻，发为风寒湿痹。

3.感受风湿热邪　久居炎热潮湿之地，外感风湿热邪，壅于经络，痹阻气血，滞留关

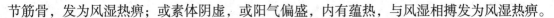

节筋骨，发为风湿热痹；或素体阴虚，或阳气偏盛，内有蕴热，与风湿相搏发为风湿热痹。

【诊断】

1.风痹 肢体关节、肌肉酸痛，上下左右关节游走不定，以上肢多见，以寒痛为多，亦可轻微热痛，或见恶风寒，舌苔薄白或薄腻，脉多浮或浮紧。

2.寒痹 肢体关节疼痛较剧，甚至关节不可屈伸，遇冷痛甚，得热则减，痛处多固定，亦可游走，皮色不红，触之不热，苔薄白，脉弦紧。

3.湿痹 肢体关节疼痛重着、酸楚，或有肿胀，痛有定处，肌肤麻木，手足困重，活动不便，苔白腻，脉濡缓。

4.热痹 关节疼痛，灼热红肿，痛不可触，得冷则舒，可兼有发热、口渴、烦闷不安等症状，苔黄燥，脉滑数。

【治疗】

治则 祛邪活络，缓急止痛。风痹者，治以祛风通络、散寒除湿；寒痹者，治以温经散寒、祛风除湿；湿痹者，治以除湿通络、祛风散寒；热痹者，治以清热通络、祛风除湿。

部位及取穴 肌肉、筋骨、关节疼痛为本病的主要证候特征，故治以病变部位及局部经穴为主，辅以循经、辨证取穴。根据病变部位不同，取穴如下：

肩部：肩井、天宗、肩髎、肩髃、肩髃。

肘臂：手三里、曲池、合谷、天井、外关、尺泽。

腕部：阳池、外关、阳溪、腕骨、大陵。

背脊：水沟、身柱、腰阳关、肺俞、肾俞、大肠俞。

髋部：环跳、居髎、秩边、悬钟。

股部：风市、承扶、殷门、血海。

膝部：鹤顶、犊鼻、梁丘、阳陵泉、膝阳关。

踝部：申脉、照海、昆仑、丘墟、解溪。

风痹加膈俞、血海、风市；寒痹加气海、关元、肾俞、八髎；湿痹加阴陵泉、足三里、关元、脾俞、胃俞；热痹加大椎、曲池、委中、三阴交。

手法 𢬵法、按揉法、拿法、捻法、擦法、摇法、拍法、揉法、点法、按法。

操作

（1）基本操作

1）关节部位的操作 用𢬵法在病变关节周围操作约8分钟，同时配合该关节的被动运动。用拇指按揉病变关节周围穴位，时间约5分钟。用拿法于病变关节周围的肌肉组织操作3分钟左右。病变关节较大者，用揉法操作约1分钟。病变关节较小者，用捻法操作约2分钟。病变关节活动受限者，施以摇法约1分钟。在病变关节周围施以擦法，以透热为度。

2）肌肉部位的操作 用𢬵法在病变部位及其周围施术，约8分钟。按揉病变部位及其局部经穴，重点以阿是穴为主，约5分钟。用拿法于病变部位操作约3分钟。施拍法于病变部位约1分钟。施擦法于病变部位，以透热为度。

（2）辨证加减

1）风痹　①点或按膈俞、血海、风市穴各约1分钟。②擦上肢，以透热为度。

2）寒痹　①点或按肾俞、关元、气海穴各约1分钟。②横擦八髎穴，以透热为度。

3）湿痹　①点或按足三里、阴陵泉、关元穴各约1分钟。②横擦脾俞、胃俞，以透热为度。

4）热痹　①点或按大椎、曲池、三阴交、委中，各约1分钟。②沿督脉自上而下推脊3~5遍。

【注意事项】

1.注意保暖，避免风寒湿热之邪侵袭。

2.坚持体育锻炼，增强体质。

3.调节情志，忌食生冷寒性之品。

4.有关节功能障碍者，需加强关节功能锻炼。

5.推拿治疗痹证疗效较好，若病久痰瘀痹阻，出现关节畸形，或内舍脏腑，引起心痹者，则疗效较差。

二十四、痿证

痿证是指肢体筋脉弛缓，手足痿软无力，日久不能随意活动，或伴有肢体麻木、肌肉萎缩的一种病证。临床上以下肢痿软无力多见，故又称"痿躄"。"痿"是指肢体痿弱不用，"躄"是指下肢软弱无力，不能行走。

【病因病机】

1.肺热津伤　正气不足，外感湿热毒邪，或高热不退，或病后余热燔灼，伤津耗气，使肺热叶焦，不能输布津液，五脏失润，筋脉失荣，手足痿弱不用而致痿。

2.湿热浸淫　久处湿地或冒雨涉水，湿留不去，湿浸肌肤，郁久化热。或饮食不洁、过食辛辣肥甘厚腻之品、嗜酒如命，脾胃运化失职，湿从内生，蕴湿生热，侵淫筋脉，筋脉肌肉弛长不收而发痿。

3.脾胃虚弱　脾主肌肉，脾胃素虚，或久病伤脾，脾胃功能失常，气血生化不足，无以濡养筋脉肌肉，肌肉痿弱无力而成痿。

4.肝肾亏损　久病体虚，或房劳过度，精血亏虚，肝肾受损，筋骨失去濡养而发痿。

【诊断】

1.肺热津伤证　病起发热，高热不退，或热后突然出现下肢软弱无力，心烦口干，咳嗽少痰，肌肉渐瘦，皮肤枯燥无华，小便短赤，大便干结，舌红，苔黄无津，脉洪或细数。

2.湿热浸淫证　身重困倦，肢体痿软无力，微肿而麻木，以下肢多见，或足胫热气上腾，或发热，小便短赤涩痛，舌红，苔黄腻，脉濡或滑数。

3.脾胃虚弱证　肢体痿软无力日久，食少纳呆，腹胀便溏，面色萎黄，气短，神疲乏力，舌胖，苔薄白，脉细弱。

4.肝肾亏损证　起病缓慢，下肢痿弱无力，腰膝酸软，不能久立，或伴目眩发落，咽

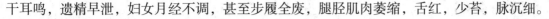

干耳鸣，遗精早泄，妇女月经不调，甚至步履全废，腿胫肌肉萎缩，舌红，少苔，脉沉细。

【治疗】

治则　健脾益气，强筋壮骨。肺热伤津者，予以清肺生津；湿热浸淫者，予以清热祛湿；脾胃虚弱者，予以健运脾胃；肝肾亏虚者，予以补肾柔肝。

部位及取穴　腰背部、四肢部，风池、中府、云门、膻中、中脘、天枢、气海、关元、中极、肩井、肺俞、肝俞、胆俞、脾俞、胃俞、肾俞、命门、臂臑、曲池、手三里、内关、合谷、环跳、委中、阳陵泉、足三里、承山、三阴交、解溪、照海、太溪、涌泉、八髎。

手法　一指禅推法、滚法、按揉法、推法、擦法、拿法、捏法、抹法、捏脊法、关节的被动运动。

操作

（1）基本操作

1）胸腹部操作　患者取仰卧位。医者用一指禅推法推中府、云门穴各约1分钟。从膻中沿任脉经中脘、关元、气海推至中极穴，反复3~5遍。

2）腰背部操作　患者取俯卧位。在腰背部督脉及膀胱经施用滚法，约2分钟。从上往下用掌按揉腰背部肌肉，反复4~5遍。用拇指按揉肺俞、肝俞、脾俞、肾俞、命门穴，每穴约1分钟。用掌推法由上往下推督脉及膀胱经，反复操作4~5遍。直擦腰背部督脉及膀胱经，以透热为度。

3）上肢部操作　患者取坐位。用滚法施于上肢前则和外侧，以前臂为重点，同时配合患肢的被动运动，反复操作3~5分钟。用拇指按揉臂臑、曲池、手三里、合谷、内关穴各约1分钟。用拿法或捏法在腕关节、掌指关节、指间关节处操作，并配合腕部和手指的被动运动，约3分钟。用擦法擦上肢内外侧，以透热为度。

4）下肢部操作　患者取仰卧位。用滚法施于下肢，以大腿前侧、外侧和内侧为重点，同时配合下肢关节的被动运动，反复操作3~5分钟。拿下肢，约3分钟。用拇指按揉阳陵泉、解溪，每穴约1分钟。患者取俯卧位。用滚法施于臀部、下肢后侧、外侧、内侧，配合下肢关节的被动运动，反复操作约3分钟。用掌按揉下肢后侧、外侧、内侧约2分钟。用拇指按揉环跳、委中、承山，每穴约1分钟。用掌横擦腰骶、直擦下肢，以透热为度。

（2）辨证加减

1）肺热津伤证　①拿风池、肩井、合谷穴，每穴约1分钟。②用双手大鱼际从胸部正中线自上而下向两侧分抹2~3遍。③用掌横擦胸背部，以透热为度。

2）湿热侵淫证　①以脐为中心，用掌摩法顺、逆时针方向摩腹约2分钟。②用拇指按揉足三里、胆俞、胃俞，每穴约1分钟。

（3）脾胃虚弱证　①以脐为中心，用掌摩法顺、逆时针方向摩腹约2分钟。②用一指禅推法推天枢约1分钟。③用拇指按揉足三里、三阴交、胃俞，每穴约1分钟。④捏脊3~5遍。

（4）肝肾亏损证　①用拇指按揉照海、太溪、涌泉穴，每穴约1分钟。②横擦肾俞、命门、八髎穴，直擦背部督脉，均以透热为度。

【注意事项】

1.调理饮食，加强营养，禁食辛辣肥甘，戒烟酒。

2.适当休息，不要过度疲劳。

3.节制房事，调节情志，避免暴怒、忧郁。

复习思考题

1.推拿如何辨证施治感冒？

2.推拿治疗不寐的基本操作有哪些？

3.推拿如何治疗高血压病？

4.推拿治疗中风后遗症的基本操作有哪些？

5.推拿如何治疗面瘫？

6.推拿如何治疗饮食伤胃型胃痛？

7.推拿如何辨证施治便秘？

第十一章　妇科疾病

要点导航

1.**学习目的**　掌握临床常见妇科疾病的推拿治疗方法，熟悉临床常见妇科疾病的诊断、注意事项，了解临床常见妇科疾病的病因病机。

2.**学习要点**　经前期紧张症、痛经、月经不调、不孕症、产后身痛、带下病、子宫脱垂、慢性盆腔炎、围绝经期综合征、产后耻骨联合分离症的病因病机、诊断、推拿治疗方法、注意事项。

一、经前期紧张症

经前期紧张症又名"经前期紧张综合征"，是妇女在经期前出现的一系列精神和躯体症状，伴随着月经来潮而缓解或消失。轻者可以忍受，重者则会影响生活和工作。此病属于中医学的"经行头痛""经行眩晕""经行乳房胀痛"等病证范畴，涉及脏腑以肝、脾、肾为主，常表现为两脏或三脏同时发病或气血同病。

【病因病机】

1.**气血不足**　素体虚弱，或脾胃气血化生不足，或由于失血伤精所致精血亏虚，经行时又耗伤气血，阴血不足，心脑失养，遂致本病。

2.**肝肾阴虚**　先天不足，或房劳过度，或久病伤阴，经行时阴血下注，经量过多伤阴，经络失于滋养而致此病。

3.**痰浊上扰**　平素饮食不节，或形体偏胖，多食肥甘厚味，脾胃运化失常，聚湿成痰，上扰清窍，甚则蒙闭心神而致本病。

4.**气滞血瘀**　多愁善感，性格内向，郁结伤肝，肝失条达，气机不畅，肝经气血壅滞而发本病。

【诊断】

1.**气血不足证**　心悸，眩晕，失眠多梦，神疲气短，倦怠乏力，月经量少、色淡、质稀，唇色淡白，舌质淡、苔薄白，脉细弱。

2.**肝肾阴虚证**　乳房胀痛，腰膝酸软，腹部下坠，口燥咽干，两目干涩，面部潮红，五心烦热，耳鸣，舌红，苔少，脉细数。

3.**痰浊上扰证**　头晕，头困重，食少纳呆，胸闷呕恶，甚则神志不清，带下量多，色白而黏，月经量少色淡，舌质淡胖、苔白厚腻，脉濡滑。

4.气滞血瘀证 乳房作胀连及两胁，疼痛拒按，神情紧张，心神不宁，经色紫黯或有块，舌质黯或有瘀点，脉沉弦而有力。

【治疗】

治则 养血活血、行气止痛。气血不足者，治以益气养血；肝肾阴虚者，治以滋养肝肾；痰浊上扰者，治以化痰通络；气滞血瘀者，治以行气活血。

部位及取穴 前额部、胁肋部、脊柱两侧膀胱经，神庭、头维、率谷、风池、天柱、期门、天枢、气海、关元、肩中俞、天宗、膈俞、肝俞、脾俞、胃俞、肾俞、气海俞、关元俞、合谷、血海、足三里、丰隆、三阴交、太溪。

手法 一指禅推法、按揉法、滚法、擦法、平推法、拨法。

操作

（1）基本操作 患者取仰卧位。医者用一指禅偏峰推法推前额，时间约3分钟。用拇指按揉神庭、头维、率谷等穴各约1分钟。用一指禅推法推天枢、气海、关元穴各约1分钟。用拇指按揉血海、足三里、三阴交、太溪穴各约1分钟。患者取俯卧位。用拇指按揉风池、天柱、肩中俞、天宗穴各约1分钟。用一指禅推法推膈俞、肝俞、脾俞、胃俞、肾俞、气海俞、关元俞穴各约1分钟。用滚法和拨法在脊柱两侧的膀胱经上操作约5分钟，从肺俞穴高度开始向下至关元俞穴水平为止。掌推背部膀胱经，从肺俞到八髎穴，反复5~8遍。

（2）辨证加减

1）气血不足证 ①用拇指按揉合谷、血海、足三里、三阴交穴各约1分钟。②用拇指推法或掌推法平推，从膈俞至胃俞穴，反复5~8遍。

2）肝肾阴虚证 ①用拇指按揉三阴交、太溪穴各约2分钟。②用拇指推法或掌推法从肝俞穴推至八髎穴，反复操作约2分钟。

3）痰浊上扰证 ①用拇指按揉风池、天柱穴各约1分钟。②用掌平推法从足三里推至丰隆穴，约2分钟。

4）气滞血瘀证 ①用拇指按揉合谷、期门、血海、三阴交、膈俞穴各约1分钟。②以掌擦两胁及背腰部膀胱经，以透热为度。

【注意事项】本病受心理因素影响很大，必须对患者做好解释工作，消除紧张情绪，注意生活起居的调适，保持心情舒畅。

二、痛经

痛经是指妇女在经行前后或时值经期，出现小腹疼痛，或痛引腰骶，重则剧痛难忍，或发晕厥等症状的一种病症，亦称为"经行腹痛"。痛经虽属冲任、胞宫功能失常，但与脾胃肝肾关系密切。推拿对痛经的治疗具有比较明显的作用，尤其是对原发性痛经的治疗有较好的效果。

【病因病机】

1.肾虚血少 禀赋素弱，或房劳多产，伤及肾气，精亏血少；或素体虚弱，或久病虚弱，或脾胃虚损，化源不足，气血而虚，经后冲任更虚，气血运行不畅，胞脉失于濡养，

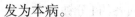

发为本病。

2.气滞血瘀 素多抑郁,复伤情志,肝气郁结,气机不畅,气滞血瘀于冲任、胞宫之内而致本病。

3.寒湿凝滞 经期产后,感受寒邪,或贪食生冷,或久居寒湿之地,风寒湿伤于冲任,客于胞宫,气血凝滞,而为本病。

4.湿热蕴结 素禀湿热内蕴,或于经期、产后不慎复感湿热之邪,与血相搏,湿热之邪流注冲任,蕴结胞宫,而为本病。

【诊断】

1.肾虚血少证 经期或经后1~2天内小腹时常作痛,伴有腰骶酸痛作胀,经血色暗、量少、质稀,或伴眩晕耳鸣,或兼小腹空坠,或有失眠健忘,或现颧红潮热,舌淡,苔薄白或薄黄,脉沉而细。

2.气滞血瘀证 经前或经期小腹胀痛拒按,行经量少,行而不畅,血色紫暗兼有块物,血块下后痛减,胸闷不舒,乳房胀痛,舌质暗紫,或边有瘀斑或瘀点,脉弦。

3.寒湿凝滞证 经前或经期小腹冷痛,喜暖拒按,行经量少,血色紫暗兼有块物,畏寒身痛,舌暗,苔白腻,脉沉而紧。

4.湿热蕴结证 经前或经期小腹灼热胀痛拒按,行经量多,经色暗红,质稠有块,或小腹疼痛,经来加剧,或痛连腰骶,或伴小便赤黄,低热绵绵,舌紫红,苔黄腻,脉滑数或弦。

【治疗】

治则 调理胞宫与冲任气血。肾虚血少者,治以益肾填精补血;气滞血瘀者,治以理气活血化瘀;寒湿凝滞者,治以祛湿温经散寒;湿热蕴结者,治以清热利湿化瘀。

部位及取穴 腹部、背部、腰骶部,大椎、中脘、气海、关元、章门、期门、带脉、命门、肝俞、胆俞、膈俞、脾俞、胃俞、肾俞、大肠俞、小肠俞、八髎、足三里、血海、三阴交、阴陵泉、涌泉、丰隆。

手法 一指禅推法、摩法、揉法、按法、㨰法、擦法。

操作

(1)基本操作 患者取仰卧位。医者用一指禅推法推中脘、气海、关元、带脉穴各约2分钟。用掌摩法或掌揉法顺时针方向摩腹或揉腹,约3分钟。用拇指按足三里、三阴交各约1分钟。患者取俯卧位。用一指禅推法推脾俞、胃俞、肾俞、大肠俞、小肠俞、命门、八髎穴各约1分钟。用㨰法在背部脊柱两侧膀胱经操作约5分钟,从脾俞穴水平开始向下至八髎穴为止。用掌横擦八髎穴,以透热为度。

(2)辨证加减

1)肾虚血少证 ①用拇指按揉章门、期门、血海、足三里、涌泉穴各约1分钟。②直擦督脉、命门,以透热为度。

2)气滞血瘀证 ①用拇指按揉肝俞、胆俞、膈俞、章门、期门、血海、三阴交穴各约1分钟。②重点擦腰骶部,以透热为度。

3）寒湿凝滞证　①用拇指按揉血海、三阴交、阴陵泉、足三里穴各约1分钟。②直擦督脉、命门，以透热为度。

4）湿热蕴结证　①用拇指按揉大椎、血海、丰隆穴各约1分钟。②重点擦腰骶部，以透热为度。

【注意事项】

1.重视精神情绪的调养，保持起居饮食的规律，克服畏惧疼痛的恐感，绝对禁止经期性生活。

2.经期忌食生冷或辛辣等刺激性食物。慎用寒凉、滋腻性药物。避免涉水、游泳等活动。经期腹部及骶部一般不做推拿治疗。

三、月经不调

月经不调是指月经的期、量、色、质等发生异常并伴有其他症状的一种病证。临床上主要表现为月经先期、月经后期、月经先后不定期、月经过多、月经过少等症状。

【病因病机】

1.**气血亏虚**　素体虚弱，或脾胃气血化生不足，或劳倦过度或思虑过极，损伤脾胃，致中气不足，或由于失血伤精所致精血亏虚，冲任气血空虚，经行时又耗伤气血，阴血不足，则血海不足而致月经先后不定期，并且经量过少，经色淡。

2.**寒凝血瘀**　平素多食生冷、或冒雨涉水，或素体穿衣单薄，或经期外感风寒，寒邪乘虚而入，滞于冲任，寒凝胞脉而发为月经后期，或经血夹杂瘀血块。

3.**血热妄行**　素体阳盛，或肝气郁结而化火，或过食辛辣食物，以致热滞留于胞宫，血热妄下而为月经先期，或经色鲜红而量多。

4.**肝郁气滞**　平素多愁善感，精神压力大，郁结伤肝，肝失疏泄，气机逆乱，冲任失调，则发为月经先后不定期。

5.**肾精亏虚**　先天不足，或房劳多产，伤动肾气，肾失封藏，固摄无度，冲任气血失调而发病。

【诊断】

1.**气血亏虚证**　经期提前或延后、色淡质稀，心悸眩晕，失眠多梦，神疲气短，倦怠乏力，小腹空坠，纳差便溏，唇舌淡、苔薄白，脉细弱。

2.**寒凝血瘀证**　经期延后、量少、色黯红、或有血块，小腹怕冷，得热则舒，四肢不温，舌淡，苔白，脉沉紧。

3.**血热妄行证**　实热者可见经期常提前，量多、色深红、质稠，口干唇燥，心烦易怒，大便干，舌红，苔黄，脉滑数；虚热者可见月经量少，色红质黏，五心烦热，潮热汗出，腰膝酸软，舌红，苔少，脉细数。

4.**肝郁气滞证**　经行不畅，或提前或延后，量多少不一、色红、或有血块，乳房及两胁胀痛，情志不宁，舌红，苔薄黄，脉弦涩。

5.**肾精亏虚证**　经期或前或后、量少、色淡、质稀，伴有头晕耳鸣，腰膝酸软，舌淡、苔薄，脉沉细。

【治疗】

治则　调和气血、疏通经络。气血虚者，治以益气养血；血寒者，治以温经散寒；血热者，治以清热凉血；肝郁者，治以疏肝理气；肾虚者，治以补肾调经。

部位及取穴　腹部、胁肋部、督脉、脊柱两侧膀胱经，中脘、神阙、气海、关元、归来、中极、章门、期门、膈俞、肝俞、脾俞、胃俞、肾俞、八髎、合谷、血海、足三里、三阴交、太溪、行间、隐白、涌泉。

手法　一指禅推法、按揉法、㨰法、擦法、平推法、叩法、摩法、拨法。

操作

（1）基本操作　患者取仰卧位。医者用一指禅推法推中脘、气海、关元、归来、中极穴各约1分钟。用拇指按揉血海、足三里、三阴交、太溪穴各约2分钟。用摩法按顺时针方向摩小腹，约5分钟。患者取俯卧位。用掌根推法从膈俞穴开始向下平推至八髎穴为止，约3分钟。横擦八髎穴，以透热为度。用㨰法和拨法在脊柱两侧的膀胱经上各操作约5分钟。

（2）辨证加减

1）气血亏虚证　①用拇指按揉合谷、血海、足三里、三阴交穴各约1分钟。②用拇指推法或掌平推法从膈俞推至胃俞，约2分钟。

2）寒凝血瘀证　①用拇指按揉中脘、神阙、关元三穴各约2分钟。②用拇指推法或掌平推法从膈俞推至八髎穴，约2分钟。

3）血热妄行证　①用拇指按揉行间、隐白、血海、三阴交穴各约1分钟。②轻叩脊柱两侧膀胱经，约2分钟。

4）肝郁气滞证　①用拇指按揉合谷、章门、期门、肝俞、膈俞等穴各约1分钟。②以掌擦两胁，以透热为度。

5）肾精亏虚证　①用拇指按揉气海、关元、三阴交、太溪、肾俞穴各约1分钟。②用拇指或掌根平推督脉或脊柱两侧膀胱经，约3分钟。③用拇指按揉涌泉穴，约3分钟。

【注意事项】

1.治疗一般应在经期前后进行，经期有症状者也可进行手法治疗。

2.经期注意调节饮食，禁食生冷冰冻、过辣食品，禁饮酒。

3.保持心情舒畅，避免情志刺激而发病。

4.注意休息，不宜过度疲劳或剧烈活动。

四、不孕症

不孕症是指育龄妇女有正常的性生活，与配偶同居2年或2年以上，而未受孕者；或曾有过孕育史，而后又未采取避孕措施，连续2年及2年以上未再受孕者。前者称"原发性不孕症"，后者称"继发性不孕症"。

【病因病机】

1.气滞血瘀　情志不畅，忧郁寡欢，肝气郁滞，血行不畅，冲任胞宫瘀滞，或经期、产后余血未净、房事不节而致瘀，胞脉不通而不孕。

2. 冲任血虚　素体虚弱，气血化生不足，无以充养冲任胞宫，或因房劳多产，精血耗伤，冲任血海空虚，胞脉失养而导致不孕。

3. 肾虚胞寒　素体阳虚或寒湿伤肾，命门火衰，寒客胞宫，有碍胞宫发育；或房劳多产，或平素肾阴虚，天癸乏源，冲任血海不足，而致不孕。

4. 痰湿阻滞　饮食不节或多食肥甘厚味，或肾阳虚不能温脾，脾失健运，水湿内停，肾阳虚不能化气行水，聚湿成痰，内阻胞宫，无以摄精成孕而发病。

【诊断】

1. 气滞血瘀证　婚久不孕，月经延后或先后不定期、量或多或少、色紫黯有血块，经前乳房及胸胁胀痛，精神忧郁，喜太息，舌黯或舌边有瘀斑，脉弦涩。

2. 冲任血虚证　久不受孕，月经延后、量少、色淡或闭经，神疲乏力，面色少华，头晕心悸，失眠多梦，唇舌淡，苔薄，脉沉细而弱。

3. 肾虚胞寒证　婚久不孕，月经不调或有时闭经、量少色淡，带下清稀量多，腰膝酸冷，性欲淡漠，头晕耳鸣，舌淡，苔薄，脉沉细无力。

4. 痰湿阻滞证　日久不孕，患者形体多为肥胖，月经常有延后，量多少不一，或有停闭不行，带下量多、色白质黏，胸闷呕恶，头痛昏重，舌淡胖，苔白腻，脉滑。

【治疗】

治则　补肾益精、调理冲任。气滞血瘀者，治以理气化瘀通络；冲任血虚者，治以补血益精填髓；肾虚胞寒者，治以补肾温经散寒；痰湿阻滞者，治以化痰祛湿通络。

部位及取穴　督脉、脊柱两侧的膀胱经，膻中、期门、章门、气海、关元、子宫、大赫、膈俞、脾俞、胃俞、肾俞、气海俞、关元俞、命门、腰阳关、八髎、血海、足三里、阴陵泉、丰隆、三阴交、太溪。

手法　一指禅推法、按揉法、揉法、滚法、擦法、摩法、捏法、拿法、拨法、推法。

操作

（1）基本操作　患者取仰卧位。医者用一指禅推法推气海、关元、足三里、三阴交穴各约1分钟，或用拇指按揉法亦可。用掌摩法或掌揉法在双侧子宫穴处，进行掌摩或掌揉，约5分钟。患者取俯卧位。用一指禅推法或用拇指按揉法在肾俞、气海俞、关元俞穴操作，各约1分钟。分别用滚法和拨法在腰部脊柱两侧的膀胱经上各操作约5分钟，从肾俞穴开始向下至关元俞穴为止。用掌横擦命门、腰阳关、八髎穴，以透热为度。

（2）辨证加减

1）气滞血瘀证　①用拇指按揉章门、期门、膻中穴各约1分钟。②拿捏血海、三阴交各约1分钟。

2）冲任血虚证　①用拇指按揉膈俞、脾俞、胃俞、血海、足三里、三阴交穴各约1分钟。②用掌推法平推，从膈俞至胃俞穴，约2分钟。

3）肾虚胞寒证　①用拇指按揉血海、三阴交、太溪、大赫穴各约2分钟。②用掌推法平推，从肾俞至关元俞穴，约2分钟。③用掌横擦命门、腰阳关、八髎穴，以透热为度。

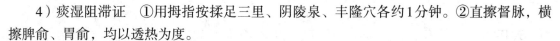

4）痰湿阻滞证　①用拇指按揉足三里、阴陵泉、丰隆穴各约1分钟。②直擦督脉，横擦脾俞、胃俞，均以透热为度。

【注意事项】

1.操作前应向患者做好解释工作，详细询问生活史及生育史。

2.嘱患者房事要有节制，经期保暖，避免受寒。

3.注意生活起居的调适，保持心情舒畅。

五、产后身痛

产妇在产褥期内，出现肢体或关节酸痛、麻木、重着者，称为产后身痛，又称为"产后关节痛""产后痛风"，俗称"产后风"。本证是分娩后的常见症状之一。

【病因病机】

1.**气血亏虚**　素有血虚，又因产期或产后大量伤血，血脉空虚，筋脉关节失于濡养，肢体血运不及，则酸楚、麻木、疼痛而成此病。

2.**肝郁血瘀**　情志不畅，肝气郁结，气机不畅，气滞血瘀；或因产时胞衣不下，恶露不净，滞留经脉，血络不通，以致经脉关节疼痛而发病。

3.**肝肾亏虚**　先天不足，素体肾虚，产时又耗伤肾气，精血俱虚，胞脉失养，腰为肾府，肾中精血亏虚，则腰骶疼痛，足跟为足三阴经所过之处，肾虚可致足跟痛，发为本病。

4.**风寒侵袭**　产后气血俱虚，血脉空虚则营卫失调，易感外邪，风、寒、湿邪乘虚而入，滞留关节、经络、肌腠、筋膜，气血运行不利，不通则痛发为此病。

【诊断】

1.**气血亏虚证**　产后遍身疼痛，关节屈伸不利、酸楚，肢体麻木，头晕，心悸，面色无华，神疲乏力，恶露量多色淡，唇舌淡、苔薄白、脉细而无力。

2.**肝郁血瘀证**　产后全身胀痛，或如针刺样疼痛，尤其以下肢明显，麻木、重着、屈伸不利，恶露量少，色紫黯或有块，伴有少腹疼痛、拒按，舌质黯或有瘀点，脉沉弦而涩。

3.**肝肾亏虚证**　产后腰膝酸痛，下肢乏力，或有足跟痛，或伴有头晕，耳鸣耳聋，舌质淡红，苔薄白，脉沉细。

4.**风寒侵袭证**　产后肢体关节疼痛、屈伸不利，项背不舒，或痛无定处，得热则减，或有肢体肿胀、麻木、重着，伴有恶寒怕风，少腹时痛，舌苔薄白，脉细缓。

【治疗】

治则　调理气血、通络止痛。气血亏虚者，治以益气养血；肝郁血瘀者，治以疏肝理气、活血散瘀；肝肾亏虚者，治以补肝肾、填精补髓；风寒侵袭者，治以祛风散寒化湿。

部位及取穴　腹部、督脉、脊柱两侧膀胱经、四肢部、风池、大椎、中脘、神阙、气海、关元、肩井、风门、肺俞、膈俞、肝俞、脾俞、胃俞、肾俞、曲池、手三里、合谷、血海、足三里、三阴交、太溪、地机、丘墟、气冲、太冲、涌泉、承扶、殷门、委中、承山、昆仑。

手法　一指禅推法、按揉法、揉法、滚法、擦法、摩法、拿法、推法、捏法、拨法、关节的被动运动。

操作

（1）基本操作　患者取坐位。医者用拇指按揉曲池、手三里、合谷穴各约1分钟。拿风池、肩井各约1分钟。用拇指按揉大椎、风门、肺俞穴各约1分钟。捏拿上肢，屈伸活动上肢关节2分钟。患者取仰卧位。用一指禅推法推中脘、气海、关元穴各约1分钟，或用拇指按揉法亦可。用掌摩法或掌揉法按顺时针方向在小腹操作，约3分钟。患者取俯卧位。用一指禅推法或拇指按揉法在膈俞、肝俞、脾俞、胃俞、肾俞等穴操作，各约1分钟。用滚法和拨法在腰部脊柱两侧膀胱经上各操作约3分钟，从膈俞穴开始向下至肾俞穴为止。以掌横擦八髎穴，直擦督脉，均以透热为度。用掌根平推下肢3~5遍。用拇指按揉承扶、殷门、委中、承山穴各约1分钟。拿昆仑和太溪各约1分钟。

（2）辨证加减

1）气血亏虚证　①用拇指按揉血海、足三里、三阴交穴各约1分钟。②用拇指推法或掌推法平推，从膈俞至胃俞穴，约2分钟。

2）肝郁血瘀证　①用拇指按揉地机、丘墟、气冲、太冲穴各约1分钟。②用掌揉法顺时针揉腹部，约8分钟。

3）肝肾亏虚证　①用拇指按揉神阙、气海、关元、血海、足三里、三阴交、太溪穴各约1分钟。②擦涌泉穴，以透热为度。

4）风寒侵袭证　①用拇指按揉肺俞、风门穴各约1分钟。②直擦背部督脉、膀胱经，均以透热为度。

【注意事项】

1.产后注意保暖，避免受风寒。

2.适当活动四肢关节。

六、带下病

带下病是指女性带下量明显增多，色、质、气味异常，时常伴有局部或全身症状的一种病症。带下量明显增多者称为带下过多，带下量明显减少者称为带下过少。妇女在月经期前后、排卵期、妊娠期带下量增多而无其他不适者，为生理性带下，绝经前后带下量少而无明显不适者亦为生理现象。带下病虽属任脉、带脉功能失常，但与肝脾肾关系密切。

【病因病机】

1.**湿热下注**　久居湿地，感受湿邪，蕴而化热，或脾虚生湿，湿蕴化热，或素有情志不畅，肝郁化热，肝气乘脾，脾失健运，肝火挟湿流注下焦，任带二脉受损而致带下过多。

2.**脾虚湿困**　平素脾虚，或饮食不节，或忧思气结，脾失运化，精微失布，聚而成湿，流注下焦，伤及任带二脉而致带下过多。

3.**肾阴亏虚**　素体阴虚，或年迈阴亏，或久病失养，暗耗阴液，相火偏旺则伤及任带二脉而发病。

4.**血枯瘀阻**　多产堕胎，大病久病，暗耗营血，或素有脾胃虚弱，化生不足，或产后

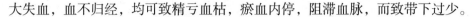

大失血，血不归经，均可致精亏血枯，瘀血内停，阻滞血脉，而致带下过少。

【诊断】

1.湿热下注证 带下量多，色黄或呈脓性，质稠，有臭气，或伴有阴部瘙痒，胸闷纳呆，小腹作痛，口苦口腻，小便赤，舌红，苔黄腻，脉滑数。

2.脾虚湿困证 带下量多，色白或淡黄，质稀薄，无臭气，绵绵不断，神疲倦怠，四肢不温，纳少便溏，舌淡胖，苔白腻，脉缓弱。

3.肾阴亏虚证 带下过少，甚至全无，阴部干涩，或伴阴痒，阴部萎缩，头晕耳鸣，失眠多梦，腰膝酸软，烦热汗出，小便黄，大便干结，舌红，苔少，脉沉弦细。

4.血枯瘀阻证 带下过少，甚至全无，阴中干涩，阴痒，或头晕目眩，面色无华，心悸，失眠多梦，神疲体倦，或伴经行腹痛，经色黯、有血块，肌肤甲错，舌质黯，边有瘀点或瘀斑，脉细涩。

【治疗】

治则 健脾利湿、补肾益精。湿热下注者，治以清利湿热；脾虚湿困者，治以健脾化湿；肾阴亏虚者，治以补肾益精；血枯瘀阻者，治以养血化瘀。

部位及取穴 腹部、脊柱两侧膀胱经、督脉，中脘、气海、关元、水道、归来、膈俞、肝俞、脾俞、胃俞、肾俞、气海俞、关元俞、白环俞、八髎、血海、足三里、阴陵泉、三阴交、太溪、内庭、行间、太冲、涌泉。

手法 一指禅推法、按揉法、揉法、滚法、擦法、摩法、拨法、叩法、推法。

操作

（1）基本操作 患者取仰卧位。医者用一指禅推法推中脘、气海、关元穴各约1分钟，或者用拇指按揉法亦可。用掌摩法或掌揉法在小腹部操作，约5分钟。患者俯卧位。用一指禅推法或拇指按揉法在肝俞、肾俞、气海俞、关元俞、白环俞穴操作各约1分钟。用滚法和拨法在腰部脊柱两侧的膀胱经上操作约5分钟，从肾俞穴开始向下至白环俞穴为止。以掌横擦八髎穴，以透热为度。

（2）辨证加减

1）湿热下注证 ①用拇指按揉内庭、行间、太冲、三阴交穴各约1分钟。②轻叩脊柱两侧膀胱经，约3分钟。

2）脾虚湿困证 ①用拇指按揉阴陵泉、足三里、三阴交、水道、归来穴各约1分钟。②用掌根平推，从膈俞至胃俞穴，以透热为度。

3）肾阴亏虚证 ①用拇指按揉血海、三阴交、太溪、涌泉穴各约2分钟。②用拇指推法或掌推法平推，从肝俞至肾俞穴，约2分钟。

4）血枯瘀阻证 ①用拇指按揉足三里、阴陵泉、三阴交、太冲穴各约1分钟。②直擦背腰部督脉、膀胱经，均以透热为度。

【注意事项】

1.操作前应详细询问病史，注意带下物的色质。

2.平时饮食宜清淡，注意生活起居的调适，保持心情舒畅。

七、子宫脱垂

子宫脱垂是指子宫从正常解剖位置下降，宫颈外口达坐骨棘水平以下，甚至子宫全部脱出于阴道口外，常伴有阴道前、后壁的膨出，属于中医学"阴挺"的范畴，好发于多产妇女。子宫脱垂虽属冲任与带脉功能失常，但与脾肾关系密切。

【病因病机】

1.气虚下陷 平素体虚，中气不足，或临盆过早、产程过长、分娩损伤，或产后劳动过早、长期咳嗽等，耗伤中气，失于摄提，则子宫下脱。

2.肾虚不固 先天不足，或房劳多产，以致胞络失养，或年迈体虚、冲任不固、带脉失约，摄纳无力，脱垂难收。

3.湿热下注 久居湿秽之地，邪气乘虚而入，或因子宫脱出阴户以外，摩擦损伤而致邪气入里，湿热下注，损伤冲任带脉，而成本病。

【诊断】

1.气虚下陷证 自觉有物下垂或脱出阴户之外，小腹及会阴部有下坠感，动则加重，神疲气短，倦怠乏力，面色少华，小便频，带下量多、色淡、质稀，舌淡、苔白、脉缓弱。

2.肾虚不固证 子宫脱垂，日久不愈，腰膝酸软，头晕耳鸣，小腹下坠，小便频数，夜间尤甚，带下质稀，舌淡红，脉沉弱。

3.湿热下注证 子宫脱出阴户外，红肿灼热，或已溃烂，小腹下坠，带黏色黄，口干烦热，小便短赤，大便干结，舌苔黄腻，脉滑数。

【治疗】

治则 固摄胞宫。气虚者，治以升阳补中益气；肾虚者，治以补肾固脱升提；湿热者，治以清热利湿、固摄胞宫。

部位及取穴 腹部、腰骶部、督脉、脊柱两侧膀胱经，百会、气海、关元、维道、脾俞、肾俞、气海俞、大肠俞、关元俞、小肠俞、命门、八髎、足三里、三阴交、太溪、涌泉、丰隆、阴陵泉、太冲、带脉。

手法 一指禅推法、按揉法、摩法、揉法、㨰法、擦法、平推法、拨法、叩法。

操作

（1）基本操作 患者取仰卧位。医者用一指禅推法推气海、关元等穴各约2分钟。用拇指按揉百会、维道、带脉等穴各约2分钟。在小腹部作逆时针方向摩腹、按揉脐5分钟。患者取俯卧位。用一指禅推法推脾俞、肾俞、气海俞、大肠俞、关元俞、小肠俞等穴各约1分钟。用㨰法和拨法在脊柱两侧的膀胱经上操作约5分钟，从脾俞穴开始向下至小肠俞穴为止。用擦法横擦命门、八髎，直擦督脉，均以透热为度。

（2）辨证加减

1）气虚下陷证 ①用拇指按揉百会、足三里穴各约1分钟。②用推法自耻骨联合边缘向上推至脐部，反复20次。

2）肾虚不固证 ①用拇指按揉足三里、三阴交、太溪、涌泉穴各约2分钟。②用拇指推法或掌推法平推，从脾俞至小肠俞穴，约2分钟。

3）湿热下注证　①用拇指按揉丰隆、阴陵泉、三阴交、太溪、太冲穴各约1分钟。②轻叩脊柱两侧及腰骶部。

【注意事项】

1.本病受心理因素影响很大，必须对患者做好解释工作，消除紧张情绪，注意生活起居的调适，保持心情舒畅。

2.每天睡前平卧，做收腹提肛运动30分钟，并配合呼吸。

八、慢性盆腔炎

慢性盆腔炎是指女性内生殖器官包括子宫、输卵管、卵巢及其周围结缔组织、盆腔腹膜等部位发生的慢性炎症。炎症可在一处或多处同时发生，常因急性盆腔炎治疗不彻底或体质差，病情迁移所致，为妇科的常见病和多发病之一。

【病因病机】

1.湿热下注　平素情志抑郁，烦躁易怒，肝郁化火，又喜食辛辣肥甘厚味，内生湿热，湿热与冲任气血相搏结，蕴积于胞宫，日久不愈而发病。

2.气滞血瘀　七情内伤，郁结伤肝，肝失条达，气机不畅，或外感湿热之邪，内侵血络，血行不利而滞留于冲任胞中，胞络不通而致病。

3.寒湿凝滞　素体阳虚，下元虚冷，寒湿内生，或因外感寒湿内侵，与胞内浊液内结，凝滞胞脉而发病。

4.气虚血瘀　平素体弱，或因外邪内侵，滞留于冲任胞中，血运阻滞不畅，停聚于内，日久耗伤正气而生此病。

【诊断】

1.湿热下注证　小腹胀痛拒按，连及腰骶，低热起伏，月经先期、量多、色红，带下量多色黄质黏，头身困重，腹胀纳差，口干不欲饮，小便灼热，大便干，舌红，苔黄，脉濡数或弦滑。

2.气滞血瘀证　小腹胀痛或刺痛拒按，经行时加重，经量多、色紫黯或有块，血块排出则痛减，带下量多、色白质稠，常伴有情志不畅，两乳胀痛，痛经，胸闷不适，舌质黯或有瘀点，脉沉涩。

3.寒湿凝滞证　小腹一侧或两侧冷痛喜按，得温则减，可有月经延后，色黯或见瘀点，带下量多色白，小便频数，婚久不孕，舌苔白腻，脉沉迟。

4.气虚血瘀证　下腹疼痛有下坠感，一侧或两侧似有包块，痛连腰骶，经期或疲劳时加重，经血量多，性交可伴有疼痛，带下量多，神疲乏力，纳差，舌黯或有瘀斑，脉弦涩。

【治疗】

治则　调和气血、化瘀止痛。湿热下注者，治以清热利湿；气滞血瘀者，治以行气活血；寒湿凝滞者，治以散寒祛湿；气虚血瘀者，治以益气健脾。

部位及取穴　腹部、腰骶部、督脉、脊柱两侧的膀胱经、膻中、期门、章门、带脉、气海、关元、曲骨、横骨、水道、膈俞、肝俞、脾俞、胃俞、肾俞、气海俞、大肠俞、关元俞、小肠俞、命门、八髎、血海、足三里、阴陵泉、三阴交、太溪、太冲。

手法 一指禅推法、按揉法、揉法、滚法、擦法、摩法、拨法、叩法。

操作

（1）基本操作 患者取仰卧位。医者用一指禅推法推气海、关元、带脉、曲骨、横骨穴各约1分钟，或者用拇指按揉法亦可。用掌摩法或掌揉法按顺时针方向在小腹部操作，约5分钟。患者取俯卧位。用一指禅推法或拇指按揉法在肝俞、肾俞、气海俞、大肠俞、关元俞、小肠俞穴操作各约1分钟。再用滚法和拨法在腰部脊柱两侧的膀胱经第一侧线上各操作约5分钟，从肝俞穴高度开始向下至小肠俞穴水平为止。以掌横擦八髎穴，以透热为度。

（2）辨证加减

1）湿热下注证 ①用拇指按揉三阴交、阴陵泉、太溪、太冲穴各约1分钟。②轻叩脊柱两侧及腰骶部约半分钟。

2）气滞血瘀证 ①用拇指按揉膻中、期门、章门、血海、三阴交、阴陵泉穴各约1分钟。②按揉腹部结块约3分钟。

3）寒湿凝滞证 ①用拇指按揉足三里、三阴交、阴陵泉穴各约1分钟。②用小鱼际或掌根直擦督脉，横擦命门穴，均以透热为度。

4）气虚血瘀证 ①用拇指按揉血海、足三里、三阴交、脾俞、胃俞穴各1分钟。②按揉腹部包块，约3分钟。

【注意事项】

1.禁食辛辣刺激食物及发物。

2.经期注意卫生、保暖，避免受寒。

3.注意生活起居的调适，保持心情舒畅。

九、围绝经期综合征

妇女在围绕绝经前后，出现月经紊乱、情绪不定、烦躁易怒、潮热汗出、眩晕耳鸣、心悸失眠等症状，称为围绝经期综合征。属于中医学"绝经前后诸证"的范畴。

【病因病机】

1.心肾不交 素有阴虚不足，或多产房劳，以致天癸渐竭，肾水不足，不能上济于心，心火亢盛，扰动心神，神明不安，则心肾不交而发病。

2.肝肾阴虚 "七七"之年，肾阴不足，天癸衰竭，肝肾同于下焦，乙癸同源，肾阴不足无以滋养肝木，则肝肾俱虚而致此病。

3.脾肾阳虚 素体阳虚，或过食寒凉食物而致脾阳受损；或因命门火衰，不能温煦脾阳，致脾肾阳虚，水湿痰浊内阻，冲任虚寒而发本病。

4.气郁痰结 平素情绪不定，忧郁多疑，肝失条达，气机不畅，郁而化火，蒸液成痰，痰气交阻而发本病。

【诊断】

1.心肾不交证 绝经前后,月经紊乱,量或多或少,心悸,失眠,健忘,烦躁,潮热汗出,头晕耳鸣,腰膝酸软,口干唇燥,舌红而干,苔少,脉沉细而数。

2.肝肾阴虚证 绝经前后,月经紊乱,头晕目眩,心烦易怒,潮热汗出,心悸不安,腰膝酸软,胸闷胁胀,口燥咽干,小便短赤,大便干结,舌红少苔或无苔,脉细数。

3.脾肾阳虚证 绝经前后,经带量多,色淡质稀,精神不振,头昏作胀,形寒肢冷,面色晦暗,面浮肢肿,纳少便溏,腰膝酸冷,舌胖大,苔白滑,脉沉迟无力。

4.气郁痰结证 情绪不稳,精神忧郁,胸部闷塞,喉中如有物梗塞,吞之不下,咯之不出,嗳气频作,腹胀不适,舌淡,苔白腻,脉弦滑。

【治疗】

治则 调和阴阳、补肾安神。心肾不交者,治以滋阴降火、交通心肾;肝肾阴虚者,治以滋肾柔肝、育阴潜阳;脾肾阳虚者,治以温肾健脾;气郁痰结者,治以解郁化痰。

部位及取穴 前额部、脊柱两侧膀胱经、腹部,百会、风池、太阳、天突、膻中、期门、神阙、气海、关元、心俞、肝俞、脾俞、胃俞、肾俞、命门、八髎、合谷、内关、血海、足三里、阴陵泉、丰隆、三阴交、太溪、太冲、涌泉。

手法 一指禅推法、按揉法、摩法、揉法、滚法、擦法、拨法、推法。

操作

(1)基本操作 患者取仰卧位。用拇指按揉百会、风池、太阳穴各约1分钟。用一指禅偏峰推法推前额,或用鱼际揉法施于前额,约3分钟。用一指禅推法推气海、关元穴各约1分钟。用拇指揉足三里约3分钟。患者取俯卧位。用一指禅推法或拇指按揉法在肝俞、脾俞、肾俞穴操作各约1分钟。用滚法和拨法在腰部脊柱两侧的膀胱经上各操作约5分钟。

(2)辨证加减

1)心肾不交证 ①用拇指按揉合谷、内关、足三里、三阴交、太溪、涌泉穴各约1分钟。②用拇指推法或掌推法平推,从心俞至肾俞穴,约2分钟。

2)肝肾阴虚证 ①用拇指按揉血海、阴陵泉、三阴交、太溪、太冲穴各约1分钟。②以神阙为中心,用掌摩法顺时针、逆时针方向摩腹各3分钟③用拇指推三阴交、太溪穴各约1分钟。

3)脾肾阳虚证 ①用拇指按揉血海、阴陵泉、丰隆、三阴交、太溪穴各约1分钟。②用掌擦法横擦命门、八髎穴,以透热为度。

4)气郁痰结证 ①用拇指按揉天突、膻中、期门、气海、关元、足三里、阴陵泉、丰隆穴各约1分钟。②横擦八髎穴,以透热为度。

【注意事项】

1.做好心理疏导,调节情绪。

2.注意生活起居的调适,保持心情舒畅。并且避免受寒。

十、产后耻骨联合分离症

耻骨联合分离症是指骨盆前方两侧耻骨纤维软骨联合处,因外伤、外力等因素而发生错位，导致耻骨联合距离增宽或上下错动，临床以局部疼痛和下肢抬举困难等功能障碍为主症的疾病。亦称耻骨联合错缝。主要见于妊娠后期和产后妇女，迁延难愈，易被忽视，也是常被人称之为"月子病"中的一种。

【解剖生理】左右髂骨在前面正中线以耻骨间纤维软骨板联结，称为耻骨联合。左右髋骨在后面与骶骨以耳状关节面分别相关节，此为骶髂关节。耻骨联合为直接联结，其周围有耻骨韧带，耻骨前韧带等保护，关节的特殊结构，限制了关节的运动度。所以活动范围很小，孕妇分娩过程中耻骨联合的运动较为明显。

【病因病机】

1.在孕、经、产期的妇女，其内分泌改变，激素水平的影响，使耻骨联合周围韧带松弛。妊娠后期，胎儿重量压迫骨盆导致耻骨联合分离，产程过长、巨胎、产时用力不当等会造成产后骨盆收缩力平衡失调，有可能使耻骨联合开裂，不能恢复到正常位置，经过一段时间未能自行修复正常位置，症状加剧者，就形成了耻骨联合分离症。

2.单腿站立负重突然滑跌或跌倒时单侧臀部着地，突然外来暴力直接作用于耻骨联合部，舞蹈动作劈叉和横向劈腿过大，局部挫伤等情况下，均可致使耻骨联合部的距离增宽加大或上下错动导致耻骨联合分离症，有些发生耻骨联合软骨炎。

【诊断】

1.临床表现

（1）有明确的外伤史或经产妇女。

（2）耻骨联合部疼痛，重者疼痛剧烈，活动受限，在负重、活动、翻身时加重，可合并腰背部、腹股沟区疼痛，轻者行动无力，上下台阶及单腿站立、弯腰、翻身等动作都可引起局部疼痛加剧。行走困难，重心移动缓慢，骨盆环不稳定，步态摇摆呈鸭步。

2.检查

（1）错移较重者，可触摸到耻骨联合上下缘不齐或分离的间隙。

（2）骨盆分离挤压试验　耻骨联合部疼痛即试验阳性。

（3）X线检查　骨盆正位片判断耻骨联合分离间距，超过5mm，有的可达30~50mm，并有上下错位现象。慢性者可见联合之关节面毛糙不平、增生等。

（4）MRI　清楚显示周围软组织的情况。

【鉴别诊断】

梨状肌损伤综合征有骨盆周围疼痛，行走困难等症状。但是本病以臀部为主，并可向下肢放射，有的还会伴有小腿外侧麻木、会阴部不适等。严重时不能行走或行走一段距离后疼痛剧烈，需休息片刻后才能继续行走。大小便、咳嗽、打喷嚏时因腹压增加而使患侧肢体的窜痛感加重。触诊患侧梨状肌压痛明显，可触及弥漫性钝厚、成条索状或梨状肌束、局部变硬等。梨状肌紧张试验阳性。

【治疗】

治则　整复错位、舒筋通络。

部位及取穴　腰部、骶部、耻骨联合处、患肢股部，八髎、大肠俞、环跳、膀胱俞、秩边、中极、曲骨。

手法　按揉法、拿法、捏法、推法、擦法、拍法、揉法。

操作　患者取俯卧位。医者用掌根按揉腰骶部，用拇指按揉八髎、大肠俞、秩边、环跳等穴位约3~5分钟。患者取仰卧位。医者用拇指揉按中极、曲骨等穴位后，再揉按耻骨联合部1~2分钟、股内收肌群起点处1~2分钟，然后拿捏股四头肌及推擦股内侧肌群，使局部软组织充分放松。患者取侧卧位，患侧在上，健侧下肢伸直，患侧下肢屈髋屈膝，医者面对患者站立。用一手及前臂托住患侧大腿内侧，另一手前臂按于髋部下压，先将髋部环转几圈，然后用手同时协调用力，外展下压使耻骨联合逐渐靠拢而达复位。患者俯卧位。医者用拍法拍击腰骶部约1分钟。用掌擦法横擦八髎，以透热为度。

【**功能锻炼**】可结合少林内功站档式，配合呼吸缩阴、提肛训练，适度加强核心肌群训练。

【**注意事项**】

1.避免久坐、单一姿势过久。

2.产后注意休息，及早检查骨盆恢复情况。

复习思考题

1.推拿如何治疗痛经？

2.推拿如何治疗月经不调？

3.推拿治疗围绝经期综合征的基本操作有哪些？

第十二章　五官科疾病

要点导航

1.学习目的　熟悉临床常见五官科疾病的推拿治疗思路及方法。
2.学习要点　假性近视、慢性单纯性鼻炎、过敏性鼻炎、慢性扁桃体炎、声音嘶哑的推拿治疗方法。

一、假性近视

近视以视近清楚、视远模糊为特征，多发于青少年时期。推拿治疗本病效果明显。

【病因病机】学龄儿童，在阅读、书写时离阅读、书写的目标太近，或姿势不正，或光线过强过弱，或过劳地使用目力等因素可导致近视。近视包括假性近视、真性近视，假性近视若得到及时而正确的治疗可以恢复正常视力，若治疗不及时、不正确，近视程度可逐渐发展为真性近视。

中医学认为本病多因先天禀赋不足、劳心伤神、肝肾精血不足，不能上充于目，又加上过用目力，目络瘀阻，目失濡养所致。

【诊断】近视尚清楚，远视模糊。心气不足者，可伴有心烦，不寐，健忘，神疲，倦怠乏力，舌淡，苔薄，脉弱。脾虚气弱者，可伴有纳呆，倦怠乏力，便溏，舌淡，苔薄白，脉弱。肝肾亏虚者，可伴有头晕目眩，耳鸣，多梦，腰膝酸软，舌淡，少苔，脉细。

【治疗】

治则　调和气血、疏通脉络。

部位及取穴　眼眶、腰骶部，攒竹、睛明、承泣、风池、心俞、膈俞、肝俞、脾俞、肾俞、足三里、光明、阴陵泉、三阴交、太溪。

手法　按揉法、推法、擦法。

操作

（1）基本操作　患者取仰卧位。医者用拇指按揉睛明、攒竹、承泣、足三里、光明，每穴约1~2分钟。用拇指分推两眼眶约1分钟。患者俯卧位。用拇指按揉风池、肝俞、脾俞、肾俞，每穴约1~2分钟。

（2）辨证加减

1）心气不足证　用拇指按揉心俞、膈俞，每穴约2分钟。

2）脾气虚弱证　用拇指按揉脾俞、三阴交、阴陵泉，每穴1~2分钟。

3）肝肾亏虚证　①用拇指按揉太溪穴约2分钟。②用掌横擦腰骶部，以透热为度。

【注意事项】

1.阅读、书写时注意距离、姿势等，科学用眼。

2.坚持做眼保健操，积极参加体育锻炼。

二、慢性单纯性鼻炎

慢性单纯性鼻炎是一种以间歇性、交替性鼻塞为主证的鼻黏膜的慢性炎症。

【病因病机】

1.急性鼻炎失治误治或日久不愈所导致。

2.鼻中隔畸形或鼻腔狭窄等局部性因素，吸入的异物容易沉积在鼻腔，鼻腔引流受阻造成反复感染而致。

3.糖尿病、贫血、心肾疾病等全身性疾病，以及维生素A、维生素C缺乏均可导致本病。

4.天气突然变化，粉尘、有害的化学物质等均可造成鼻黏膜损伤而致本病。

中医学认为本病多由于外感风寒之邪或内火上炎，肺失清肃，肺气不宣而致。

【诊断】

1.间歇性、交替性鼻塞，遇轻微的鼻腔刺激或精神紧张可加重。白天、活动、呼吸到新鲜空气后症状减轻，夜间、休息、寒冷时加重。卧位姿势改变，向上鼻腔即通气，向下鼻腔即鼻塞。鼻内流出半透明鼻涕，遇到感染时可变为脓性。说话带鼻音，常用口来呼吸。伴有头痛、失眠、注意力不集中等症状。天气转暖时症状可减轻。

2.鼻腔检查可见鼻黏膜肿胀，充血，有黏稠分泌物。

【治疗】

治则 通经开窍。

部位及取穴 百会、上星、神庭、印堂、攒竹、太阳、迎香、口禾髎、风府、风池、肩井、风门、肺俞、曲池、合谷。

手法 一指禅推法、按揉法、拿法。

操作 患者取坐位。医者用一指禅推法沿百会、上星、神庭、印堂、攒竹、太阳穴往返操作6~8遍。用拇指按揉百会、印堂、攒竹、太阳、口禾髎、迎香、风府、风门、肺俞、曲池，每穴1~2分钟。拿风池、肩井、合谷各1~2分钟。

【注意事项】

1.注意保暖，预防外感。

2.避免粉尘、有害的化学物质等刺激，加强劳动保护。

3.生活要有规律，加强体育锻炼，适当补充维生素A和维生素C。

4.推拿对本病有一定的疗效，可减轻或消除鼻塞及其黏膜分泌物，缓解头痛、失眠等症状。但对鼻中隔畸形、鼻腔狭窄、鼻息肉者应考虑手术治疗。

三、过敏性鼻炎

过敏性鼻炎又称"变应性鼻炎"，是一种以鼻黏膜病变为主的I型变态反应性疾病，主要表现为身体对某些过敏原敏感性增高而在鼻部出现的异常反应。属中医学"鼻鼽"范畴。临床上以突发性、阵发性鼻痒、喷嚏、流涕为主要特征。

【病因病机】本病的发病与过敏性体质、自主神经系统和内分泌系统失调有一定关系，并有遗传倾向。引起本病的过敏原主要为吸入物，如花粉等。各种过敏原导致鼻部出现异常反应，如鼻内发痒难忍，喷嚏不止，流出大量清稀鼻涕。

中医学认为本病多由于肺气虚，卫表不固，风寒之邪乘虚而入，侵犯鼻窍，正邪相搏，肺气不通，津液内停，遂致鼻窍壅塞，频打喷嚏，流清涕。其病与肺、脾、肾三脏虚损有关。

【诊断】

1.有阵发性鼻内发痒、连续打喷嚏、流稀薄黏液样涕、鼻塞、嗅觉减退或消失等典型临床表现，结合过敏史即可初步诊断。

2.鼻腔检查见鼻黏膜高度水肿，苍白或略带紫色。鼻涕涂片见杯状细胞、嗜酸性白细胞，血清IgE抗体异常。

【治疗】

治则　宣肺理气，益气固卫，宣通鼻窍。

部位及取穴　前额部、鼻部、颈项部、背部两侧膀胱经，太阳、攒竹、迎香、四白、迎香、禾髎、风池、风府、玉枕、大椎、肩井、风门、肺俞、膏肓、曲池、合谷。

手法　揉法、按揉法、推法、按法、捏法、拿法、一指禅推法、擦法。

操作　患者取坐位。用大鱼际揉法揉患者前额3~5分钟。用拇指按揉太阳、攒竹，每穴1~2分钟。以双拇指指腹自攒竹穴开始，沿鼻翼两侧轻推至迎香穴5次。用拇指按四白、迎香、禾髎穴各约1分钟。拿曲池、合谷穴各5~8次。用一指禅推法沿颈椎两侧操作，从风池高度至大椎穴水平，往返3~5遍。用拇指按揉玉枕、风池、风府、肺俞、风门、膏肓穴各约1分钟。用一指禅推法推大椎穴约2分钟。拿风池、肩井各约1分钟。用小鱼际擦法擦背部两侧膀胱经循行路线，以透热为度。

【注意事项】

1.过敏性鼻炎是一种变态反应性疾病，在进行推拿治疗的同时，应积极寻找过敏原，避免再次过敏。

2.避免环境等刺激，忌食生冷刺激性食物。

3.适当参加体育锻炼，预防感冒。

四、慢性扁桃体炎

慢性扁桃体炎多由急性扁桃体炎反复发作或因扁桃体隐窝引流不畅，而致窝内细菌病毒滋生感染，最终演变为慢性炎症。由于积存于扁桃体窝的细菌不断分泌毒素，并经过腺窝周围的血管传播周身，因此扁桃体成为风湿热、肾炎等的病灶，这也是其危害所在。本病属中医学"乳蛾"范畴。

【病因病机】链球菌及葡萄球菌是本病的主要致病细菌。急性扁桃体炎反复发作导致隐窝内的上皮坏死，细菌、炎性渗出物积聚其中，导致隐窝引流不畅，是本病发生的主要机制。此外，本病的发生还与自身变态反应有关。免疫学说认为，扁桃体隐窝内细菌、病毒及代谢产物进入体液后，形成抗体，使腺体内产生抗原抗体结合物，而自身抗原抗体结合时对组织细胞有害，利于感染，感染又促进抗原抗体反应，从而形成恶性循环。

中医学认为本病是由于肺肾阴虚，虚火上炎于喉核；或脾胃气虚，气血化源不足，不能滋养喉核；或痰热互结、凝聚喉核所致。

【诊断】

1.常有急性扁桃体炎反复发作病史。

2.可见咽干、发痒、疼痛、异物感，刺激性咳嗽，口臭，打鼾，易感冒，乏力，头痛，消化不良，低热。

3.局部检查可见扁桃体及舌腭弓慢性充血；扁桃体表面可见疤痕，凹凸不平，与周围粘连；有时可见隐窝口封闭，上有黄、白色小点；隐窝开口处可有脓性或干酪样分泌物，挤压时分泌物外溢；下颌淋巴结肿大。

4.实验室检查，血常规可见白细胞、淋巴细胞增多。

【治疗】

治则 利咽、消肿、止痛。

部位及取穴 喉结，风池、风府、人迎、天突、肩井、曲池、合谷。

手法 拿法、按揉法、勾点法、揉法、点法。

操作 患者取坐位。医者用拿法拿风池3~5分钟。用拇指按揉风府1~2分钟。拿肩井2~3分钟。用勾点法勾点天突穴1~2分钟。用一手拇、食两指指腹轻揉喉结周围2~3分钟。用拇指轻揉两侧人迎穴，约2~3分钟。用拇指端点曲池、合谷穴，每穴2~3分钟。

【注意事项】

1.平时应多加强体育锻炼，以预防或减少本病的发生及并发症的出现。

2.忌烟酒及辛辣等刺激性食物。

3.不妄作劳，心情舒畅，以免虚火内生。

4.推拿对慢性扁桃体炎疗效较好。对于发作次数较频者，则应考虑手术摘除扁桃体。

五、声音嘶哑

声音嘶哑又称"声嘶"，是指发声时失去了圆润而清亮的音质。根据音质变化程度不同，最轻的称为"毛"，指在发高音调时音质发生改变，声音变得粗糙；"沙"指所有音调的音质都有所改变；中度的音质改变称为"嘶"，此时除了声音变得粗糙不纯外，还并见漏气；重度音质改变称为"哑"，此时声带无法振动，仅闻耳语声。中医学将本病称为"失音"或"喉喑"。

【病因病机】喉内诸肌协调配合、声带边缘平滑有弹性、声带双侧向中线靠拢紧闭，是喉头正常发声的必备条件。声带息肉、声带小结、喉肿瘤、咽喉炎、外伤、瘫痪等，均可导致声带的形状、弹性、紧张度出现异常，引发声带振动的不对称、不均匀，从而导致声音嘶哑。

中医学认为本病新病者，多因外感风寒或风热，或痰湿壅肺，使肺失清肃，邪闭清窍而致，多为实证。久病者，多因肺脾气虚，声门失养，或肺肾阴虚，虚火熏灼于喉，声门失健所致，多为虚证。暴怒高声喊叫或持续高声讲话，耗伤气阴，也可引起本病。

【诊断】

1.急性

（1）轻症　喉中有痒感或异物感或灼热感或轻度痛感，声音嘶哑，呛咳。

（2）重症　咳嗽带喉音，喘鸣，甚则失音，神志恍惚。喉镜检查可见喉部黏膜充血、水肿或有点状出血、有黏稠分泌物，声带肿胀。

2.慢性　病程较长，咽喉不适，时有痒感，干咳，声音嘶哑、疲劳后加重。喉镜检查可见喉部黏膜充血，声带肥厚、失去光泽或有小结样突起。

【治疗】

治则　实证者，宣肺开窍；虚证者，润喉复声。

部位及取穴　人迎、阿是穴、风池、风府、大椎、中府、云门、膻中、气海、关元、肩井、大杼、风门、肺俞、肾俞、气海俞，关元俞、曲池、合谷、命门。

手法　按揉法、一指禅推法、拿法、擦法、揉法。

操作

（1）急性期　医者用拇指按揉风池、风府、大椎、大杼、风门、肺俞、曲池，每穴2~3分钟。用一指禅推法推中府、云门、膻中，每穴2~3分钟。用拇指按揉人迎、阿是穴约3~5分钟。拿肩井、合谷，每穴2~3分钟。

（2）慢性期　用拇指按揉肾俞、气海俞、关元俞，每穴3~5分钟。用擦法擦肾俞、命门，以透热为度。用一指禅推法推气海、关元，每穴3~5分钟。用中指揉人迎、阿是穴，每穴3~5分钟。

【注意事项】

1.加强体育锻炼，积极预防感冒等疾病。

2.避免用声过度，喉部要保暖，改变不良发声方法。

3.少食辛辣刺激性食物，戒烟酒。

4.对肿瘤或神经麻痹引起的声音嘶哑，用推拿的方法治疗无效。

复习思考题

1.推拿如何治疗假性近视？

2.推拿如何治疗声音嘶哑急性期？

第十三章 儿科病

📍 要点导航

1.**学习目的** 掌握临床常见小儿科疾病的推拿治疗方法，熟悉临床常见小儿科疾病的诊断、注意事项，了解临床常见小儿科疾病的病因病机。

2.**学习要点** 腹泻、便秘、呕吐、厌食、发热、咳嗽、夜啼、惊风、遗尿、斜颈、小儿桡骨小头半脱位、小儿髋关节半脱位、臀肌挛缩、脑性瘫痪、青少年脊柱侧弯的病因病机、诊断、推拿治疗方法、注意事项。

一、腹泻

腹泻是以大便次数增多，粪质稀薄甚至如水样为特征的一种小儿常见病。2岁以下小儿发病率高，一年四季均可发生，但以夏秋季节居多。推拿治疗本病，疗效显著。

【病因病机】

1.**伤食泻** 饮食过度、饮食不节、过食辛热之品，损伤脾胃，使脾运化失职，升降失调，清浊不分而致。

2.**寒湿泻** 感受风寒湿之邪，寒湿困脾，脾失健运，清浊不分而致。

3.**脾虚泻** 久病失治或素体脾胃虚弱，脾运失职，水谷不化，下趋大肠而致腹泻。

4.**湿热泻** 感受湿热之邪，湿热困脾，使脾胃升降失司，运化失常，致腹泻。

【诊断】

1.**伤食泻** 腹痛腹胀，大便量多，酸臭如败卵，泻前哭闹不安，泻后痛减，伴口臭纳呆，呕吐酸馊，苔厚，脉滑，指纹滞。

2.**寒湿泻** 大便清稀多沫，色淡不臭，肠鸣腹痛，面色淡白，恶寒，纳呆，口不渴，小便清长，苔白腻，脉濡，指纹淡红或青。

3.**脾虚泻** 久泄不愈，时作时止，或每于食后即泻，便稀，有食物残渣，面色苍白，食欲不振，神疲乏力，形体消瘦，舌淡，苔薄白，脉缓弱，指纹淡红。

4.**湿热泻** 腹痛即泻，急迫暴注，量多次频，大便水样，如蛋花汤样，色黄褐热臭，身有微热，口渴，小便短赤，舌质红，苔黄腻，脉滑数，指纹色紫。

【治疗】

治则 健脾化湿止泻。伤食泻者，治以消食导滞、和中助运；寒湿泻者，治以温中散寒，化湿止泻；脾虚泻者，治以健脾益气、温阳止泻；湿热泻者，治以清热化湿、调中止泻。

部位及取穴　脾经、肾经、板门、内八卦、大肠、胃经、六腑、小肠、三关、天门、外劳宫、百会、一窝风、肚角、五指节、肝经、龟尾、七节骨、中脘、天枢、足三里、脐、腹、脊柱。

手法　运法、推法、揉法、摩法、按揉法、捏法、掐法。

操作

（1）伤食泻者，运板门300次、运内八卦300次、补脾经300次、清大肠300次，揉中脘200次、揉天枢200次、摩腹5分钟、揉龟尾100次，推上七节骨100次。

（2）寒湿泻者，补脾经300次、补大肠300次、推三关300次、揉外劳宫200次、揉脐200次、推上七节骨100次、揉龟尾100次、按揉足三里200次。肠鸣腹痛加揉一窝风100次、拿肚角5次；体虚加捏脊7次；惊惕不安加掐揉五指节5次、清肝经300次、开天门300次。

（3）脾虚泻者，补脾经300次、补大肠300次、推三关300次、逆时针摩腹5分钟、揉脐200次、推上七节骨100次、揉龟尾100次、捏脊7次。久泻不止者加揉百会200次；腹胀加运内八卦300次；肾阳虚者加补肾经300次、揉外劳200次。

（4）湿热泻者，清大肠300次、清小肠300次、清脾经300次、清胃经300次、退六腑300次、揉天枢200次、揉龟尾100次。

【注意事项】

1.合理喂养，添加食物要循序渐进，不宜过多、过快，以免伤脾胃，诱发腹泻，

2.避免受寒。

3.推拿治疗本病疗效明显，但如有明显脱水、电解质紊乱的患儿应及时采用综合治疗，以免延误病情。

二、便秘

便秘是指大便秘结不通，排便时间间隔过长，或虽有便意但坚涩不畅的一种病证。本病病位在肠，但与脾、胃、肺、肝、肾等功能失调均有关联。

【病因病机】

1.**肠胃燥热**　饮食不节，过食辛热食物、厚味之品，以致肠胃积热，气滞不行，或于热病后耗损津液，导致肠道燥热，津液失于输布而不能下润，以致大便排出困难。

2.**气血不足**　先天不足，身体虚弱；或病后体虚，气血亏损，大肠失于滋润，传送无力，以致大便排出困难。

【诊断】

1.**实秘**　大便干结，腹部胀满疼痛，面赤身热，口臭口干，小便黄少，胸胁痞满，纳少食减，苔黄，指纹色紫。

2.**虚秘**　大便不干，但坚涩不畅，面色㿠白无华，形瘦乏力，神疲气怯，舌淡，苔薄白，指纹色淡。

【治疗】

治则　行气导滞、和肠通便。实秘则以顺气行滞、清热通便；虚秘则以益气养血、滋阴润燥。

部位及取穴　大肠、六腑、内八卦、天河水、脾经、三关、上马、膊阳池、七节骨、天枢、足三里、肾俞、胁肋、腹、脊柱。

手法　推法、运法、按揉法、搓法、摩法、揉法、捏法。

操作

（1）实秘　清大肠300次，退六腑300次，清天河水300次，运内八卦300次、按揉膊阳池500次、摩腹5分钟、按揉足三里200次、推下七节骨100次、搓摩胁肋100次、揉天枢200次。

（2）虚秘　补脾经300次、清大肠300次、推三关300次、揉上马200次、按揉膊阳池500次、揉肾俞200次、捏脊7次、按揉足三里200次。

【注意事项】

1.改变患儿的饮食习惯，多食粗粮、蔬菜，养成定时排便的习惯，注意休息，消除紧张。

2.如因继发性便秘，需检查原发病，针对病因进行治疗。

三、呕吐

呕吐是由于胃失和降，气逆于上，以致胃或肠道呈逆行蠕动，乳食上逆经口而出的一种常见病证，是临床上小儿常见的症状。由于小儿胃脏娇嫩，贲门松弛，如果喂养不当，吸入过多空气，或喂乳过多，出现溢乳，则不属病态。

【病因病机】

1.**脾胃虚寒**　先天不足，脾胃素虚，或乳母平素喜食生冷，或小儿恣食生冷，或患病后寒凉攻伐太过，损伤脾胃，胃失和降，水谷随逆气上出，发生呕吐。

2.**胃中积热**　乳母过食炙煿辛辣之物，儿食母乳，热积于胃，胃气上逆而致呕吐。

3.**乳食积滞**　饮食过多，饥饱不节，或恣食生冷油腻食物以致停滞不化，损伤脾胃，运化失司，胃气不降，上逆而为呕吐。

4.**肝气犯胃**　情志失和，肝气不舒，横逆于胃，胃失和降，气逆于上而为呕吐。

【诊断】

1.**脾胃虚寒证**　饮食稍多即吐，时作时止，吐物不化，不酸不臭，面色苍白，四肢不温，腹痛喜按，大便溏薄，完谷不化，小便清长，舌淡，苔薄白，指纹色淡。

2.**胃中积热证**　食入即吐，呕吐物酸臭，身热口渴唇干，烦躁不安，大便臭秽或秘结，小便短赤，舌红，苔黄腻，指纹色紫。

3.**乳食积滞证**　呕吐频繁，吐物酸馊，口气臭秽，胸闷厌食，脘腹胀痛，吐后则舒，大便酸臭，或溏或秘，苔黄厚腻，脉滑实，指纹滞。

4.**肝气犯胃证**　呕吐酸苦，嗳气频频，遇情志刺激加重，易怒易哭，舌红，苔薄腻，脉弦，指纹紫。

【治疗】

治则 和胃降逆。脾胃虚寒治以温中散寒；胃中积热治以清热和胃；乳食积滞治以消食导滞；肝气犯胃治以疏肝理气。

部位及取穴 胃经、板门、天柱骨、脾经、肝经、外劳宫、三关、大肠、六腑、七节骨、足三里、中脘、脾俞、胃俞、腹、胁肋、内八卦。

手法 推法、揉法、运法、搓法、摩法。

操作

（1）脾胃虚寒证 补脾经300次、横纹推向板门100次、揉外劳宫300次、推三关300次、推天柱骨100次、揉中脘200次。

（2）胃中积热证 清脾胃各300次、清大肠300次、退六腑300次、运内八卦300次、横纹推向板门100次、推天柱骨100次、推下七节骨200次。

（3）乳食积滞证 补脾经300次、揉板门300次、横纹推向板门100次、运内八卦300次、揉中脘200次、分腹阴阳300次、按揉足三里200次。

（4）肝气犯胃证 清肝经300次、搓摩胁肋100次、揉板门300次、推天柱骨100次、运内八卦300次、横纹推向板门100次、揉脾胃俞各200次。

【注意事项】

1.呕吐严重者可使患儿呈呼吸暂停的窒息状况，如护理不当，呕吐物吸入，尚可继发吸入性肺炎等呼吸道病变。

2.反复呕吐可导致脱水、酸中毒等，此时应配合中西医疗法进行综合治疗。

3.喂养小儿，食物易清淡有营养，少食生冷、辛辣炙煿和腥膻等食物。

四、厌食

厌食是指小儿较长时期不欲饮食，食欲不振，甚则拒食的病证。该病若长期得不到治疗则出现精神疲惫，体重减轻，抗病能力低下，甚则患儿发育迟缓，故应及时治疗。本病多见于1~6岁小儿。推拿治疗小儿厌食症疗效显著。

【病因病机】

1.**喂养不当** 由于平素饮食不节，喂养不当，如片面强调给予高营养的滋补食品，养成偏食习惯，或纵其所好，恣食零食、冷食，以致损伤脾胃。脾主运化，胃主受纳，脾虚则运化失职，胃虚则不思饮食。

2.**他病伤脾** 因患他疾，误用攻伐；或过用苦寒、温燥损伤脾胃；或病后未及时调护等均可使脾胃纳运失常，导致厌食。

3.**先天不足** 先天禀赋不足，脾胃怯弱，乳食难进，而致厌食。

4.**情志失调** 突受惊吓打骂，所欲不遂，环境变更等可致情志不舒，乘脾犯胃而致厌食。

【诊断】

1.**脾胃虚弱证**　食欲不振，甚至拒食，面色萎黄，形体偏瘦，体倦乏力，倦怠懒言，易汗出，大便不调，舌淡，苔薄白，脉虚弱，指纹色淡。

2.**胃阴不足证**　厌食或拒食，口干多饮，手足心热，大便秘结，小便短赤，皮肤干燥。舌红或尖红少津，舌苔光剥，脉细，指纹淡紫。

【治疗】

治则　调理脾胃。脾胃虚弱者，治以调理脾胃、助运化；胃阴不足者，治以养育胃阴。

部位及取穴　四横纹、内八卦、板门、大肠、脾经、胃经、二马、内劳宫、天河水、脾俞、胃俞、中脘、足三里、腹、脊柱。

手法　运法、摩法、揉法、推法、捏法。

操作

（1）脾胃虚弱证　补脾经300次、运内八卦300次、推四横纹200次、揉板门200次、摩中脘300次、摩腹5分钟、揉脾胃俞200次、揉足三里200次、捏脊5~7遍。

（2）胃阴不足证　补脾经300次、补胃经300次、揉二马300次、运板门200次、运内八卦300次、揉脾胃俞200次、运内劳宫300次、清天河水300次、清大肠300次。

【注意事项】

1.纠正不良饮食习惯，饭前勿食其他食物，夏季勿贪凉饮冷。做到"乳贵有时，食贵有节"。

2.遵循"胃以喜为补"的原则，先从小儿喜欢的食物着手，来诱导开胃，暂时不要考虑营养的价值，待其食欲增进后，再按营养的需要供给食物。

3.注意生活起居，加强精神调护，保持良好情绪，饭菜多样化，讲究色香味，以促进食欲。

五、发热

发热是指体温超过了正常范围，为许多疾病的伴随症状，是小儿常见的一种病证。本节主要叙述由上呼吸道感染引起的某些急性发热和部分功能性发热。

【病因病机】

1.**外感发热**　由于小儿体质偏虚，抗邪能力不够，再加上家长护理失当，小儿冷热不知调节，易被风寒或风热之邪侵袭体表，卫外之阳被郁而导致发热。

2.**肺胃实热**　多因外感误治，或由乳食不节损伤脾胃，肺胃壅实，郁而化热。

3.**阴虚内热**　小儿先天不足，后天失调，久病伤阴，阴亏火旺，而致阴虚内热。

【诊断】

1.**外感发热证**　风寒者，发热，头痛，怕冷，无汗，鼻塞，流清涕，苔薄白，指纹鲜红；风热者，发热，微汗，口干咽肿疼痛，鼻流黄涕或浊涕，指纹红紫。

2.**肺胃实热证**　高热，面赤唇红，汗出，口渴，气促，口鼻干燥，不思饮食，便秘尿赤，烦躁不安，舌红，苔黄燥，脉数，指纹深紫。

3.**阴虚内热证**　低热或午后发热，形瘦，自汗盗汗，五心烦热，食欲减退，舌质红，苔少或无苔，脉细数，指纹淡紫。

【治疗】

治则　清热。外感发热者，治以解表清热、发散外邪；肺胃实热者，治以清泻肺胃；阴虚发热者，治以滋阴清热。

部位及取穴　耳后高骨、腹、脊柱、胁肋，天门、坎宫、太阳、天河水、小天心、胃经、二马、内劳宫、肾经、脾经、肺经、三关、二扇门、风池、天柱骨、内八卦、大肠、板门、六腑、膊阳池、七节骨、肝经、五指节、大椎、曲池、肾顶、涌泉、足三里、百会、天枢、外关、合谷、丰隆、膻中、肺俞、腹、脊柱、胁肋。

手法　推法、运法、揉法、搓法、掐法、拿法、捏法、摩法。

操作

（1）**外感发热证**　开天门300次、推坎宫300次、运太阳300次、揉耳后高骨200次、清天河水300次、清肺经300次。风寒者加推三关300次、揉二扇门300次、拿风池10次、推天柱骨200次；风热者多清天河水300次，加推脊200次、揉大椎100次、揉曲池100次、揉外关100次、揉合谷100次；咳嗽、痰鸣气急者，加推揉膻中300次、揉肺俞300次、运内八卦300次、揉丰隆200次；惊惕不安、睡卧不宁者，加清肝经300次、捣揉小天心100次、掐揉五指节10次。

（2）**肺胃实热证**　清肺经300次、清胃经300次、清大肠300次、揉板门200次、运内八卦300次、清天河水300次、退六腑300次、揉天枢200次。若大便干燥难以排出者，加推下七节骨100次、顺时针摩腹5分钟、揉膊阳池300次、搓摩胁肋50次。

（3）**阴虚内证热**　揉二马300次、清天河水300次、运内劳宫300次、补脾经300次、补肺经300次、揉足三里200次、推擦涌泉100次。盗汗自汗，加揉肾顶300次、补肾经300次、补脾经300次、捏脊7次。烦躁不安者，加清肝经300次、开天门300次、揉百会200次、掐揉五指节10次。

【注意事项】

1.高热（体温超过39℃以上）者，每天可推拿2次。

2.患病期间要多饮水，饮食清淡，富有营养。

3.积极针对原发病进行治疗，对高热不退者采取综合治疗。

六、咳嗽

咳嗽是肺脏疾病的主要症状之一，多种疾病如感冒、肺炎等均可引起咳嗽。本病是小儿常见的一种肺系病证。

【病因病机】

1.**外感咳嗽**　感受风寒、风热之邪，肺为邪侵，宣降失职而致咳嗽；或感受燥气，气道干燥，咽喉不利，肺津受灼，痰涎粘结，壅塞于肺，阻于气道，可致咳嗽。

2.**内伤咳嗽**　平素体虚，或肺阴虚损，虚热灼肺，肺失濡润，失于清肃而咳嗽；或脾

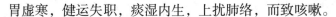

胃虚寒，健运失职，痰湿内生，上扰肺络，而致咳嗽。

【诊断】

1.风寒咳嗽　咳嗽，痰、涕清稀色白，鼻塞，恶寒重而无汗，头身疼痛，舌质红，苔薄白，脉浮紧，指纹浮红。

2.风热咳嗽　咳嗽，痰涕黄稠，稍怕冷而微汗出，发热头痛，口渴，咽喉肿痛，小便黄，舌质红，苔薄黄，脉浮数，指纹浮紫。

3.内伤咳嗽　久咳，身微热，或干咳少痰而黏，或咳嗽痰多色黄黏稠，食欲不振，神疲乏力，形体消瘦，潮热，五心烦热，舌质红少津，脉细数，指纹淡紫。

【治疗】

治则　祛邪止咳、扶正补虚。风寒咳嗽者，治以疏风散寒、宣肺止咳；风热咳嗽者，治以疏风清热、宣肺止咳；内伤咳嗽者，治以滋阴清热、健脾养肺、止咳化痰。

部位及取穴　内八卦、肺经、肺俞、二马、乳根、乳旁、天门、坎宫、太阳、耳后高骨、三关、二扇门、天河水、肾经、脾经、膻中、天突、丰隆、中脘、足三里、涌泉、风池、迎香、脊柱。

手法　推法、揉法、运法、搓法、摩法、掐法、拿法、按揉法、捏法。

操作

（1）风寒咳嗽　开天门300次、推坎宫300次、运太阳300次、揉耳后高骨100次、推三关300次、掐揉二扇门100次、顺运内八卦300次、清肺经300次、推揉膻中300次、揉乳根200次、揉乳旁200次、揉肺俞300次。无汗，流清涕甚者，加拿风池10次、揉迎香100次。

（2）风热咳嗽　开天门300次、推坎宫300次、运太阳300次、清肺经300次、清天河水300次、推脊柱200次、推揉膻中300次、运内八卦300次、揉肺俞300次。痰多喘咳，加揉丰隆200次。

（3）内伤咳嗽　补脾经300次、补肺经300次、补肾经300次、运内八卦300次、推揉膻中300次、揉中脘200次、揉肺俞300次、按揉足三里200次、揉涌泉300次。阴虚咳嗽加揉二马200次；久咳体虚喘促者，推三关300次、捏脊7次；痰涎壅盛者，加揉丰隆200次、揉天突100次、按弦走搓摩5次。

【注意事项】

1.避免感受风邪，预防感冒。

2.经常到户外活动，加强锻炼，增强小儿抗病能力。

3.室内保持空气流通，不宜多食橘子。

七、夜啼

夜啼是指小儿经常在夜间啼哭不眠，甚至通宵达旦。白天如常，入夜则啼哭，有时每夜定时啼哭，有时阵阵啼哭，哭后仍能入睡，故称"夜啼"。此证持续时间少则数日，多则数月，多见于半岁以内的婴幼儿。

【病因病机】

1.**脾胃虚寒**　素体虚弱,脾常不足,至夜阴盛,脾为阴中之阴,若护理不当,脾寒乃生。夜属阴,阴盛脾寒愈盛,寒凝气机,不通则痛,故入夜腹痛而啼。

2.**心经积热**　乳母平日性情急躁,或恣食辛辣肥甘、炙煿动火之食物,或过服性热之药,火伏热郁,积热上炎;或小儿出生后护养过温,使小儿体内积热。至夜则阴盛阳衰,正不胜邪,故邪热乘心,扰动心神,而致夜间烦躁啼哭。

3.**惊骇恐惧**　小儿神气怯弱,智慧未充,若目触异物,耳闻异声,常致惊恐,使心神不宁,神志不安,寐中惊惕,故在夜间惊而作哭以致不寐。

4.**乳食积滞**　婴儿乳食不节,内伤脾胃,因脾胃运化失司,乳食积滞,胃不和则卧不安,故入夜而啼。

【诊断】

1.**脾胃虚寒证**　睡喜蜷卧,夜间曲腰而啼,四肢不温,食少便溏,小便清长,面色青白,唇舌淡白,苔薄白,脉沉细,指纹淡红。

2.**心经积热证**　睡喜仰卧,哭声较响,见灯尤甚,烦躁不安,小便短赤,或大便秘结,面赤唇红,舌尖红,舌苔白,脉数有力,指纹赤紫。

3.**惊骇恐惧证**　夜间突然啼哭,睡中时作惊惕,唇与面色乍青乍白,紧偎母怀,脉、舌多无异常或夜间脉数,指纹色紫。

4.**乳食积滞证**　夜间阵发啼哭,厌食吐乳,腹痛胀满,大便酸臭,舌苔厚,指纹紫。

【治疗】

治则　安神宁志。脾脏虚寒者,治以温补中焦、健脾安神;心经积热者,治以清心导赤、镇静安神;惊骇恐惧者,治以镇静安神;乳食积滞者,治以消食导滞、和胃安神。

部位及取穴　小天心、肝经、五指节、天门、攒竹、心经、小肠、天河水、总筋、内劳宫、脾经、三关、大肠、天枢、七节骨、中脘、腹、脐。

手法　揉法、推法、摩法、捣法。

操作

（1）脾胃虚寒证　补脾经300次、推三关300次、摩腹5分钟、揉中脘200次。

（2）心经积热证　清心经300次、清小肠300次、清天河水300次、揉总筋300次、揉内劳宫300次。

（3）惊骇恐惧证　开天门300次、推攒竹300次、清肝经300次、捣小天心300次、揉五指节200次。

（4）乳食积滞证　清补脾经（先清后补）500次、清大肠300次、摩腹5分钟、揉中脘300次、揉天枢300次、揉脐300次、推下七节骨100次。

【注意事项】

1.注意保持周围环境安静,检查衣服被褥有无异物,以免刺伤皮肤。

2.婴儿啼哭不止,要注意寻找原因,若能除外饥饿、过饱、闷热、虫咬、尿布浸渍、衣被刺激等,则要进一步做系统检查,以尽早明确诊断。

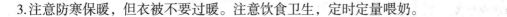

3.注意防寒保暖，但衣被不要过暖。注意饮食卫生，定时定量喂奶。

八、惊风

急惊风俗称"抽风"，是以四肢抽搐、颈项强直、两目上视、牙关紧闭甚或神昏为主要表现的儿科常见危急病证。急惊风病久可转为慢惊风。

【病因病机】

1.**外感时邪** 小儿肌肤薄弱，腠理不密，易感风热时邪，化火动风。

2.**痰热内蕴** 饮食不节或误食污染毒邪之物，蕴结肠胃，痰热内生，蒙蔽心包，可引动肝风。

3.**暴受惊恐** 小儿元气未充，若暴受惊恐，气机逆乱，可致惊惕不安。

慢惊风多因急惊风失治或突受惊吓，或久痢久泻，大病后正气亏虚，津血耗伤，筋脉失于滋养而致。现代医学认为小儿中枢神经系统发育不完善，每当高热或炎症刺激时，易发惊风。

【诊断】

1.**急惊风**

（1）**外感时邪证** 发病急骤，高热头痛，咳嗽咽红，面红唇赤，气急鼻扇，烦躁不安，继而神志昏迷，脊背强直，四肢抽搐或颤动，两目上视，牙关禁闭，苔薄黄，脉浮数。

（2）**痰热内蕴证** 发热，痰多色黄，咳吐不利，呼吸急促，纳呆呕吐，腹胀腹痛，便秘，目瞪发呆，或神昏痉厥，苔腻，脉滑。

（3）**暴受惊恐证** 夜寐不安，躁动抽搐或昏睡不醒，频频惊叫，醒后啼哭，惊惕频作，面色乍青乍赤，苔薄，脉细数。

2.**慢惊风** 面色苍白，嗜睡无神，两手握拳，抽搐无力，时作时止；有的在沉睡之中突发痉挛，四肢厥冷。

【治疗】

1.**急惊风**

治则 清热熄风、豁痰开窍、镇惊宁神。

部位及取穴 十宣、人中、小天心、肝经、五指节、天门、坎宫、太阳、耳后高骨、六腑、天河水、内八卦、胃经、大肠、阳池、风池、大椎、列缺。

手法 掐法、推法、揉法、拿法、捣法、掐法、运法、按法。

操作

（1）**外感时邪证** 掐十宣3~5次，掐人中3~5次，开天门300次，推坎宫300次，揉太阳300次，揉耳后高骨300次，拿风池10次，揉大椎50次、捣小天心80次，清肝经300次，掐揉五指节3~5次。

（2）**痰热内蕴证** 清天河水300次，揉阳池200，清胃经300次，清大肠300次，运内八卦300次，捣小天心50次，退六腑300次，掐揉五指节3~5次。

（3）**暴受惊恐证** 捣小天心50次，掐五指节3~5次，按列缺10次，推坎宫500次，清天河水300次。

2.慢惊风

治则 培补元气、息风止痉。

部位及取穴 肝经、脾经、肾经、中脘、足三里、三关、百会、委中、腹、脊柱。

手法 推法、揉法、摩法、捏法、拿法、按揉法。

操作 补脾经300次、清肝经300次、补肾经300次、按揉百会300次、推三关300次、揉中脘200次、摩腹5分钟、按揉足三里200次、捏脊5~7次、拿委中10次。

【注意事项】

1.推拿治疗本病疗效肯定，但必须查明病因，采取相应的治疗和预防措施。

2.惊风伴痰涎过多者，应注意保持呼吸道通畅，防伤口舌，痰多及时清除，侧卧，垫纱布。

3.保持室内安静，避免惊扰患儿。

九、遗尿

遗尿是指3岁以上的小儿在睡眠中不知不觉地小便自遗，醒后方觉的病证，又称"尿床"。3岁以下儿童，由于脑髓未充，智力未健，或正常的排尿习惯尚未养成，而产生尿床者不属病理现象。遗尿须及早治疗，如迁延日久，就会妨碍儿童的身心健康，影响发育。

【病因病机】

1.肾气不足 多为先天肾气不足，下元虚冷所致。肾主闭藏，开窍于二阴，职司二便，与膀胱互为表里，如肾与膀胱之气俱虚，不能制约水道，则发生遗尿。

2.脾肺虚损 由于各种原因引起的脾肺虚损，气虚下陷，也可出现遗尿。肺为水之上源，属上焦，脾胃为中焦，脾肺气虚，则水道制约无权，发生遗尿。

【诊断】

1.睡眠中不自主排尿，如白天疲劳或阴雨天气时更容易发生，轻则数夜遗尿一次，重则每夜遗尿1~2次，甚至更多。

2.病久者可见患儿面色萎黄，智力减退，精神不振，头晕腰酸，四肢不温等症。年龄较大儿童有怕羞感或精神紧张。

【治疗】

治则 温补脾肾、固涩下元。

部位及取穴 肺经、脾经、肾经、三关、外劳、百会、丹田、中极、肾俞、膀胱俞、三阴交。

手法 推法、揉法、按揉法。

操作 补脾经300次、补肺经300次、补肾经300次、推三关300次、揉外劳200次、按揉百会300次、揉丹田200次、揉中极200次、按揉肾俞200次、按揉膀胱俞200次、按揉三阴交200次。

【注意事项】

1.养成按时排尿的卫生习惯，不使其过度疲劳。

2.给予积极的治疗和适当的营养，并注意休息。临睡前2小时最好不要饮水或不吃流质类的食物。

3.夜间入睡后，家长应定时叫醒患儿起床排尿。

十、斜颈

小儿肌性斜颈是以头向患侧斜、前倾，颜面旋向健侧为特点。简称为"斜颈"，俗称"歪脖"。本病一般系指一侧胸锁乳突肌痉挛造成的肌性斜颈。早期治疗疗效明显，如不治疗则日久可导致颜面部发育畸形。

【病因病机】 本病的病因尚未清楚，目前有多种说法：①多数人认为与损伤有关，如分娩时一侧胸锁乳突肌因受产道或产钳挤压出血，血肿机化形成挛缩。或认为分娩时胎儿头位不正，阻碍一侧胸锁乳突肌血运供应，使该肌缺血性改变而致。②还有人认为由于胎儿在子宫内头部向一侧偏斜所致，与生产过程无关。

肌性斜颈的病理主要是患侧胸锁乳突肌发生纤维性挛缩，初起可见纤维细胞增生和肌纤维变性，最后全部为结缔组织所代替。

【诊断】

1.患儿在出生后一至两周内，颈部一侧发现有椭圆形或梭形肿物（有的经过半年后，肿物可自行消退），以后患侧的胸锁乳突肌逐渐挛缩紧张，突出如条索状肿块，硬度增加，头部歪斜日见明显。

2.颈部功能活动受限，患儿头部向患侧倾斜，而颜面部旋向健侧。

3.部分患儿患侧胸锁乳突肌在锁骨的附着点周围有疣样改变的硬块物。

4.若不及时治疗，患侧的颜面部发育受影响，健侧一半的颜面部也发生适应性的改变，使颜面部不对称。晚期患儿，一般伴有代偿性的胸椎侧凸。

【治疗】

治则 舒筋通络、软坚散结。

部位及取穴 耳后高骨、胸锁乳突肌，肩井、肩外俞、秉风、天宗。

手法 揉法、拿法、捏法、扳法、抹法、按揉法。

操作 患儿取坐位或仰卧位。揉胸锁乳突肌5~6分钟，可用拇指罗纹面揉，或食、中、无名指罗纹面揉。用拇、食二指捏拿患侧胸锁乳突肌3~5分钟，用力宜轻柔。医者一手扶住患侧肩部，另一手扶住患儿头顶，使患儿头部渐渐向健侧肩部牵拉倾斜，逐渐拉长患侧胸锁乳突肌，幅度由小渐大，在生理活动范围内反复进行5~10次。用两拇指分抹患侧胸锁乳突肌肌腱3分钟。按揉天宗、肩井、肩外俞、耳后高骨、秉风穴各约1分钟。于患侧胸锁乳突肌施揉法3~5分钟。轻拿肩井3~5次。

【注意事项】

1.在日常生活中采用与头面畸形相反方向的动作以助矫正，如喂奶、睡眠的枕垫或用玩具吸引患儿的注意力等。

2.家长可经常在患侧胸锁乳突肌作相反方向的被动牵拉伸展运动，活动小儿头部时严禁在头后伸位时斜扳。

3.家长每日揉患儿胸锁乳突肌，操作约10分钟，施术时配用介质，用力宜轻柔。

4.局部可做热敷和理疗。

十一、小儿桡骨小头半脱位

小儿桡骨小头半脱位又称"牵拉肘"，俗称"肘错环""肘脱环"。多发生于5岁以下幼儿，1~3岁发病率最高，是临床中常见的肘部损伤，左侧比右侧多见。

【病因病机】多因患儿肘关节在伸直位，腕部受到纵向牵拉所致。当穿衣或行走时跌倒，幼儿的前臂在旋前位被成人用力向上提拉，即可造成桡骨头半脱位。发病机理有以下几种：

1.5岁以下的儿童桡骨头和其颈部的直径几乎相等，环状韧带松弛，在肘部被牵拉时，有部分环状韧带被夹在肱桡关节的间隙中所致。

2.小儿肘关节囊前部及环状韧带松弛，突然牵拉前臂，使肱绕关节间隙加大，关节内负压骤增，肘前关节囊及环状韧带被吸入关节内而发生嵌顿所致。

3.当肘关节于伸直位受牵拉时桡骨头从围绕其周围的环状韧带中向下滑脱，由于肱二头肌的收缩，将桡骨头拉向前方，形成典型的桡骨头向前内方半脱位。

【诊断】

1.幼儿的患肢有纵向被牵拉损伤史。

2.患儿因疼痛而哭啼，并拒绝使用患肢，亦怕别人碰触。

3.肘关节呈半屈曲位，不肯屈肘、举臂，拒绝用手取物。

4.触及患肢肘部和前臂时，患儿哭叫疼痛，桡骨小头处有压痛，局部无明显肿胀。

5. X线检查不能发现异常改变。临床检查时，应注意与肱骨髁上无移位骨折相鉴别，后者多有跌扑外伤史，局部有不同程度的肿胀。

【治疗】

治则 理筋整复。

部位及取穴 肘关节。

手法 整复手法。

操作 家长抱患儿取坐位。医者面对患儿而坐，一手握伤肘，以拇指置于桡骨小头处，向后捏压脱出之桡骨小头，同时用另一手握持伤肢腕部，并向下用力牵拉，使前臂旋后，然后屈肘，常可听到轻微的入臼声，使其手触其伤侧肩部，复位即告成功，疼痛立即消失，患儿既能屈伸伤肢。

【注意事项】

1.复位后，一般不需要制动，可用颈腕吊带或三角巾悬吊前臂2~3天。

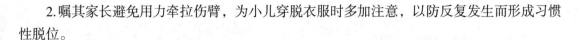

2.嘱其家长避免用力牵拉伤臂，为小儿穿脱衣服时多加注意，以防反复发生而形成习惯性脱位。

十二、小儿髋关节半脱位

小儿髋关节半脱位，又称"小儿髋关节错缝""小儿髋关节扭伤""小儿髋关节一过性滑膜炎"等，是小儿多发病。部分患儿可以自行恢复，多数需借助手法复位方可痊愈。否则，可继发股骨头缺血性坏死。为此，早期诊断，及时正确治疗是本病的关键。

【病因病机】多数学者认为该病系非特异性感染所致，它的发病可能与变态反应性过敏反应有关，亦有人认为与行走过多、疲劳过度、髋关节外伤有关。5~10岁左右的小儿股骨头骨髓发育不良，关节囊也比较松弛，如髋关节再遭受牵拉或外展性损伤，将股骨头自髋臼内拉出，致使关节内侧关节囊嵌入关节间隙，从而引起髋疼、跛行，患肢不敢负重。髋关节呈现外展、外旋、半屈曲畸形。

【诊断】

1.多发于儿童，下肢有过度外展外旋扭伤史。

2.患肢呈外展外旋半屈曲位，不能负重站立。髋关节疼痛可涉及大腿及膝内侧，呈跛行步态。

3.双下肢相对长度不等，患肢假性延长。主动被动内收、外旋髋关节疼痛加剧。患侧腹股沟部可有肿胀、压痛。

4.X线摄片无实质性病变，实验室检查无阳性结果，一般即可确诊。但应与髋关节滑膜结核、股骨头坏死、化脓性髋关节炎等相鉴别。

【治疗】

治则 理筋整复。

部位及取穴 髋关节，肾俞、环跳、殷门、委中、阿是穴。

手法 点法、揉法、整复手法。

操作

（1）放松手法 患儿俯卧。医者用拇指点揉患侧肾俞、环跳、殷门、委中、阿是穴，时间约10分钟，以放松局部肌张力。

（2）整复手法 患儿仰卧。助手用两手分别插入患儿两腋下，医者用双手呈前后位持握患侧下肢，左手在大腿前侧，与助手做对抗牵拉。继而强屈患侧髋关节至最大限度，最后将髋放于90度屈曲位，向上提拉牵引，在牵引下外旋、外展并伸直髋关节，则半脱位即行复位或基本复位。复位后患髋疼痛消失。对个别患者经手法治疗后虽有明显好转，但仍存在复位不彻底的状况，可次日再行1次手法，一般即可治愈。

【注意事项】

1.复位后，多卧床休息。

2.少行走，5日内尽量避免患肢外展、外旋的动作。

3.本病经治疗，三天至两周内可恢复正常，如两周后症状仍不减者，要考虑其他疾患，须进一步检查。

十三、臀肌痉挛

臀肌痉挛是由多种原因引起的臀肌及其筋膜纤维变性、挛缩，引起髋关节功能障碍所表现的特有步态，体征。由于臀大肌、臀中肌和阔筋膜张肌的筋膜向下延伸与髂胫束相连接，臀肌痉挛时也引起髂胫束张力增高，故本病也称为髂胫束挛缩。

【病因病机】

1.损伤 臀肌的各种急慢性损伤，如髋关节扭伤或臀部挫伤等，使臀肌及其筋膜纤维变性、挛缩而引起本病。

2.其他原因 患儿由于药物刺激以及注射部位的轻度感染或出血也可能发生本病。

【诊断】

1.臀部疼痛，轻者酸痛，重者钝痛，疼痛与咳嗽无关，患儿并膝下蹲困难，慢性期出现挛缩时，不能蹲下，须将大腿处于外展位后，方可下蹲。

2.行走时，患儿双膝外翻，呈现外八字步态，摇摆不稳，快走更为明显，甚则横行。

3.侧卧时，双下肢并拢困难，甚至下肢被动维持于外展位。

4.X线检查，患儿骨盆与髋关节无明显病变，严重的偶尔可见骨盆倾斜变形、闭孔增大。另可排除髋部骨关节病变。

【治疗】

治则 舒筋通络、松肌解痉。

部位及取穴 臀部，环跳、秩边、居髎、髀关、承扶、殷门、风市、伏兔、委中、阳陵泉。

手法 点法、按法、揉法、拍法、拨法、按揉法、髋关节的被动运动。

操作 患儿取俯卧位，全身肌肉放松。先施按揉法于臀部约5分钟。点或按环跳、秩边、居髎、髀关、承扶、殷门、风市、伏兔、委中、阳陵泉穴，每穴约1分钟。用拨法拨条索状物20次，力量以患儿能耐受为度。被动活动髋关节5次。在臀部施以揉法、拍法约2分钟。

【注意事项】

1.注意患儿患侧臀部的保暖，避免患部的急、慢性损伤。

2.推拿治疗的同时可配合患臀的热敷。

十四、脑性瘫痪

脑性瘫痪是指颅内非进展性病变所致的运动功能障碍。属于中医学五迟、五软、五硬、痿证的范畴。主要由于围产期和出生前各种原因引起颅内缺氧、出血等导致，如母孕期感染、胎儿窘迫、新生儿窒息、早产、脑血管疾病或全身出血性疾病等。本病主要表现为随意肌运动的障碍，可分为痉挛、锥体外系、共济失调和混合型等型。以痉挛及锥体外系者多见。

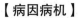

【病因病机】

1.肝肾不足 先天禀赋不足，肝肾亏损，脑髓不充，气血不调而致阴阳失衡、筋骨萎弱、血瘀气滞，以硬瘫多见。

2.脾胃虚弱 后天失养，脾失健运，胃气虚弱，受纳失职，气血不足而致筋脉不得濡养，而致发育不良，以软瘫多见。

【诊断】

1.以肢体运动障碍为主证。

2.痉挛型因锥体系受损而表现为受累肌肉的肌张力增高、腱反射亢进、锥体束征阳性，可出现单瘫、偏瘫、三肢瘫、四肢瘫。

3.运动障碍型主要由于锥体外系损伤出现不自主和无目的的运动，可表现为手足徐动或舞蹈样动作。

4.共济失调型，因小脑受损而出现步态不稳，指鼻实验阳性，肌张力减低，腱反射减弱等。

5.兼见上述任何两型或两型以上症状的为混合型。常伴有智力障碍、癫病、视力异常、听力减退和语言障碍等。

6.脑电图、头颅X线拍片、CT等检查有助于本病的明确诊断。

7.中医辨证

（1）肝肾不足证 肢体瘫痪，智力低下，生长发育迟缓，筋脉拘急，屈伸不利，急躁易怒或多动秽语，舌红，脉弦或脉细。

（2）脾胃虚弱证 四肢萎弱，手不能举，足不能立，咀嚼乏力，口开不合，舌伸外出，涎流不禁，面色萎黄，目光呆滞，反应迟钝，少气懒言，肌肉消瘦，四肢不温，舌淡，脉沉细。

【治疗】

治则 益气养血、强筋健骨、疏通经络。

部位及取穴 背部，印堂、攒竹、睛明、太阳、风池、大椎、天宗、秉风、肩井、曲池、手三里、外关、内关、合谷、膻中、中脘、关元、气海、环跳、风市、足三里、委中、承山、三阴交、太溪、昆仑。

手法 按揉法、点法、掐法、摩法、擦法、一指禅推法、捏脊法、关节的被动运动。

操作 患儿取仰卧位。医者用指按揉印堂、攒竹、太阳、膻中、中脘、足三里、三阴交、太溪，每穴约1分钟。点或掐睛明穴约1分钟。掌摩关元、气海穴约2分钟。患儿俯卧位。用擦法在背部操作，约1分钟。用一指禅推法在背部两侧膀胱经操作约3分钟。用指按揉风池、大椎、天宗、秉风、肩井，每穴约1分钟。捏脊3~5遍。上肢瘫痪者，指按揉曲池、手三里、外关、内关、合谷，每穴约1分钟；做患肢肩、肘、腕关节的被动运动约2分钟。下肢瘫痪者，指按揉环跳、风市、委中、承山、昆仑，每穴约1分钟；做患肢髋、膝、踝关节的被动运动约2分钟。

【注意事项】

1.施术时勿生拉硬拽，忌用猛力，避免突然性冲击动作。关节活动度要掌握在患儿能耐受的范围内。

2.注意室内温度，避免患儿受寒冷刺激而加重痉挛。

3.治疗前勿过饥过饱，治疗10分钟后喂水及营养品。

十五、青少年脊柱侧弯

青少年脊柱侧弯是青春前期或骨骼成熟前发生的一个或数个节段在冠状面上偏离脊柱中线向侧方形成弯曲，脊柱呈剃刀形或"S"形为主要畸形的一类疾病。不仅影响患儿的体型和外观，并严重威胁其身心健康。畸形严重者可出现心肺功能的衰竭。通常还伴有脊柱的旋转和矢状面上后突或前突的增加或减少，以及还有肋骨左右高低不平、骨盆的旋转倾斜和椎旁肌肉、韧带异常。轻度一般不会导致严重并发症，而严重的脊柱侧弯可对患儿造成较严重的生理和心理问题。如胸廓畸形，或影响心肺发育、肺活量小。

【解剖生理】脊柱是人体的支柱，上端接颅骨，下端达尾骨尖。全长分颈、胸、腰、骶及尾五段，身体的重量和所受的震荡即由此传达至下肢。脊柱由脊椎骨及椎间盘构成，是一相当柔软又能活动的结构。由26块脊椎骨合成，即24块椎骨（颈椎7块、胸椎12块、腰椎5块）、骶骨1块、尾骨1块。由于骶骨由5块，尾骨由4块组成，也可以说正常脊柱由33块组成。正常人脊柱有一定的活动度，各段活动度不同，颈、腰段活动度较大，胸段活动度极小，骶段几乎无活动性。

【病因病机】

1.先天不足 先天禀赋不足，肾精亏虚导致脊柱骨结构发育异常，即出生后三角形半椎体、蝶形椎、融合椎，还有肋骨发育异常，导致脊柱发生倾斜，出现侧弯畸形。

2.后天失养 生长发育过程中，喂养不当，脾失健运，水谷精微布散失常，筋脉失于濡养，导致脊柱骨应有的生理弯曲变成了病理弯曲，即原有的胸椎后凸变成了侧凸等，此类为临床常见。

【诊断】

1.临床表现

（1）大部分患儿有长期不良姿势久坐的病史。

（2）特征性表现为脊柱向侧方突出、矢状面脊柱生理弯曲改变、椎体旋转。早期征象为双髋不等高，腰部不对称。一侧肩膀比另一侧明显突出或增大，出现"剃刀背"，女孩双乳发育不均，平卧时双下肢不等长，通常易被父母忽视。较明显的患儿，可发现两侧肩胛高低不在同一个平面，或体态畸形。严重畸形则可引起内脏功能紊乱，如心、肺发育不良，肺活量低，当活动时常感气促、心悸、胸闷等。

2.检查 X线摄片是诊断脊柱侧弯的主要手段，可以确定畸形的类型、病因、部位、严重度和柔软性。摄片要求在站立位下摄脊柱全长正侧位片，并包括两侧髂嵴，以反映畸形的真实情况和躯干的平衡状态。临床一般采用Cobb法测量，站立位脊柱正位X线片的脊柱弯曲角度大于10°即可确诊。

脊柱侧弯角度Cobb角测量方法：选用脊柱标准全长正位相X线片，首先确定侧弯的顶椎，在上端的第一个侧弯的椎体上缘画一横线，选同样在下端第一个侧弯的椎体下缘画一条横线，两条线交叉的角就是Cobb角。实际测量中两条线交叉有时需要延长很多，所以用两条线各自垂直线交叉上、下方的角即是。

【鉴别诊断】

1.胸椎结核　疼痛常是最先出现的症状。起病缓慢，有低热、疲倦、消瘦、盗汗、食欲不振与贫血等症状。通常为脊柱后凸，背痛，下胸椎病变的疼痛有时表现为腰骶部疼痛。

2.佝偻病　本病严重者也可出现胸椎畸形，但是以第7~10肋骨最明显，称佝偻病串珠；在手腕、足踝部亦可形成钝圆形环状隆起，称手、足镯；可形成"鸡胸样"畸形；可伴有全身肌肉松弛，肌张力降低和肌力减弱。

【治疗】

治疗原则　理筋整复、调补脾肾。

部位及取穴　腹部、背腰部，脐、气海、关元。

手法　摩法、揉法、按揉法、坐位胸椎旋转法、捏脊法。

操作　患儿取仰卧位，医者摩腹、揉脐、揉气海、揉关元约5分钟。患儿取俯卧位，捏脊、背部按揉法约3分钟，脊柱侧弯节段使用坐位胸椎旋转法矫正侧弯脊柱。

坐位胸椎旋转法：以患儿脊柱棘突右偏前倾为例：患儿端坐，两脚分开与肩等宽，右手自然搭于头部，左手抱在胸前。医者坐于患儿身后，触诊查清偏歪前倾棘突，助手面对患儿站立，两腿夹在患儿左下肢，按住大腿根部，维持患儿端坐姿势。医者右手从患儿右腋下伸出，掌部搭在患儿左肩上；左手拇指向左下方扣住右偏前倾的棘突，右手压患儿左肩使身体前屈30度，接着向右侧旋至45°，然后医者以右上肢牵引患儿向后内侧旋转。力点到达定点指下时，左手拇指向左下方扳动棘突，此时可感到指下椎体轻微错动，同时能听到复位音。如此再反向操作一次。然后自上而下将棘上韧带理顺，同时松动脊柱周围肌肉。

【功能锻炼】尽可能多的时间练习少林内功各裆式，以站裆式、大裆式为主，每次5~8分钟为宜，每日2次，坚持每日练习。

【注意事项】

1.端正坐姿　日常生活中要注意保持身形正直，不可歪斜趴在桌面上。写字看书保持"三个一"，即眼睛离桌面一尺，胸离桌子一拳，手离笔尖一寸。

2.挺拔站姿　从正面看时两眼正视，两肩平齐，两臂自然下垂，身体重心落于两腿正中；从侧面看时，两眼平视，下颌微收，挺胸收腹，两脚平行，身体呈自然的S曲线。

3.睡眠时注意矫正，家长常注意姿势异常的矫正及摆放，必要时使用高低合适的枕头矫正，垫起背部。

4.写作业及使用电脑时注意监督患儿采用正确姿势，帮助患儿每日一次背部正确姿势拉伸。

思政元素

专业自信、医者仁心

　　小儿脏器清灵，随拨随应，故推拿治疗儿科疾病疗效显著，此点可稳定学生的专业思想，树立学生的职业认同感和职业胜任力。"夫医者，非仁爱之士不可托也。"尤其是我们治疗的对象是柔弱的小儿，就更需要我们医者对患儿要有爱心、耐心和同理心，要体谅包容患儿及其家属。通过本章节的学习不仅能提高学生的专业技能，还能能够提高学生的心理素质，改善思维方式，培养学生处理人际关系的能力，同时有利于培养良好的医德医风。

复习思考题

1.推拿如何治疗小儿腹泻？

2.推拿如何治疗小儿便秘？

3.小儿肌性斜颈的诊断要点有哪些？推拿如何治疗？

4.推拿如何治疗脑性瘫痪？

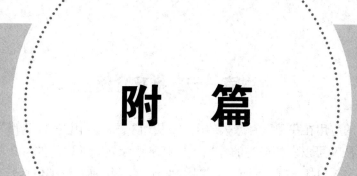

附　篇

第十四章　推拿的介质与热敷

📍 **要点导航**

　　1.**学习目的**　熟悉热敷在推拿中的运用方法、作用、注意事项和常用热敷方，了解推拿的常用介质及作用。

　　2.**学习要点**　推拿的常用介质及作用，热敷在推拿中的运用方法、作用、注意事项和常用热敷方。

第一节　推拿介质

　　推拿介质的应用在我国已有悠久的历史，《金匮要略》中已有"膏摩"一说。推拿介质既可以保护皮肤又可以发挥药物的作用、提高手法疗效。常用的推拿介质有液态剂、膏剂和粉剂等。液态剂包括水剂、酒（酊）剂、油剂、汁剂4种；膏类包括膏剂、霜剂等；粉类包括矿石粉、植物花粉、化学合成粉剂等。在具体应用时可以根据病证、年龄及治疗目的进行选择介质。

一、介质的种类与作用

　　1.**清凉水**　一般洁净食用冷水即可。有清凉肌肤和退热作用。

　　2.**薄荷水**　取少量薄荷，用开水浸泡后放凉去渣即可应用。有清凉解表、清利头目和润滑的作用。

　　3.**木香水**　取少量木香，用开水浸泡后放凉去渣即可应用。有行气活血止痛的作用。

　　4.**蛋清**　将鸡蛋穿一小孔取蛋清使用。有清凉除热作用。

　　5.**红花油**　由冬青油、红花、薄荷脑配制而成。有消肿止痛等作用。

　　6.**麻油**　即食用麻油。常在擦法中使用，可加强透热效果和滋润作用。

　　7.**滑石粉**　医用滑石粉即可。有润滑皮肤、减少皮肤擦伤和吸水的作用。

　　8.**爽身粉**　即市售爽身粉。有吸水、清凉、增强皮肤润滑的作用。

　　9.**冬青膏**　将冬绿油（水杨酸甲酯）与凡士林混合称冬青膏。有加强透热和润滑作用。

　　10.**医用酒精**　有退热作用。

　　11.**白酒**　即食用的普通白酒。有活血止痛、通经活络、散寒除湿的作用。

　　12.**葱姜汁**　由葱白和生姜捣碎取汁即可应用。也可将葱白和生姜切成片状，浸泡于

75%乙醇中应用。有温热散寒的作用。

13.药酒　如虎骨木瓜酒、五加皮酒、独活寄生酒，可视病情选择应用。有祛风除湿、活血止痛、通经活络的作用。

二、介质的选择

临床上常根据病情、年龄、季节等选用不同的介质。

1.病情　小儿发热时多用酒精、凉水。小儿肌性斜颈多用滑石粉、爽身粉。

2.年龄　小儿常用的介质有爽身粉、滑石粉、凉水、酒精、薄荷水、蛋清。老年人常用的介质有油剂和酒剂。成年人则各种介质均可。

3.季节　春季、夏季常用的介质有清凉水、木香水、薄荷水、滑石粉、爽身粉、酒精（医用）。秋季、冬季常用的介质有冬青膏、白酒、药酒等。

第二节　热　敷

热敷也是推拿临床常用的一种治疗方法，热敷与推拿手法结合应用可以明显提高治疗效果。热敷法治疗疾病在我国已经有2000多年的历史。《黄帝内经》中所述的"熨"法就是热敷法。热敷法分为干热敷和湿热敷两种，常在推拿手法操作后使用。

一、干热敷

将中药、盐等物质炒热以后再用布袋包裹好趁热敷于患处，以达到一定治疗目的的方法，称为干热敷。

1.消积导滞方　枳壳25g，莱菔子25g，大皂角1条，食盐15g。共研为细末，用白酒炒，炒到其温热，然后用布包好，趁热敷在胃脘处。主治食积胃脘。

2.理气止痛方　食盐500g，置于锅内，放在炉火上炒热。取布袋一个，将炒热的食盐放入布袋里。让患者仰卧位，医者将包着热盐的布袋放在患者胸部，然后将此布袋缓缓地从患者胸部移向腹部，反复数次。主治胸腹饱闷疼痛、气滞胀痛。

二、湿热敷

在推拿手法运用后，常辅以湿热敷，湿热敷有祛风散寒、温经通络、活血止痛的作用，既可以加强手法疗效、又可以减轻手法刺激的不良反应。

1.应用方法　选用具有祛风散寒、温经通络、活血止痛的中草药，放在布袋内，扎紧袋口，放入锅内，在锅内加入适量清水，煮沸后趁热将毛巾浸透后拧干，叠成方形或其他形状（视热敷部位而定），敷于患部，一般每日1~2次即可，每次不少于30分钟。也可先在患部使用擦法，使毛孔开放，随即施以热敷，以提高疗效。

2.应用注意事项

（1）因热敷时需暴露患部，故推拿室内应保持温暖无风，以防患者感冒。

（2）热敷的温度应以患者能够忍受为限，防止发生烫伤和疼痛，对皮肤感觉迟钝的患者更应注意。

（3）毛巾要折叠平整，使热量均匀透入，这样也不易烫伤皮肤。

（4）热敷应在手法应用后使用。热敷时可隔着毛巾使用拍法。

3.常用热敷经验方

（1）海桐皮15g，透骨草15g，乳香15g，没药10g，当归（酒洗）7g，川椒15g，川芎10g，红花10g，威灵仙10g，白芷10g，甘草5g，防风10g。

（2）防风5g，荆芥5g，川芎5g，甘草5g，当归5g，黄柏6g，苍术12g，丹皮10g，川椒10g，苦参15g。

（3）桑枝30g，豨莶草20g，虎杖根30g，香樟木30g。

（4）红花10g，桂枝15g，乳香10g，没药10g，苏木50g，香樟木50g，宣木瓜10g，老紫草15g，伸筋草15g，钻地风10g，路路通15g，千年健15g。

复习思考题

1.如何选择推拿介质？

2.干热敷与湿热敷有何不同？

第十五章　保健康复推拿

要点导航

1.学习目的　熟悉人体不同部位的保健推拿操作程序，了解人体不同部位的保健
推拿作用。

2.学习要点　头面部、颈项部、胸部、腹部、背腰部、上肢部、下肢部的保健推
拿操作程序和作用。

保健推拿具有强身健体、调整脏腑功能、预防疾病的作用，是中医"上工治未病"的重要学术思想。自我保健推拿是指操作者用手法自己施术，以消除疲劳、防病治病、保健养生。下面为几种常用的自我保健推拿方法。

第一节　头面部

头面部自我保健推拿，具有延缓衰老、聪耳明目的作用，长期应用可以使人保持旺盛的记忆力、清晰的思维、敏捷的反应，并预防老年性痴呆。

1.梳理头皮法　五指分开略微屈，中指定位于前发际正中线上；食指和无名指定位于两侧的膀胱经头部循行线上；拇指和小指分别定位于胆经头部循行线上，自前发际至后项部进行单方向的梳理。每次梳理30次，每日1~2次。

2.指尖击头法　两手十指略屈，用指端叩击头部皮肤，用力宜轻柔，叩遍整个头部。每次叩击0.5~1分钟，每日1~2次。

3.按揉前额法　用大鱼际肌紧贴前额，带动皮下做顺时针方向的按揉，按揉要带动整个前额，重点在前额正中部。每次按揉0.5~1分钟，每日1~2次。

4.按揉太阳法　用两手食指的罗纹面按于穴位上同时进行按揉。每次按揉0.5~1分钟，每日1~2次。

5.按揉百会法　用中指罗纹面按于百会穴上，带动皮下组织进行按揉。每次按揉百会0.5~1分钟，每日1~2次。

6.按揉风池法　用两手拇指罗纹面按于风池穴作向内上方向的按揉。每次按揉0.5~1分钟，每日1~2次。

7.面部干浴法　先将两手掌搓热，然后用手掌面连同十指指面在颜面部摩擦曰干浴法。摩擦顺序为：前额→眼眶周围→面颊部→鼻翼旁→下颏部。每次摩擦0.5~1分钟，早晚各1次。

第二节　颈项部

有规律地进行颈项部自我保健推拿，能防止颈椎病的发生或复发，可以减轻疼痛，缓解症状，缩短病程。自我保健推拿的方法如下。

1.按揉风池穴　用两手拇指罗纹面按于两侧风池穴上，作向内上方向的按揉。每次按揉0.5~1分钟，每日1~2次。

2.按揉肩外俞穴　用中指指端进行按揉，每次按揉左右各0.5~1分钟，每日1~2次。

3.按揉椎旁　一手从颈后绕过按于对侧的椎旁线，用食指、中指、无名指、小指的指面沿该线作上下按揉，边按揉边移动。用左手按右侧，右手按左侧，交替进行。每次按揉左右线各5遍，每日1~2次。

4.提拿颈旁　将一手的手掌心置于颈后部，用四指（拇指除外）与掌根部相对应分别按于颈旁线上，沿该线作相对用力的上下提拿，边提拿边移动。每次上下提拿5遍，每日1~2次。

5.摩擦项后部　用一手的手掌置于颈后部，手指面和手掌面均应接触颈后部皮肤，作左右往返的横向摩擦，摩擦范围包括颈旁两侧。每次摩擦1~2分钟，每日1~2次。

6.扳颈后伸法　用一手的四指（拇指除外）置于颈后棘突上，作头向后仰，手向前板拉的运动。每次扳拉30次，每日2~3次。

7.颈肩拔伸法　坐位或站立位，先用力伸颈使头有上升之感，同时双肩用力下沉，形成头肩相争之势，然后作双肩上抬，同时头部下沉，形成头肩相缩之感，反复练习，每次练习0.5~1分钟，每日2~3次。

8.转颈屈伸法　坐位或立位，先作颈部的前屈后伸、左右侧弯练习，要求每一步练习动作要到位，每次练习5遍；然后作颈部在水平面上的由向前、向右、向后、向左顺时针方向的旋转5遍，再作由向前、向左、向后、向右逆时针方向的旋转5遍。每日练习1~2次。

第三节　胸　部

胸部自我保健推拿有增强心肺功能，提高机体免疫力的作用；在疾病情况下，可以缓解症状，促进康复。

1.按揉天突穴　用中指指端按于天突穴上进行按揉。每次按揉0.5~1分钟，每日1~2次。

2.掌摩膻中穴　用一手的手掌面按于膻中穴上，以膻中穴为中心，作顺时针方向的按摩。每次掌摩0.5~1分钟，每日1~2次。

3.按揉屋翳穴（左）　用右手中指的罗纹面按于穴位上作顺时针方向的按揉。每次按揉0.5~1分钟，每日1~2次。

4.按揉辄筋穴（左）　用右手中指的罗纹面按于穴位上作顺时针方向的按揉。每次按揉

0.5~1分钟，每日1~2次。

5.掌摩胸前　施术部位自天突穴向下沿胸骨柄至剑突成一线，用一手掌根部在该线作上下往返的直线摩动。每次掌摩0.5~1分钟，每日1~2次。

6.指抹肋间隙　五指分开，各手指分别置于相邻的肋间隙，手指沿肋间隙自上而下，自下而上作来回推抹5遍，左右交替进行。每日推抹2次。

第四节　腹　部

中医认为："六腑者，传化物而不藏，故实而不能满也。"故腹部保健推拿遵循"腑以通为用"的原则。

1.掌摩右肋缘部　施术部位在右上腹肋缘部，腹腔内脏器为肝脏、胆囊。用左手掌面按于右上腹肋缘部，作逆时针方向的摩动。每次掌摩1~2分钟，每日1~2次。

2.掌摩左肋缘部　施术部位在左上腹肋缘部，腹腔内脏器为脾脏、胰腺。用右手掌面按于左上腹肋缘部，作顺时针方向的摩动。每次掌摩1~2分钟，每日1~2次。

3.掌摩胃脘部　施术部位在上腹部以中脘穴为中心。用右手掌面紧贴胃脘部作顺时针方向的摩动。每次掌摩0.5~1分钟，每日1~2次。

4.掌摩神阙穴　用右手掌面按于神阙穴上，紧贴体表肌肤作顺时针方向的摩动。每次掌摩0.5~1分钟，每日1~2次。

5.掌摩下腹部　用一手掌面在下腹部作顺时针或逆时针方向的摩动。每次掌摩0.5~1分钟，每日1~2次。掌摩至整个下腹部出现温热感为佳。

6.擦少腹部　用两手的小鱼际肌部分别按于两侧少腹部，沿两侧腹股沟腹壁侧同时作上下摩擦。每次摩擦50下，每日1~2次。

7.掌摩小腹部　以中极、关元穴为中心。用一手的掌面按于该部位作顺时针方向的摩动。每次掌摩0.5~1分钟，每日1~2次。

第五节　背腰部

背腰部保健推拿，可以通络止痛、强肾健腰，尤其对腰痛者来说，能明显缓解症状，减少腰痛发作次数。

1.按揉肾俞穴　用两手拇指的罗纹面按于肾俞穴上同时进行按揉。每次按揉0.5~1分钟，每日1~2次。

2.按揉腰骶关节　一手握空拳，用食指的掌指关节突起部按于腰骶关节部（第五腰椎与第一骶椎之间）进行按揉。每次按揉0.5~1分钟，每日1~2次。

3.摩腰脊法　一手握空拳，用拳眼从第1腰椎棘突部向下至第5腰椎棘突下作上下往返的摩动。每次上下摩动5遍，每日1~2次。

4. 擦膀胱经 两手握空拳，用拳眼在腰段膀胱经上做上下往返的摩擦。每次摩擦0.5~1分钟，每日1~2次。

5. 叉腰屈伸法 取站立位，两手叉腰，两手拇指按于腰眼穴上，作腰部的屈伸活动10次。每日屈伸旋转1~2次。

6. 叩腰法 取坐位或站立位，一手握空拳，用拳眼叩击腰脊柱及两侧腰肌。每次叩击0.5~1分钟，每日叩腰1~2次。

第六节　上肢部

上肢自我保健推拿，具有通经活络、解痉止痛、行气活血的功效。对上肢酸痛、手指麻木、肩关节活动受限、肩部怕冷等症均有较好的预防和治疗作用。

1. 揉按肩井穴 将一手中指指腹放在对侧肩井穴上用力揉按，双上肢交替进。每次揉按0.5~1分钟，每日1~2次。

2. 拿捏肩周 用一手拇指与其余四指捏住对侧肩部，拇指与其余四指拿捏肩部周围肌肉，双上肢交替进行。每次拿捏1~2分钟，每日1~2次。

3. 拿捏腋前 将一手拇指放在对侧腋前，其余四指放在腋窝下，拇指与其余四指对合用力拿捏腋前肌肉，双上肢交替进行。每次拿捏0.5~1分钟，每日1~2次。

4. 拿捏上肢外侧 将一手拇指与其余四指用力对合，反复拿捏对侧上肢外侧肌肉，双上肢交替进行。每次拿捏1~2分钟，每日1~2次。

5. 拿捏上肢内侧 将一手拇指与其余四指用力对合，反复拿捏对侧上肢内侧肌肉，双上肢交替进行。每次拿捏1~2分钟，每日1~2次。

6. 按揉肘关节周围 以手掌掌心放在对侧肘关节，适当用力按揉周围肌肉，双肘交替进行。每次按揉0.5~1分钟，每日1~2次。

7. 掐揉曲池 将一手拇指指端放在曲池穴上，其余四指附在肘后侧，拇指适当用力掐揉，两侧交替进行。每次掐揉0.5~1分钟，每日1~2次。

8. 擦肘 将一手手掌放在对侧肘部，快速擦肘部，以发热为佳。

9. 捻拉手指 将一手拇、食指指腹夹住对侧手指关节，拇、食指边捻动手指边牵拉指关节，五个手指逐一完成。双手交替进行，每次捻拉1~2分钟，每日1~2次。

10. 按揉劳宫穴 将一手拇指指腹放在对侧劳宫穴上，其余四指附在手背，用力按揉，双手交替进行。每次按揉0.5~1分钟，每日1~2次。

11. 擦手背 用一手手掌反复摩擦对侧手背，以发热为佳，双手交替进行。

第七节　下肢部

下肢保健推拿是健康长寿非常重要的环节，有利于防止衰老。

1.**拍击下肢**　用双手掌根轻轻拍击下肢并上下移动。每次拍击1~2分钟，每日1~2次。

2.**摇踝关节**　用一手握住小腿下段，另一手握住足背，摇转踝关节。每次摇1~2分钟，每日1~2次。

3.**捏拿小腿**　将一手拇指与其余四指对合，由上向下捏拿小腿部。每次捏拿1~2分钟，每日1~2次。

4.**按揉股部**　两手掌根紧按大腿上部，由上而下按揉至膝关节。每次按揉0.5~1分钟，每日1~2次。

5.**按揉膝关节**　膝关节屈曲。将两手掌近拇指根的大鱼际肌部按住膝眼穴，随后带动该处皮肉作轻柔缓和的回旋揉动。每次按揉0.5~1分钟，每日1~2次。

6.**屈伸膝关节**　作轻缓地下肢屈伸活动。每次屈伸0.5~1分钟，每日1~2次。

7.**擦足**　屈膝盘腿。用一手靠小指一侧的手掌部反复摩擦对侧一足的内侧面和底部。一般从内踝的后方开始，经内踝向下，斜行至脚掌心，来回摩擦。每次擦0.5~1分钟，每日1~2次。

复习思考题

1.颈项部的自我保健推拿主要有哪些方法?

2.腹部的自我保健推拿主要有哪些方法?

参考文献

［1］吕明.推拿学［M］.2版.北京：中国中医药出版社，2016.

［2］吕明.推拿手法学［M］.北京：中国医药科技出版社，2021.

［3］吕明.推拿治疗学［M］.2版.北京：中国医药科技出版社，2019.

［4］吕明.推拿功法学［M］.2版.北京：人民卫生出版社，2012.

［5］高春霞，刘绿敏.间歇性清洁导尿配合穴位按摩在脊髓损伤患者排尿功能恢复中的应用［J］.内蒙古中医药，2014，（10）：79.

［6］耿楠，冼思彤，于跃，等.推拿在伤筋疼痛治疗中的应用［J］.环球中医药，2014，7（6）：478-480.

［7］张磊，李征宇，岳旭迎，等.推拿镇痛临床及机理研究进展［J］.辽宁中医药大学学报，2014，16（1）：115-118.

［8］陈天成，张少群，王升旭.胸椎小关节紊乱的研究进展［J］.陕西中医，2012，33（7）：927-928.

［9］向杰，陈智，朱明双.推拿手法治疗腰椎间盘突出症临床研究进展［J］.山西中医，2012，28（11）：55-56.

［10］李延兴.整脊推拿手法治疗腰椎间盘突出症36例［J］.中外健康文摘，2007，4（8）：37-38.

［11］叶露雯，夏臻，陈百颖，等.杠杆定位手法治疗腰椎间盘突出症前后CT观察［J］.浙江中医药大学学报，2010，34（5）：752-753.

［12］雷晴宇，王晓英，何金莲.颈椎间盘突出症的临床治疗研究进展［J］.实用中西医结合临床，2019，19（04）：178-180.

［13］黄广.针刺联合推拿对颈椎间盘突出症患者疼痛程度及生活质量的影响［J］.光明中医，2019，34（22）：3462-3463.

［14］姜海涛，李四波，居宇峰，等.中医干预颈椎间盘退变的基础研究进展［J］.陕西中医，2018，39（02）：271-273.

［15］王建华.推拿疗法联合药物治疗急性期颈椎间盘突出症的临床观察［J］.中国民间疗法，2018，26（09）：30-31.

［16］张锦荣，王海燕，冒海敏，等.颈椎间盘疾病患者预后评估指标研究［J］.中国全科医学，2018，21（33）：4088-4093.

［17］魏文智，王秋莲.复方夏天无与推拿、正脊综合治疗颈椎间盘突出症疗效观察［J］.陕西中医，2017，38（08）：1032-1033.

［18］王琦，胡勇文，周俊杰.周氏宫廷正骨特色旋转端提手法配合骨科熥药治疗神经根型

颈椎病［J］.中国民间疗法，2016，24（10）：42-43.

［19］朱宝，赵继荣，赵道洲，等.中医特色疗法在急性颈椎间盘突出症中的应用研究［J］.中国中医急症，2016，25（07）：1339-1341.

［20］况君，刘峰，郑甦.正脊手法联合射频消融术对颈椎间盘突出症患者血清细胞炎性因子及通路蛋白的影响［J］.广州中医药大学学报，2016，33（02）：167-170.

［21］廖波，黄其碧，曾俊，等.小针刀配合大手法治疗颈椎间盘突出症疗效观察［J］.内蒙古中医药，2016，35（13）：114.

［22］田量，梁哲瑞，郝一峰，等.仰卧位拔伸联合坐位推拿治疗颈椎间盘突出症102例临床观察［J］.实用中医内科杂志，2015，29（02）：129-131.

［23］吴文刚，孙丽华，吴北峰，等.颈椎复位配合经筋推拿法治疗颈椎间盘突出症52例［J］.针灸临床杂志，2015，31（05）：54-56.

［24］杜连胜，胡勇文.从肌筋膜链角度探讨手法治疗颈椎病的机制［J］.中国民间疗法，2015，23（02）：8-9.

［25］许永良.推拿配合温针灸治疗颈性眩晕82例临床观察［J］.浙江中医杂志，2014，49（05）：360.

［26］李正飞.推拿手法中的生物效应探讨［J］.中医药临床杂志，2014，26（02）：117-118.

［27］杜培学.中医正骨手法配合针灸治疗颈椎间盘突出症31例临床观察［J］.中医药导报，2014，20（09）：69-70.

［28］廖兴富.寸劲推拿配合电针治疗颈椎间盘突出症的疗效观察［J］.中医药导报，2014，20（12）：95-96.

［29］李佳宸，莫晓枫.金文华运用"开阖枢"理论治疗落枕经验介绍［J］.新中医，2019，51（12）：347-348.

［30］韩磊，李艺，赵平.颈椎定点旋转复位法联合颈肌理筋镇定法治疗落枕［J］.中医正骨，2018，30（03）：59-60.

［31］钟涔，章家福，刘洪波，等.推拿配合针刺及红外线治疗落枕的临床观察［J］.中国中医急症，2015，24（05）：892-893.

［32］周东辉.肌平衡三步手法治疗落枕［J］.中医正骨，2015，27（01）：58-59.

［33］陈威，孙懿君，吴耀持.推拿结合特定电磁波谱照射治疗落枕的临床研究［J］.中医正骨，2014，26（10）：25-27.